医院评审评价与精细化管理新模式系列

主 编◎左 伟 章雪莲

中国医院
JCI评审实施手册
——文件制定管理办法及重要文件汇编
（下册）

The Manual of JCI Accreditation for Hospital in China
—Management and Implementation of Documents and Summary of
Important Documents (Volume II)

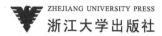

ZHEJIANG UNIVERSITY PRESS
浙江大学出版社

本书使用说明

    本书一些内容以《JCI医院评审标准》(第5版)中文版为基础。如"IPSG.1""IPSG.2""IPSG.2.1"即对应《JCI医院评审标准》(第5版)中文版的章节序号。本书中所提及的表单和制度为宁波市第四医院的表单和制度名称,供其他医院参考。

缩略词列表
（以缩写的字母顺序排序）

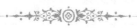

缩　写	英文全称	中文全称
ACC	Access to care and continuity of care	医疗可及性及连续性
ACLS	Advanced cardiac life support	高级心脏生命支持
ADR	Adverse drug reactions	药品不良反应
AOP	Assessment of patients	患者评估
ASA	American Society of Anesthesiologists	美国麻醉协会
ASC	Anesthesia and surgical care	麻醉及外科治疗
BLS	Basic life support	基础生命支持
CFDA	China Food and Drug Administration	国家食品药品监督管理总局
COP	Care of patients	患者治疗
CPOT	Critical-care pain observation tool	重症监护患者疼痛观察工具
CPR	Cardio pulmonary resuscitation	心肺复苏术
CR	Computed radiography	计算机X线摄影
CRAB	Carbapenem-resistant Acinetobacter baumannii	耐碳青霉烯鲍曼不动杆菌
CRE	Carbaenem-resistant Enterobacteriace	耐碳青霉烯类肠杆菌科细菌
CRIES	Crying, Requires O_2 turation, Increased vital signs, Expression, Sleeplessness	新生儿术后疼痛测量工具
CR-PAE	Carbaenem-resistant Pseudomonas aeruginosa	耐碳青霉烯铜绿假单胞菌

续　表

缩　写	英文全称	中文全称
CT	Computed tomography	计算机断层扫描
DNR	Do not resuscitate	拒绝心肺复苏术
DR	Digital radiography	数字X线摄影
ECRI	Economic Care Research Institute	美国紧急医疗研究所
EFR	Endoscopic full-thickness resection	内镜全层切除术
EMBE	Endoscopic metal biliary endoprosthesis	内镜胆管金属支架引流术
ENBD	Endoscopic nosal biliary drainage	鼻胆管引流术
EPS	Emergency power supply	应急电源
ERBD	Endoscopic retrograde biliary drainag	胆管内置管引流术
ERCP	Encoscopic retrograde cholangio-pancreatography	经内镜逆行性胰胆管造影术
ESD	Endoscopic submucosal dissection	内镜黏膜下剥离术
ESE	Endoscopic submucosal excavation	内镜黏膜下挖除术
EST	Endoscopic sphincterotomy	内镜下乳头括约肌切开术
FDA	Food and Drug Administration	美国食品和药物监督管理局
FLACC	The Face, Legs, Activity, Cry, Consolability behavioral tool	儿童疼痛行为(FLACC)量表
FMEA	Failure mode and effect analysis	失效模式与效应分析
FMS	Facility management and safety	设施管理及安全
GCS	Glasgow Coma scale	格拉斯哥昏迷评分法
GHS	Globally harmonized system of classification and labelling of chemicals	全球化学品统一分类和标签制度
GLD	Governance, Leadership, and Direction	治理、领导及管理
GMP	Good manufacturing practice	药品生产质量管理规范
GSP	Good supplying practice	药品经营质量管理规范
HEPA	High-efficiency particulate air filter	高效空气过滤器
HIV	Human immunodeficiency virus	人类获得性免疫缺陷病毒,又名艾滋病病毒

续 表

缩 写	英文全称	中文全称
HVA	Hazard vulnerability analysis	危害脆弱性分析
ICD-10	International Classification of Diseases 10	国际疾病分类第10版
ICU	Intensive care unit	重症监护病房
IMSAFE	Illness, Medicne, Sleep, Alcohol, Fatigue, Emotion	"I"指身体不适影响作业;"M"指服用药物引起嗜睡昏沉;"S"指睡眠不足打瞌睡;"A"指饮酒宿醉;"F"指过度疲劳;"E"指情绪低落或暴怒,无法作业或影响他人作业
IPSG	International patient safety goals	国际患者安全目标
ISBAR	Introduction, Situation, Background, Assessment, Recommendation	交班沟通程序:"I"指介绍,"S"指现状,"B"指背景,"A"指评估,"R"指建议
JCAH	Joint Commission on Accreditation of Hospitals	医疗事故鉴定联合委员会
JCAHO	Joint Commission on Accreditation of Healthcare Organizations	健康护理措施鉴定联合委员会
JCI	Joint Commission International	国际医疗卫生机构认证联合委员会
ME	Measurable elements	可衡量要素
MMU	Medication management use	药品管理及使用
MOI	Management of information	信息管理
MRI	Magnetic resonance imaging	磁共振成像
MRSA	Methicillin-resistant Staphylococcus Aureus	耐甲氧西林金黄色葡萄球菌
NRS	Numeric rating scale	疼痛数字评分法
NSAIDs	Non-steroidal antiinflammatory drugs	非甾体抗炎药
P&P	Policy & procedure	制度和程序
PACU	Post-anesthesia care unit postanesthesia recovery areas	麻醉复苏室
PAINAD	Pain assessment in advanced dementia scale	老年痴呆患者疼痛评估量表
PALS	Pediatric advanced life support	儿童高级生命支持

续　表

缩　写	英文全称	中文全称
PCI	Prevention and control of infections	感染预防与控制
PDA	Personal digital assistant	个人数字终端
PDCA	Plan, Do, Check, Act	计划,实施,确认,处置
PFE	Patient and family education	患者及家属的教育
PFR	Patient and Family Rights	患者及家属的权利
PICC	Peripherally inserted central catheter	经外周中心静脉置管
POCT	Point of care testing	现场快速检验
POEM	peroral endoscopic myotomy	口内镜下肌切开术
PPT	Power point	演示文稿文件
PRN	Pro Re Nata	必要时,长期备用医嘱
QA	Question and answer	问答
QPS	Quality improvement and patient safety	质量促进和患者安全
RACE	Rescue, Alarm, Confine, Extinguish or evacuate	救援,报警,限制,灭火/疏散
RCA	Root cause analysis	根本原因分析
SAC	Severity assessment code	异常风险矩阵评估
SARS	Severe acute respiratory syndromes	非典型性肺炎
SDS	Safety data sheet	安全数据表
SEWS	Shock early warning system	休克早期预警系统
SOP	Standardized operation processes	标准化作业程序
SQE	Staff qualifications and education	人员的资质和教育
STER	submucosal tunnel endoscopic resection	内镜黏膜下隧道肿瘤切除术
TB	Tuberculosis	肺结核
Time-out	Time-out	手术暂停核查程序
TOCC	Travel, Occupation, Contact, Cluster	流行病史(包括旅游史、职业、接触史和群聚史)
TPN	Total parenteral nutrition	全胃肠外营养

缩　写	英文全称	中文全称
UPS	Uninterruptible power supply	不间断电源
VRE	Vancomycin resistant Enterococci	耐万古霉素肠球菌
WHO	World Health Organization	世界卫生组织

全书目录

下册目录

第十二章 感染预防及控制(PCI)

感染预防及控制(PCI)文件

标 准		英文 (是/否)	文件名称
PCI.5	医院制定并实施全面的项目,以求降低患者和医务人员中获得医疗相关感染的风险	是	医院感染控制管理规程
PCI.6	医院使用风险管理方法来确定需预防和降低医院感染风险的重点项目	否	降低及预防感染制度
PCI.7	医院须确定与感染风险相关的程序和流程,并执行适当策略来降低感染风险	否	医院感染风险管理规程
			医院常用物品消毒管理制度
			患者单位清洁作业感染管理规程
			普通病房感染管理制度
			配药室感染管理制度
			治疗室感染管理制度
			院外包装箱进入诊疗区域的管理制度
			快速血糖检测感染管理规程
PCI.7.1.1	当法律法规允许时,医院应确定并实施相应的程序,以管理过期医疗用品和一次性设备的重复使用	是	一次性医疗用品复用管理制度
			一次性使用无菌医疗用品的管理制度

续 表

标　准		英文(是/否)	文件名称
PCI.7.3	医院应执行相关实践,从而安全地处理和处置安全针头		职业暴露后的处理程序及措施
			血源性病原体的职业暴露管理制度
			利器盒使用说明
PCI.8	医院须提供隔离预防措施和隔离措施,以保护患者、探视者和医务人员不受传染病的侵害,并保护免疫功能受抑制的患者不受其易得的特殊传染病的侵害		隔离预防分类、适用疾病、隔离措施
			院内传染病管理制度
			免疫功能不全患者管理制度
			H7N9禽流感院感管理制度
PCI.8.1	医院应制定并实施相应程序,以管理受空气传播感染的患者大量涌入的现象,以及应对负压病房供应不足的情况		新发传染病处置程序
			医院负压隔离病房的管理
PCI.9	在需要时,可以获得并正确使用手套、面罩、护目用具、其他防护装备、肥皂和消毒剂		职业防护及防护用品穿戴规程
PCI.11	医院应在医务人员、医生、患者、家属和其他看护人员涉及的医疗服务需要时,为其提供有关感染预防及控制的培训		医院感染培训制度

标准　PCI.5

标准　PCI.5　医院制定并实施全面的项目,以求降低患者和医务人员中获得医疗相关感染的风险。

标准解读　感染预防和控制项目的覆盖面必须广,应包含患者治疗和员工健康。该项目需确定并解决在流行病方面对医院极为重要的感染问题。此外,根据医院规模、地理位置、服务和患者,该项目还需涵盖医院所有层面的各种策略。该项目包括督查手部卫生、确定感染和调查传染病暴发的系统,以及对抗菌剂安全使用改进过程的监督。定期评估风险和设定风险降低目标可为项目提供指导。

参考文件:《医院感染控制管理规程》

类　　别	全院计划		编　　号	O-1-03
名　　称	医院感染控制管理规程		生效日期	20××-××-××
制定单位	×××	责任人　×××	修订日期	20××-××-××
定期更新	每一年	总页码　×	版　　本	第×版

一、标　准

医院制定并实施全面的项目,以降低患者和医务人员中医疗相关感染的风险。(PCI.5)

二、目　的

以监测、预防和控制的手段,在患者、医院员工、进修与实习人员、患者家属、探视者以及其他来访人员之间及其所在区域,降低获得及传播医院感染的风险。

三、范　围

适用范围:全院。

四、定　义

无。

五、权　责

该计划由医院院感管理委员会负责制订。

六、参考文献

1. 法律法规

    1.1 《医院感染管理办法》,原卫生部令48号,2006年9月1日起实施。

    1.2 《突发公共卫生事件应急条例》,国务院令第376号,2011年1月8日起实施。

2. 评鉴条文

    2.1 《JCI医院评审标准》(第5版),PCI.5。

    2.2 《三级综合医院评审标准实施细则》(2011版),第四章"医疗质量安全管理持续质量改进"(二十、医院感染管理与持续改进)4.20.1.1。

3. 其他参考文献

    3.1 F-1-05《医院感染风险管理流程》。

    3.2 F-1-06《医院感染报告制度》。

    3.3 K-1-34《突发公共卫生事件、传染病、慢病等报告管理制度》。

    3.4 F-1-07《医院环境、医疗用品采样方法及卫生标准》。

七、计划发展

1. 管理组织

    1.1 完善管理组织,成立三级管理网络,即医院感染管理委员会、院感科和临床科室院感管理小组。

    1.2 明确并落实各级组织及其他职能部门在医院感染管理工作中的职责。

    1.3 制定感染控制目标。

2. 质控程序

    2.1 科室自查:感控小组根据《医院感染风险管理流程》进行自评,找出存在的问题,及时整改。

    2.2 医院感染病例监测如下。

    2.2.1 院感科每天通过院感实时监控系统查看感染预警情况,并通过询问医生、查看病历及下科室查看患者等方式及时核准处理。

    2.2.2 临床医生按要求执行《医院感染报告制度》,按规定时限通过院感实时监控软件向院感科报告感染病例。

    2.2.3 检验科细菌室发现多重耐药菌或其他特殊感染病原菌后,通知相关科室,同时报告院感科。

    2.3 医疗环境、医疗用品监测:对空气、物表、手指、医疗器材及消毒液等进行监测,并登记备查。

2.4　消毒灭菌效果监测:供应室有专人负责清洗、消毒及灭菌质量监测。

    2.4.1　日常监测:在检查包装时进行,目测并借助带光源的放大镜检查。清洗后的器械表面及其关节、齿牙应光洁,无血渍、污渍及水垢等残留物质和锈斑。

    2.4.2　定期检查:院感科每月随机抽查待灭菌包内全部物品的清洗效果,检查的方法与日常监测相同,对存在的问题及时反馈、整改。

    2.4.3　压力蒸汽灭菌、环氧乙烷灭菌及等离子灭菌:按规定开展工艺监测、化学监测、生物监测,详见《供应室消毒管理制度》。

2.5　手卫生依从性督查:医院科室感控员每月不定时对科室医务人员手卫生依从性情况进行督查,每月将督查情况汇总至院感科。该督查为不定期抽查,发现问题立即反馈给本人及科室领导,给予说服教育和手卫生知识培训;每月对手卫生情况汇总统计、分析,向全院公布结果。

3. 院感科质控

3.1　院感监控重点做好高危人群、高风险器械物品和高风险操作环节等的监控。监控的内容如:呼吸机等相关性感染;导管相关血流感染;使用尿管等相关性感染;手术伤口感染;血液透析相关感染;感染高危物品(如手术器械、内镜等侵入人体的医疗用品)等的消毒灭菌管理;医务人员锐器伤及职业暴露;医院废弃物处理;具有流行病学意义的重点传染病及多重耐药菌株等。

3.2　每月将医院感染发病情况、环境卫生学监测、消毒灭菌效果监测、细菌耐药监测及重要部位感染目标性监测等结果,及时汇总、分析并反馈给相关科室、职能部门和医院领导。

3.3　通过新的感控软件,对全院住院患者的感染情况进行实时监控,发现感染患者,并进行跟踪调查,找出问题,及时整改。

3.4　院感科应不定期深入各科抽查医务人员手卫生、环境保洁、消毒隔离及职业防护等执行情况,每季度进行总结、反馈,督促各科室做好院感控制措施。

3.5　医院感染控制流程应参与到医院的全面质量改进和患者安全管理项目中,并运用感染的风险、发生率及发展趋势等信息来设计或修正工作流程,使医疗护理有关的感染尽可能降低到最低水平。

3.6　每半年召集后勤等有关部门对全院环境进行巡查,及时消除与环境有关的感染风险。

3.7　参与医院建筑改造或新建项目的讨论,并对建筑过程做出风险评估,跟进干预措施,做好记录。

3.8　关注流行病信息,及时做好应对措施。定期查询国内外疫情公告,同时及时将流行病信息告知相关部门,做好宣教,以便及时采取必要的防控措施。院内医生若发现疑似或确诊传染病,要及时上报防保科。防保科须及时通过网络直报,并每月将传染病报告情况反馈给院感科。

3.9 院感科定期查看卫生组织有关网站,及时获知院感新知、实践指南、法律法规及卫生与清洁标准等,及时修正制度与操作规程,指导临床操作。

3.10 感染暴发、流行的处置。当发生医院感染或传染病暴发流行时,根据《医院感染报告制度》《感染暴发处置预案》《突发公共卫生事件应急预案》的有关规定,及时逐级上报和予以正确处理,防止医院感染蔓延传播。

3.11 医院感染管理委员会每季度召开一次会议,协调和解决有关医院感染管理工作方面的事项,遇到紧急事件随时召开会议。

3.12 每年对职工体检结果进行总结与分析,对职工发生的院内感染随时做好记录与调查分析。对院感发生的有关问题,及时采取整改措施。

3.13 通过可对比的数据库资料,将医院与医疗护理有关的感染发生情况进行统计与分析,并与以往不同时期进行比较,条件允许时还可与其他医院或国家标准进行比较。

3.14 定期与员工及领导层进行医院感染监控结果的交流和沟通。

3.15 当有需要时,医院有责任向卫生行政部门报告医院感染信息。

3.16 建立职业暴露管理制度,加强宣教,努力提高员工职业防护意识。员工在工作中一旦发生职业暴露,按照《医务人员职业暴露处置规程》处理。

3.17 做好全院各级人员有关医院感染预防控制知识的培训及宣教,包括患者、医院员工、临时工作人员、进修实习生以及陪护或探视者。

3.18 对住院患者的细菌学、影像学检查结果及抗菌药物使用情况等实施监控,并在医院内网上建立感控园地,加强信息交流。

3.19 每半年一次查验一次性无菌医疗用品、消毒药械的有效证件。

3.20 传染病接触者追踪监测:对与开放性肺结核同一个病房接触8小时以上的患者追踪监测3个月;对暴露的医务人员追踪监测2年。

3.21 植入手术患者追踪监测:通过多途径对所有植入手术的患者追踪监测1年。

3.22 发热、咳嗽、腹泻监测:通过对员工、患者和陪护的监测,及时发现聚集性发病及连续性咳嗽等病例。

八、组织与流程

1. 医院感染管理体系图见下。

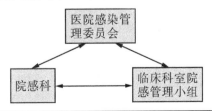

医院感染控制流程及参与人员。

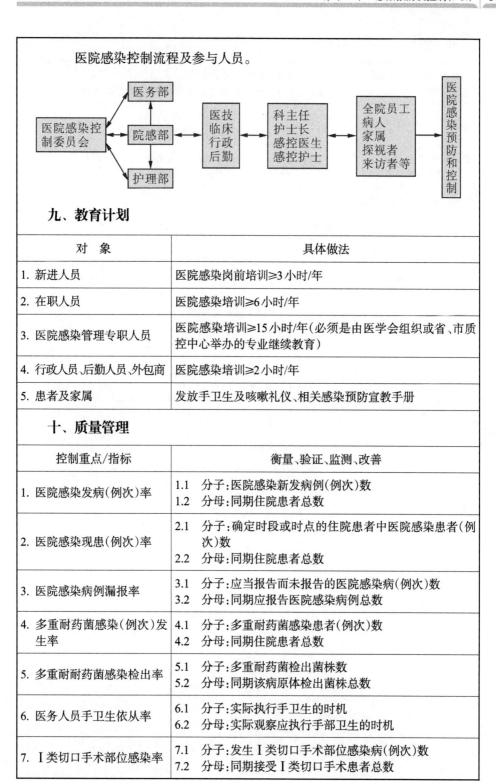

九、教育计划

对　象	具体做法
1. 新进人员	医院感染岗前培训≥3小时/年
2. 在职人员	医院感染培训≥6小时/年
3. 医院感染管理专职人员	医院感染培训≥15小时/年（必须是由医学会组织或省、市质控中心举办的专业继续教育）
4. 行政人员、后勤人员、外包商	医院感染培训≥2小时/年
5. 患者及家属	发放手卫生及咳嗽礼仪、相关感染预防宣教手册

十、质量管理

控制重点/指标	衡量、验证、监测、改善
1. 医院感染发病（例次）率	1.1 分子：医院感染新发病例（例次）数 1.2 分母：同期住院患者总数
2. 医院感染现患（例次）率	2.1 分子：确定时段或时点的住院患者中医院感染患者（例次）数 2.2 分母：同期住院患者总数
3. 医院感染病例漏报率	3.1 分子：应当报告而未报告的医院感染病（例次）数 3.2 分母：同期应报告医院感染病例总数
4. 多重耐药菌感染（例次）发生率	4.1 分子：多重耐药菌感染患者（例次）数 4.2 分母：同期住院患者总数
5. 多重耐耐药菌感染检出率	5.1 分子：多重耐药菌检出菌株数 5.2 分母：同期该病原体检出菌株总数
6. 医务人员手卫生依从率	6.1 分子：实际执行手卫生的时机 6.2 分母：实际观察应执行手部卫生的时机
7. Ⅰ类切口手术部位感染率	7.1 分子：发生Ⅰ类切口手术部位感染病（例次）数 7.2 分母：同期接受Ⅰ类切口手术患者总数

续　表

8. 血管内导管相关血流感染发病率	8.1　分子:血管内导管相关血流感染(例次)数 8.2　分母:同期患者使用血管内导管留置总天数
9. 呼吸机相关肺炎发病率	9.1　分子:呼吸机相关肺炎(例次)数 9.2　分母:同期患者使用呼吸机总天数
10. 导尿管相关泌尿系统感染发病率	10.1　分子:导尿管相关泌尿系统感染(例次)数 10.2　分母:同期患者使用导尿管总天数

十一、表单附件

附件:感染控制目标。

十二、审　核

部　门		核准主管	核准日期
主　办	医院感染管理委员会	主　任: 院　长:	
协　办	1. 医务部	主　任:	
	2. 护理部	主　任:	

标准　PCI.6

标准　PCI.6　医院使用风险管理方法来确定需预防和降低医院感染风险的重点项目。

标准解读　医院必须确定那些在流行病方面非常重要的感染、感染部位、相关设备、程序及实践，从而预防感染并降低感染的风险和发生率。医院应收集并评估以下感染部位和相关感染的数据。

    1. 呼吸道，例如与插管、机械通气支持、气管造口术等相关的程序和医疗技术。

    2. 尿路，例如与留置导尿、尿道引流管系统及其治疗等相关的有创性操作和医疗技术。

    3. 血管内侵入性设备，例如中心静脉导管和外周静脉管路等的插入和治疗等。

    4. 手术部位，例如敷料治疗、敷料类型以及相关的无菌操作。

    5. 有流行病学意义的疾病和微生物，例如多重耐药菌、高致命性传染病。

    6. 新兴的或反复出现的社区传染病。

此外，应该运用科学知识控制相关感染，例如通过利用临床实践指南、抗生素管理方案、减少社区和医院感染的计划及减少使用不必要侵入性设备等措施，可以显著降低感染率。

为实现降低患者、医务人员和其他人员遭受感染风险这一宗旨，医院必须积极确定并跟踪医疗感染的相关风险、感染率和趋势。可使用衡量信息来改进感染预防和控制活动，同时将医疗相关感染率尽可能降到最低。医院可以通过了解其他类似医院的感染率和趋势来衡量数据。

参考文件:《降低及预防感染制度》

类 别	全院制度-感染控制	编 号	F-1-22
名 称	降低及预防感染制度	生效日期	20××-××-××
制定单位	××× 责任人 ×××	修订日期	20××-××-××
定期更新	每一年 总页码 ×	版 本	第×版

一、目 的

医院对感染发生重点项目和重点部位的数据进行收集和评估,如呼吸机相关肺炎、泌尿道插管相关尿路感染、中心静脉导管所致血流感染、手术部位感染、多重耐药菌感染、新兴或反复出现的传染病等,并采取相应的防控措施,防止感染流行或暴发,提高医疗安全质量。

二、范 围

适用范围:使用呼吸机、导尿管、中心静脉导管插管的患者,手术患者及多重耐药菌患者。

三、定 义

1. 手卫生:洗手、卫生手消毒和外科手消毒的总称。
2. 洗手:医务人员用洗手液和流动水洗手,去除手部皮肤污垢和暂居菌的过程。
3. 卫生手消毒:医务人员使用速干手消毒剂揉搓双手,以减少手部暂居菌的过程。
4. 外科手消毒:手术前医务人员用皂液和流动水清洗手和手臂,再用手消毒剂清除或者杀灭手部暂居菌和减少常居菌的过程。
5. 呼吸机相关肺炎(VAP):机械通气后48小时至拔管后48小时内出现的肺炎,属于医院获得性肺炎。
6. 中心静脉导管相关血流感染(CRBSI):带有血管内导管或者拔除导管后48小时内的患者出现细菌血症或真菌血症,并伴有发热($>38℃$)、寒颤或低血压等感染表现,排除血管导管外没有其他明确感染源。
7. 导尿管相关尿路感染(CAUTI):患者留置导尿后或者拔除导尿管后48小时内发生的泌尿系统感染,是医院感染中最常见的感染类型之一。
8. 外科手术部位感染:分为切口浅部组织感染、切口深部组织感染和器官(或腔隙)感染。
   8.1 切口浅部组织感染:手术后30天以内发生的仅累及切口皮肤或者皮下组织的感染,并符合下列条件之一:
   8.1.1 切口浅部组织有化脓性液体。
   8.1.2 从切口浅部组织的液体或者组织中培养出病原体。
   8.1.3 具有感染的症状或者体征,包括局部发红、肿胀、发热、疼痛和触痛,是由外科医生开放的切口浅层组织。

8.2　切口深部组织感染:无植入物者在手术后30天以内及有植入物者在手术后1年以内发生的,累及深部软组织(如筋膜和肌层)的感染,并符合下列条件之一:

8.2.1　从切口深部引流或穿刺出脓液,但脓液不是来自器官或者腔隙部分。

8.2.2　切口深部组织自行裂开或者由外科医生开放的切口。同时,患者具有感染的症状或者体征,包括局部发热、肿胀及疼痛。

8.2.3　经直接检查、再次手术探查、病理学或者影像学检查,发现切口深部组织有脓肿或者其他感染证据。同时累及切口浅部组织和深部组织的感染归为切口深部组织感染;经切口引流所致器官或腔隙感染,无需再次手术的归为深部组织感染。

8.3　器官(或腔隙)感染:无植入物者在手术后30天以内及有植入物者在手术后1年以内发生的,累及术中解剖部位(如器官或者腔隙)的感染,并符合下列条件之一:

8.3.1　器官或者腔隙穿刺引流或穿刺出脓液。

8.3.2　从器官或者腔隙的分泌物或组织中培养分离出致病菌。

8.3.3　经直接检查、再次手术、病理学或者影像学检查,发现器官或者腔隙脓肿或者其他器官或者腔隙感染的证据。

9. 多重耐药菌(Multidrug-resistant organism, MDRO):主要是指对临床使用的三类或三类以上抗菌药物同时呈现耐药的细菌。

10. 新发或反复出现的传染病:国务院批准的甲、乙、丙三类39种传染病,国家卫计委会根据传染病暴发、流行情况和危害程度,决定增加的传染病为新发传染病。

四、权　责

责任科室:院感科。

五、参考文献

1. 法律法规

1.1　《医院管理办法》,原卫生部令48号,2006年9月1日起实施。

1.2　《多重耐药菌医院感染预防与控制技术指南》,原卫生部卫医政发〔2011〕5号,2011年1月17日起实施。

2. 评鉴条文

2.1　《JCI医院评审标准》(第5版),PCI.6和COP.3。

2.2　《三级综合医院评审标准实施细则》(2011版),第四章"医疗质量安全管理持续质量改进"(二十、药医院感染管理与持续改进)4.20.3、4.20.4和4.20.5。

3. 其他参考文献

周军. 医院感染预防与控制标准操作规程. 上海:上海科学技术出版社,2010.

六、政　策

1. 手卫生执行

手卫生一直被公认为是减少医院感染的最简单、最有效和最经济的方法。因此，提高手卫生依从性和正确率是首要的目标，根据世界卫生组织 2009 年手部卫生指南中推广的五大策略来推动手卫生运动。

策略一，系统性改变：使洗手设备随手可得并建立统一医疗单位洗手台标准配置。洗手台应有非触摸式水龙头（感应式、脚踩式或肘式），配有抗菌洗手液、擦手纸，标准洗手图，各治疗车、病房门口及诊疗区域应配备免洗手消毒剂。

策略二，教育训练：举办全院教育培训，在医院内网上上传手卫生教育 DVD、提醒图和手卫生考试考核。

策略三，评估及反馈：包括每月由监控护士交叉抽查医务人员、后勤人员手卫生执行情况，各部门自查，院感科不定期考核洗手依从性和正确性，并每月统计、反馈一次，全院持续进行手卫生质量改进。

策略四，工作场所标示：信息科应设置医院内网页面，院内张贴手卫生宣传海报，门诊大屏幕滚动播出手卫生宣传语录/视频，每个洗手池配置手卫生步骤图等。

策略五，创建院内安全文化：开展"手卫生和院感控制周"活动。

2. 三种导管和手术部位感染预防控制标准操作规程

见表单呼吸机护理包执行记录单。

2.1　呼吸机相关肺炎（VAP）：

2.1.1　遵守呼吸机相关肺炎预防和控制的 SOP。

2.1.2　制定本院的呼吸机护理包及执行记录单：每天评估是否撤机和拔管，避免不必要的插管，每天执行口腔护理，床头抬高 30°～45°等。

2.2　中心静脉导管相关的血流感染（CLABSI）：

2.2.1　遵守中心静脉导管相关血流感染预防和控制的 SOP。

2.2.2　制定本院的中心静脉置管及外周静脉置管感染防控操作规程：植管时先洗手，插管按外科手术级别，要求铺大无菌单、戴口罩和帽子、穿无菌手术衣，避免选择股静脉，每天评估是否拔管；护理时应注意洗手，检视敷料日期及伤口状态，导管消毒及每天评估是否拔管。

2.3　导尿管相关尿路感染（CAUTI）：

2.3.1　遵守导尿管相关尿路感染预防和控制的 SOP。

2.3.2　制定本院的导尿管相关尿路感染预防与控制操作规程：正确掌握插管指征，每天评估是否拔管，导尿管及集尿袋维持密闭系统，悬垂集尿袋低于膀胱水平等。

    2.4 手术部位感染预防和控制标准操作规程SOP：

        2.4.1 正确使用围手术期预防性抗生素。术前半小时或麻醉诱导开始时使用抗菌药物，正确选择抗生素品种。

        2.4.2 正确的备皮。术前消毒沐浴，手术区域不影响手术视野的无须备皮，建议用专用备皮器脱毛，避免损伤皮肤，术前应在手术室备皮(2小时内)。

        2.4.3 缩短术前住院时间。

        2.4.4 手术期间注重患者的保暖，尽量减少暴露部位。

        2.4.5 围术期将血糖控制在正常水平。

        2.4.6 医师需有熟练的外科技术，进行无菌操作，避免手术时间过长。

3. 多重耐药菌医院感染预防与控制制度

    3.1 诊断与报告：

        3.1.1 临床微生物实验室在发现多重耐药菌时，及时电话报告临床科室和院感科。

        3.1.2 各病区医生或护士在发现多重耐药菌时，及时电话报告院感科。

        3.1.3 当发现有多重耐药菌株流行可能时，院感科应及时组织调查，临床科室、微生物实验室必须密切配合，并在全院公布感染发生情况，并将此报告医院感染管理委员会，同时组织人员进行流行病学调查。

    3.2 抗菌药物的合理使用指导：

        3.2.1 严格按照《抗菌药物临床应用指导原则》和《卫生部办公厅关于进一步加强抗菌药物临床应用管理的通知》的要求，合理使用抗菌药物，严格执行抗菌药物分级使用管理制度和抗菌药物临床应用预警机制。合理使用的前提是要依据病原学药敏结果，严格按照权限开处方，严格控制万古霉素、碳青霉烯等广谱抗生素的使用。避免由于抗菌药物的滥用而导致耐药菌的产生。

        3.2.2 若发现以上多重耐药菌株，应及时联系院感科，建议请感染科医生会诊，及时进行隔离治疗，合理使用抗菌药物。

    3.3 严格实施消毒隔离措施：

        3.3.1 医生开具接触隔离医嘱，采取接触隔离措施。在病历夹、床头卡、腕带及患者信息一栏表做好接触隔离标志，以提醒医务人员及家属。

        3.3.2 若条件允许，对感染患者进行单间隔离(如MRSA、VRE)；若条件不允许，可将相同病原体感染患者放置于同一病房或进行床边隔离，不可与气管插管、深静脉留置导管、有开放伤口或者免疫功能抑制患者安置在同一房间。

        3.3.3 尽量限制、减少人员出入，如VRE应严格限制，医护人员相对固定，所有诊疗尽可能集中处置。

        3.3.4　在实施诊疗护理的操作中,当有可能接触多重耐药菌感染患者或者定植患者的伤口、溃疡面、黏膜、血液和体液、引流液、分泌物、排泄物时,应戴手套、穿隔离衣;当进行可能产生气溶胶的操作(如吸痰)时,医务人员应穿隔离衣、戴外科口罩和防护眼镜或面罩。

        3.3.5　在完成诊疗护理操作后,离开房间前,脱去手套和隔离衣至黄色垃圾袋中。

        3.3.6　严格遵守手卫生规范,在诊疗护理前后、脱去隔离衣与手套后及接触患者前后必须洗手和(或)手消毒。

        3.3.7　血压计、听诊器、输液架等医疗用品应专人专用,其他不能专人专用的物品(如轮椅、担架、转运床等)在每次使用后必须经过清洗及消毒(1000mg/L含氯消毒剂)。

        3.3.8　进行床旁诊断(如拍片、心电图)的仪器必须在检查完成后用1000mg/L含氯消毒剂进行擦拭。

        3.3.9　在患者离开隔离病房进行诊断、治疗时,应先电话通知并在申请单上标注接触隔离,以便接收科室做好感染控制措施。在转送时,由一名工作人员陪同,并向接收方说明对该患者应采用接触隔离预防措施。

        3.3.10　患者附近的环境和医疗器械须每天清洁消毒。用1000mg/L含氯消毒剂擦拭消毒。抹布、拖布必须专室专用,使用过的抹布、拖布必须消毒处理。

        3.3.11　感染者临床症状好转或治愈,并且连续2次培养均为阴性(每次间隔＞24小时),方可解除隔离。

    3.4　医疗废物的处理:将锐器放置在锐器盒中,其余医疗废物均放置在黄色垃圾袋中,按医疗废物无害化处理。

    3.5　宣教:

        3.5.1　医务人员:学习掌握抗菌药物合理使用、手卫生与多重耐药菌医院感染的预防与控制知识等。

        3.5.2　工人:进行面对面的现场指导与演示,掌握手卫生及消毒隔离的知识与职业防护。

        3.5.3　患者与家属:进行耐心的说明,告知洗手等消毒隔离措施的重要性;提供洗手设施和手消毒剂。

4. 传染病患者管理制度和隔离防护措施

    4.1　根据《传染病报告管理制度》执行,疑似及确诊传染病的患者必须填写传染病报卡,及时经医院内网上报防保科。

    4.2　对于住院期间确诊或疑似的传染病患者,按以下原则处理:

        4.2.1　若主管医师怀疑患者为传染病者,应立即采取相应隔离措施,并请感染科会诊。

        4.2.2　对于专科医院医生会诊后认为需要转院的患者,按"转院制度"执行。

        4.2.3　传染患者在确诊后及转院前按相关隔离防护制度执行,实施相应的隔离措施。

4.3　对不同类型的隔离患者,须根据院感管理要求做好不同的隔离标记。

4.4　对于某些特殊时期的特定传染病,根据国家和当地政府相关法律法规及规定执行。

5. 医院感染风险管理制度流程,每年进行感染风险评估,选出改善重点,拟订改善计划。

5.1　医院各科室发现有医院感染风险因素时,应分析原因,做好防范措施,并报告院感科。

5.2　院感科人员与科室共同查找原因,确认医院感染风险项目,采取防范措施并报告医院感染委员会审批。

5.3　院感科进行相关培训,并督导实施,跟进结果,反馈给相关科室和主管院领导。

5.4　院感科发现医院感染发生的风险、发生率及发展趋势等信息时,应于每年年底提交给医院感染委员会,制定明年的工作重点和改善计划,与科室重新设计和修订工作流程,尽可能降低相关感染风险。

七、表单附件

1. 呼吸机护理包执行记录单。
2. 留置导尿管评估记录表。
3. 中心静脉导管穿刺记录表。
4. 中心导管每日评估表。

八、审　核

部　门		核准主管	核准日期
主　办	院感科	主　任:	
		院　长:	
协　办	1. 医务部	主　任:	

标准　PCI.7

标准　PCI.7　医院须确定与感染风险相关的程序和流程,并执行适当策略来降低感染风险。

标准解读　医院对患者的评估和照护可使用简单和复杂的流程,每个流程都与患者和医务人员感染风险水平息息相关。对医院而言,重要的是衡量并审查这些流程,以及实行流程所需的政策、程序、教育、循证活动,来降低感染风险。

参考文件一:《医院感染风险管理规程》

	类　　别	全院制度-感染控制		编　号	F-1-05
	名　　称	医院感染风险管理规程		生效日期	20××-××-××
	制定单位	×××	责任人　×××	修订日期	20××-××-××
	定期更新	每一年	总页码　×	版　本	第×版

一、目　的

各科室和部门及院感科能了解和发现医院感染风险因素,及时采取防范措施,降低医院感染风险,提高医院感染管理水平。

二、范　围

适用范围:全院。

三、定　义

医院感染风险管理:是指对患者与工作人员在医院内进行诊疗和其他医疗服务活动过程中发生的医院感染危险因素的管理。

四、权　责

责任科室:院感科。

五、参考文献

1. 法律法规

　　1.1 《医院感染管理办法》,原卫生部令48号,2006年9月1日起实施。

2. 评鉴条文

　　2.1 《JCI医院评审标准》(第5版),PCI.7。

　　2.2 《三级综合医院评审标准实施细则》(2011年版),第四章"医疗质量持续改进"(二十、医院感染管理与持续改进)4.20.1.2。

3. 其他参考文献

　　《消毒技术规范》(2002年版),2002年11月起实施。

六、政　策

1. 医院各科室或部门在发现医院感染风险因素时,必须分析原因,做好防范措施,并报告院感科。

2. 院感科人员与科室或部门共同查找原因,确认医院感染风险项目,采取防范措施并呈报医院感染管理委员会审批。

3. 院感科进行相关培训,并督导实施,跟进结果,反馈至相关科室/部门主管和主管院领导。

　　3.1 检查内容。

　　3.2 问答内容。

　　3.3 全院医院感染高危因素、环节及预防措施。

4. 院感科在发现医院感染发生的风险、发生率及发展趋势等信息时,应重新设计或修正工作流程,使重新设计的工作流程尽可能将医疗护理感染的风险降至最低水平。

5. 收集医疗护理感染的发生率,与其他医院、往年的数据及科学的证据进行比较,以判断我院医院感染控制的水平。

6. 院感科每年一次召集医院感染管理委员会成员,根据上一年的监测结果,进行院感风险评估,确定本年度重点监测项目。

七、流　程

1. 科室/部门风险管理流程如下。

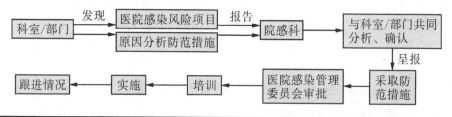

2. 院感科风险管理流程如下。

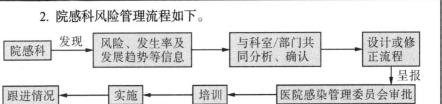

八、表单附件

1. 表 单
   1.1 环境安全与医院感染风险评估表(用于食堂外的区域检查)。
   1.2 环境安全与医院感染风险评估表(用于食堂区域检查)。
   1.3 环境安全与医院感染风险评估表(问答部分)。
2. 附 件
   全院医院感染高危因素、环节及预防措施。

九、审 核

部 门		核准主管	核准日期
主 办	院感科	科 长:	
		院 长:	

参考文件二:《医院常用物品消毒管理制度》

	类 别	全院制度-感染控制	编 号	F-1-17
	名 称	医院常用物品消毒管理制度	生效日期	20××-××-××
	制定单位	××× 责任人 ×××	修订日期	20××-××-××
	定期更新	每一年 总页码 ×	版 本	第×版

一、目 的

控制外源性医院感染的发生,提高医疗护理质量。

二、范 围

适用范围:全院各科室。

三、定 义

无。

四、权　责

责任科室:院感科。

五、参考文献

1. 评鉴条文
   1.1 《JCI医院评审标准》(第5版),PCI.7.1。
   1.2 《三级综合医院评审标准实施细则》(2011年版),第四章"医疗质量安全管理持续质量改进"(二十、医院感染管理与持续改进)4.20.2和4.20.7。
2. 其他参考文献
   2.1 原卫生部《医疗机构消毒技术规范》(WS/T 367-2012),2012年8月1日起实施。

六、政　策

1. 医院常用物品包括一般诊疗用品、设备仪器、手术器械、布类、环境及卫生洁具等。
2. 全院常用物品消毒灭菌方法见附表。

七、审　核

部　门		核准主管	核准日期
主　办	院感科	科　长:	
		院　长:	

附　表

类　别	消毒物品	清　洁	消毒与灭菌方法	更换频率	注意事项
手术器械及物品	一般器械	1. 器械首选机械清洗,条件不允许时可进行手工清洗 2. 精密和有机物污染较重的器械应手工清洗 3. 有关节、缝隙、齿槽的器械,应尽量使其张开或拆卸到最小单位进行清洗 4. 手工清洗按照冲洗、洗涤、漂洗、终末漂洗步骤进行 5. 复杂及管腔器械使用超声清洗机、高压水枪清洗	1. 耐湿、耐热的物品采用压力蒸汽灭菌 2. 不耐高温、不耐湿热的如电子仪器、光学仪器等物品采用低温灭菌 3. 耐热不耐湿的物品采用干热灭菌 4. 对不耐热、耐湿的物品首选低温灭菌,无条件的医疗机构可采用灭菌剂浸泡灭菌	一用一灭菌	不应在手术室清洗,由供应室集中清洗
	锐利器械（穿刺针）	1. 手工清洗 2. 穿刺针内腔用高压(气)水枪冲洗、超声波清洗	1. 首选压力蒸汽灭菌 2. 可选环氧乙烷等低温灭菌 3. 严禁戊二醛浸泡灭菌	一用一灭菌	镀铬器械不适宜用超声波清洗
	腔镜及附件（腹腔镜、宫腔镜、膀胱镜、输尿管镜、关节镜等）	1. 所有腔镜都必须拆卸到最小单位进行清洗 2. 按照规范使用水枪、气枪对腔镜进行冲洗、酶洗、洗涤、终末洗涤、干燥 3. 活检钳等附件按照冲洗、洗涤、漂洗、终末漂洗等手工清洗步骤进行	1. 能用压力蒸汽灭菌的,采用压力蒸汽灭菌 2. 不能用压力蒸汽灭菌的,采用环氧乙烷或等离子灭菌	一用一灭菌	
	注水瓶、连接管、吸引管、吸引瓶等	按照规范在流动水槽内手工冲洗(冲洗、酶洗、洗涤、终末洗涤、干燥)	用1000mg/L含氯消毒剂浸泡消毒30分钟,再用清水冲净残留消毒液,干燥后备用	口圈一用一消毒;连接管等每日消毒	可以使用一次性口圈

续　表

类　别	消毒物品	清　洁	消毒与灭菌方法	更换频率	注意事项
手术器械及物品	手术缝线		压力蒸汽灭菌或环氧乙烷灭菌	不应重复灭菌	根据不同材质选择相应的灭菌方法,严禁用戊二醛浸泡灭菌
	手术用敷料(纱布类、棉球类、布类)	布类一用一清洗	压力蒸汽灭菌	1. 纱布类、棉球类等可一次性使用 2. 布类一用一清洗一灭菌	感染性疾病使用的布类应用专用袋盛装,单独清洗消毒(标明感染性)
麻醉用具	麻醉喉镜片	可用手工清洗;清洗程序按照冲洗、洗涤、漂洗、终末漂洗步骤进行	用环氧乙烷或等离子灭菌	一用一清洗一灭菌	
	呼吸囊	1. 用流动水洗净擦干 2. 拆卸到最小单位用自动清洗机进行清洗消毒	1. 用自动清洗机高温消毒(90℃,5分钟以上) 2. 环氧乙烷灭菌	一用一消毒	
	氧气面罩、麻醉口罩等	一次性使用物品不得重复消毒使用			
	气管内套管	一次性使用物品不得重复消毒使用			
	硅橡胶螺纹管	用自动清洗机清洗消毒	1. 用自动清洗机高温清洗、消毒 2. 高压灭菌	一用一清洗一消毒/灭菌	由供应室集中处理
一般科室常用器械类	杯、钳镊、罐、盘、碗等;开口器、舌钳等	手工清洗	压力蒸汽灭菌	1. 一用一灭菌 2. 杯钳罐干式保存,每4小时更换一次。有污染时,及时更换	使用后立即冲洗器械上血迹、污渍;由供应室集中消毒处理

续　表

类　别	消毒物品	清　洁	消毒与灭菌方法	更换频率	注意事项
玻璃类	盛有酒精或碘伏消毒液的玻璃瓶（或罐）	弃去消毒液，密闭送供应室集中清洗	压力蒸汽灭菌	每周灭菌2次	对频繁使用的部门（如换药室），要求每天更换灭菌
	吸引瓶、引流瓶	用流动水冲洗、晾干	用1000mg/L含氯消毒剂浸泡30分钟，流动水冲净，晾干	每日1次	尽可能使用一次性吸引、引流装置
搪瓷类	餐具	用洗涤剂擦洗，用清水冲洗、洗涤干净	用消毒柜进行消毒（按说明书操作）	一人一用一消毒	
	研钵(钵)	用流动水冲洗、晾干	1. 用500mg/L含氯消毒剂浸泡30分钟，用流动水冲洗 2. 用75%酒精擦拭	一人一用一消毒	
塑料及橡胶类	氧气湿化瓶	用流动水清洗、晾干	用500mg/L含氯消毒剂浸泡30分钟后，用流动水冲洗，晾干备用	1. 湿化瓶每日消毒更换1次。湿化液用无菌水每天更换 2. 一次性吸氧装置专人专用，保持清洁、通畅，一次性使用	
	雾化器、输液泵		1. 用75%酒精擦拭 2. 表面消毒用湿巾(洁力佳)	一用一消毒，连续使用者每天消毒一次	一次性使用的雾化管不得重复使用
	留置尿管及尿袋	一次性无菌包装，不得重复使用		1. 导尿管每个月更换1～2次 2. 普通尿袋每周更换2次 3. 精密集尿袋每周更换1次	1. 每日评价留置尿管的必要性，尽早拔除尿管 2. 尿道口每日清洁

续 表

类 别	消毒物品	清 洁	消毒与灭菌方法	更换频率	注意事项
塑料及橡胶类	各种引流管	一次性无菌包装,不得重复使用			
	血压计、袖带、听诊器	血压计袖带清洗、晾干	1. 血压计袖带每周清洁一次 2. 有污染的血压计袖带可用500mg/L含氯消毒剂浸泡30分钟后,清洗干燥后备用 3. 血压计表面、听诊器每天用75%酒精(或卫生湿巾)擦拭消毒,用于新生儿及ICU患者的听诊器,专人专用	1. 血压计袖带每周清洗,晾干备用 2. 有污染时,采用消毒剂浸泡消毒处理	
	快速血糖仪血气分析仪	一次性采血针不得重复使用	血糖仪包装袋每周清洗一次,有污染时及时清洗	血糖仪表面、血气分析仪及PDA表面每天用75%酒精擦拭一次	
	奶嘴、奶瓶	流水冲洗干净	奶嘴、奶瓶用压力蒸汽灭菌	一用一灭菌	干燥储存
	五官科麻药喷枪		1. 表面用75%酒精擦拭 2. 麻药每天更换,瓶每天用无菌生理盐水冲洗	枪头表面一用一消毒	
	止血带	流动水清洗、晾干	1. 500mg/L含氯消毒剂浸泡30分钟,清水冲净晾干 2. 用75%酒精或卫生湿巾擦拭消毒	一用一消毒	1. 浸泡消毒送供应室统一执行 2. 擦拭消毒由操作者执行 3. 感染性或血液、体液污染按一次性丢弃

续　表

类　别	消毒物品	清　洁	消毒与灭菌方法	更换频率	注意事项
布类	床上用品	床单、被套及枕套定期送指定地点清洗	1. 普通患者被服单加洗涤剂及含氯消毒剂放入洗衣机洗涤 2. 感染患者的被服单独清洗(洗衣机加相关消毒剂洗涤)	1. 一人一用一消毒 2. 如患者长期住院,每周更换一次 3. 有污染随时更换	感染患者使用过的床单、被套及枕套用黄色袋装送指点地点清洗消毒(标上感染性标识)
	工作服、病员服	定期送指定地点清洗	1. 工作服及病员服分开清洗消毒 2. 加洗涤剂及含氯消毒剂放入洗衣机洗涤	1. 定期更换 2. 有污染随时更换	普通区域工作服清洗每周2次,特殊区域(手术室、分娩室、新生儿室、ICU)每天更换
	太空被			1. 每人更换 2. 有污染随时更换	
	窗帘、床帘、诊疗床单等	定期送至指定地点清洗	洗衣机加洗涤液及消毒剂洗涤	1. 窗帘每半年更换 2. 床帘每季度更换 3. 诊疗床单一用一更换	特殊部门(如ICU)的床帘每月更换
环境及物品	电脑、电话、各种仪器表面	保持清洁	每日用清水、75%乙醇或消毒湿巾擦拭	有污染时随时擦拭消毒	
	病历夹、病历车	保持清洁	每周用清水或75%酒精、消毒湿巾擦拭	1. 每周擦拭 2. 有污染时,随时消毒处理	不应将病历夹带入病房
	门窗、墙壁、桌椅、楼梯扶手	保持无尘和清洁	清水擦拭,门诊、病房常规清洁,特殊科室常规消毒	1. 每天清水擦拭。 2. 有污染时,随时消毒擦拭	
	餐车	保持清洁	用流动水刷洗干净,用热水擦拭	1. 每日消毒一次。 2. 有污染时,随时消毒擦拭	

续 表

类 别	消毒物品	清 洁	消毒与灭菌方法	更换频率	注意事项
环境及物品	水龙头、水池、洗眼器	清水擦拭,保持清洁	有明显污染时,用500mg/L含氯消毒液擦拭;有锈时需除锈处理	1. 每天擦拭 2. 有污染时,及时消毒擦拭	
	轮椅、平车	清水擦拭,保持清洁	用500mg/L含氯消毒液擦拭(或用卫生湿巾)	一用一消毒	
	地面	湿式清扫	用500mg/L含氯消毒液拖地	1. 每日湿式清扫2次 2. 有污染时,随时清扫消毒。地面被呕吐物、分泌物或粪便污染时,应用纸巾清除,再用含氯消毒液湿拖消毒	1. 每个拖布的清洁面积不超过20m²。 2. 拖把要有明显标识,专区专用
	空调滤网	定期清洗		行运前,每月进行常规清洁;行运时,每10天清洁	
清洁工具	拖把	清水清洗	用500mg/L含氯消毒液浸泡30分钟,冲净消毒液后干燥备用		分区使用
	抹巾	清水清洗	用500mg/L含氯消毒液浸泡30分钟,冲净消毒液后干燥备用	要统一清洗、消毒	分区使用
	医疗垃圾桶和污被服桶	用清水清洗干净	用500mg/L含氯消毒液擦拭消毒,干燥后备用	每周清洗消毒,保持清洁	由保洁公司负责

参考文件三:《患者单位清洁作业感染管理规程》

类 别	全院制度-感染控制		编 号	F-1-18
名 称	患者单位清洁作业感染管理规程		生效日期	20××-××-××
制定单位	×××	责任人 ×××	修订日期	20××-××-××
定期更新	每一年	总页码 ×	版 本	第×版

一、目 的

减少外源性医院感染,降低医院感染发病率,提高医疗护理质量。

二、范 围

适用范围:适用病房、医技科室及门急诊范围的保洁服务。

三、定 义

无。

四、权 责

责任科室:院感科。

五、参考文献

1. 评鉴条文
   1.1 《JCI医院评审标准》(第5版),PCI.7。
   1.2 《三级综合医院评审标准实施细则》(2011年版),第四章"医疗质量安全管理持续质量改进"(二十、医院感染管理与持续改进)4.20.2和4.20.7。
2. 其他参考文献
   2.1 原卫生部《医疗机构消毒技术规范》(WS/T 367-2012),2012年8月1日起实施。
   2.2 《医院消毒卫生标准》(GB 15985-2012),2012年11月1日起实施。

六、政 策

1. 一般措施
   1.1 执行清洁工作的人员应穿工作服。
   1.2 在进入感染性患者单位前,应根据患者的病情加穿隔离衣或加戴口罩、手套、帽子及换鞋或鞋套等。
2. 一般患者单位的清洁
   2.1 清洁顺序为最小污染区到最大污染区。
   2.2 随时保持地面的清洁及干燥,如地面无明显污染,通常采用湿式清扫,禁止干扫,然后用清水或清洁剂拖地,每日1～2次。
   2.3 避免使用鸡毛掸子清除室内物品表面的灰尘。

2.4　避免抖动脏的抹布和拖把,不使用以消毒液浸湿的地垫。

2.5　拖地时所使用的水和拖把应注意更换或清洗,尤其是当有明显脏污时。

2.6　若家具油漆脱落,地面、墙壁、天花板有裂缝或漏水发霉等,应立即报告相关部门。

2.7　室内家具下的地面的清洁原则:进行彻底起蜡和打蜡程序时,需搬动室内所有家具,彻底清洁地面。平时定时清洁,不留卫生死角。

2.8　地面有血液、体液及呕吐物等污染时:戴手套→用纸巾清除污迹→扔入黄色塑料袋→1000mg/L有效氯消毒液→作用30分钟→拖把擦拭污染地面→拖把用500mg/L有效氯浸泡30分钟→冲洗干净→晾干、备用。

2.9　墙面:通常不需要进行常规消毒,保持清洁即可,当受到病原菌污染时,可用化学消毒剂(如含氯消毒剂)擦洗,一般擦洗高度为2.0~2.5米即可。

2.10　病房各类用品:一般情况下,对室内物体表面只进行日常的清洁卫生,用清洁的湿抹布擦拭。擦拭桌、椅、凳、床头柜等,每日1次;当物品受到患者血液、分泌物、排泄物污染时,用1000mg/L有效氯消毒液进行擦拭消毒。

2.11　其他物品:病历夹、门把手、水龙头、门窗、洗手池内外、卫生间、地面、浴室、镜面、洗脸池内外及马桶等物体表面通常每天用清水擦拭刷洗处理,保持清洁。当受到病原微生物污染时,用1000mg/L含氯消毒剂擦拭消毒。

2.12　在传染性疾病流行期间(如流行性感冒),则每天用500mg/L有效氯消毒液拖地及擦试物体表面一次以上。

2.13　窗帘每半年送洗一次,床帘每3个月送洗一次,有污染时随时清洗。ICU、分娩室床帘每月清洗一次。当遇有多重耐药菌感染或其他特殊感染患者,或处于终末消毒室时,应常规清洗床帘。

2.14　终末消毒(患者出院、转床或死亡):床单位、地面、家具常规用500mg/L含氯消毒剂擦拭。其余与常规清洁相同。床单位(包括病床、床垫)用床单位消毒器(臭氧)进行消毒,并按说明书操作。枕套、太空被等更换送洗。

3. 感染患者单位的清洁及消毒

3.1　消毒:针对病原体采取相应的消毒原则和方法进行消毒。消毒应从里至外、从上至下依次进行。

3.2　地面的消毒:如遇到多重耐药菌、梅毒、分枝杆菌及HIV等感染,使用1000mg/L有效氯拖地,每日2次。

3.3　当墙壁、天花板及窗帘等有污染时,随时清洗消毒。

3.4　物体表面消毒:用500mg/L有效氯擦拭,每日2次。

3.5　将所有被污染的需反复使用的医疗用品放入污染箱内,由供应室回收统一处理。

3.6　配制含氯消毒剂时,应使用"G-1型消毒剂浓度测试纸"测试浓度。

　　3.7　卫生状况较差的场所或物品应先清洗再消毒,或适当加大消毒剂的用药量。

　　3.8　空气消毒:根据感染性疾病传播途径,使用空气消毒机或紫外线消毒室内空气1～2小时。

七、审　核

部　门		核准主管	核准日期
主　办	院感科	科　长:	
		院　长:	
协　办	1. 总务科	科　长:	
	2. 护理部	主　任:	

参考文件四:《普通病房感染管理制度》

类　别	全院制度-感染控制		编　号	F-1-19
名　称	普通病房感染管理制度		生效日期	20××-××-××
制定单位	×××	责任人 ×××	修订日期	20××-××-××
定期更新	每一年	总页码 ×	版　本	第×版

一、目　的

　　加强病房各环节的感染控制管理,有效控制感染发生,提高医疗质量。

二、范　围

　　适用范围:全院普通病房。

三、定　义

　　无。

四、权　责

　　责任科室:院感科。

五、参考文献

　　1. 法律法规

　　　1.1　《医院感染管理办法》,原卫生部令第48号,2006年9月1日起实施。

2. 评鉴条文

2.1 《JCI医院评审标准》(第5版),PCI.7。

2.2 《三级综合医院评审标准实施细则》(2011年版),第四章"医疗质量安全管理持续质量改进"(二十、医院感染管理与持续改进)4.20.2。

3. 其他参考文献

3.1 原卫生部《医疗机构消毒技术规范》(WS/T 367-2012),2012年8月1日起实施。

3.2 《医院隔离技术规范》(WS/T 311-2009),2009年12月1日起实施。

3.3 医院文件《一次性使用无菌医疗用品的管理制度》。

3.4 医院文件《患者单位清洁作业的感染管理规程》。

3.5 医院文件《导尿管相关尿路感染预防与控制操作规程》。

3.6 医院文件《中心静脉置管及外周静脉置管感染防控操作规程》。

3.7 医院文件《免疫功能不全患者管理制度》。

六、政　策

1. 工作人员

1.1 在感控小组的指导下,开展预防医院感染的各项监测,按要求(在24小时内)报告医院感染病例发病情况,对监测发现的各种感染因素及时采取有效控制措施。

1.2 根据科室情况,组织学习感染管理相关知识。

1.3 按照手卫生管理要求做好手卫生。

1.4 保持工作服清洁,有污染时及时更换。

1.5 在给传染性疾病(如黄疸型肝炎等)及多重耐药菌感染患者进行心电图、B超、X线等检查及高压氧治疗时,应通知相关科室(电话通知,并在申请单上注明),以便接收科室做好相应消毒隔离工作。

1.6 按照防护用品穿戴规程,正确穿戴各种防护用品,如:在感冒时,应常规戴口罩;在进入呼吸道感染病房时,应常规戴口罩(如呼吸内科、内六科及儿科等)。

1.7 工作人员若有发热、咳嗽、腹泻等感染症状,应及时上报院感科。

2. 患者的处理

2.1 患者的安置原则:将感染患者与非感染患者分开安置,同类感染患者相对集中,特殊感染患者应单独安置。对于免疫功能低下患者,应实施保护性措施。

2.2 气管切开、大伤口的扩创术及深静脉置管等侵入性操作应该在手术室或治疗室中执行,除非急救情况,否则不得在病房执行。

2.3 伤口更换敷料:应在治疗室进行,并按无菌要求操作;如因特殊原因需要在床边更换敷料,不可与病房清洁、床单更换等操作同时进行,并应用治疗车带足换药所需物;拉上床帘。

2.4 动静脉注射、导尿术：应依照无菌技术操作规程进行，并严格执行《导尿管相关尿路感染预防与控制操作规程》和《中心静脉置管及外周静脉置管感染防控操作规程》。

2.5 对放置引流管的患者，应以无菌技术更换引流瓶及引流管，避免污染。应将血、体液等感染性液体倒入加盖污水槽。

2.6 对于具有传染性的吸痰装置罐，在倾倒前应加用含氯消毒剂浸泡。一般用 500mg/L，特殊感染的用 1000mg/L。

2.7 在接触患者的体液、血液、分泌物时，应戴手套；在完成治疗后，应洗手并更换手套。

2.8 若发现法定传染病患者，则应由临床医生填写"传染病报告卡"上报防保科，同时报告院感科并采取必要的隔离措施。

2.9 对长期在医疗机构住院的等患者应开展耐药菌筛查。

3. 用物的处理

3.1 每天应检查无菌物品所标示的有效日期，按有效日期的先后排定物品的使用顺序。对超过有效日期者，应重新包装灭菌。

3.2 应将无菌物品放置于清洁区，最好放于密闭式柜子内。清洁物品应与污染物品分开放置。

3.3 重复使用的物品在使用后应先清洗，具有传染性的污物应按"消（消毒）→洗（清洗）→消（消毒或灭菌）"原则进行。工作人员在处理用物时，应戴手套以保护自己。

3.4 重复使用的器械：装入密封的盒内，然后送消毒供应室进行统一清洗、消毒和灭菌处理。

3.5 一次性使用的医疗物品：符合管理要求。

3.6 各类仪器设备、诊疗器材：均应做到一用一消毒，如监护仪、微泵、红外线灯等，每次用后在放入治疗室前应进行清洁或消毒，可采用75%乙醇或（伽玛）卫生湿巾等擦拭消毒。

3.7 平车、轮椅、诊疗床做到一用一消毒，诊疗床单一用一更换。

4. 环境处理

4.1 保持病区内环境整洁，病室内应定时通风换气，遇污染时进行空气消毒；地面进行湿式清扫，每日两次，遇污染时立即清扫和消毒。

4.2 患者床单等物体表面每天湿抹一次，一床一巾，用后消毒，遇有污染的物体表面及时消毒；在患者出院、转科或死亡后，床单必须进行终末消毒处理。

4.3 保洁用具必须分区使用，清洁干燥保存。

5. 废弃物的分类与收集

按照《医院废弃物管理制度》分类和收集废弃物，防止混放，并且要加盖存放，保持垃圾桶清洁。

6. 布单、衣物的处理

6.1 患者衣服、床单、被套、枕套每周更换1～2次，如有污迹应及时更换，必要时可加用一次性床单。当患者出院、转院或死亡时，被服、枕芯、被芯等全部更换。

6.2 在更换患者单位床单时,尽量避免抖动或弄湿床单。

6.3 应将污染的床单、衣物放入桶内并加盖,禁止在病房、走廊清点更换下来的衣物。

    6.3.1 大量渗湿的床单、衣物应先放入塑料袋内,再放入污衣车内。

    6.3.2 具有感染性的床单、衣物应先放入黄色塑料袋内,注意不要污染塑料袋外面。

七、审 核

部 门		核准主管	核准日期
主 办	院感科	科 长:	
		院 长:	

参考文件五:《配药室感染管理制度》

类 别	全院制度-感染控制		编 号	F-1-20
名 称	配药室感染管理制度		生效日期	20××-××-××
制定单位	×××	责任人 ×××	修订日期	20××-××-××
定期更新	每一年	总页码 ×	版 本	第×版

一、目 的

确保静脉用药在配置过程中的安全、合理,满足临床静脉药物治疗的需要,为患者提供安全、有效的静脉药品。

二、范 围

适用范围:具有静脉配置的各部门均需遵循此制度。

三、定 义

无。

四、权 责

责任科室:院感科。

五、参考文献

1. 法律法规

    1.1 《医院感染管理办法》,原卫生部令48号,2006年9月1日起实施。

1.2 《静脉用药集中调配质量管理规范》,卫办医政发〔2010〕62号,2010年4月20日起实施。

2. 评鉴条文

2.1 《JCI医院评审标准》(第5版),PCI.7和MMU.5。

2.2 《三级综合医院评审标准实施细则》(2011年版),第四章"医疗质量安全管理持续质量改进"(二十、医院感染管理与持续改进)4.20.2和4.20.7。

2.3 《三级综合医院评审标准实施细则》(2011版),第四章"医疗质量安全管理持续质量改进"(十五、药事和药物使用管理与持续改进)4.15.2.8。

六、政 策

1. 人员要求如下。

1.1 静脉配置操作人员应由经过培训的专业技术人员担任,应具备严格的无菌操作观念。

1.2 在操作前必须常规做好手卫生,衣着清洁、整齐或换穿隔离衣,戴好口罩、帽子。

2. 环境要求如下。

2.1 保持环境整洁,包括地面、墙壁、天花板、柜顶及仪器设备表面,定期清洁。

2.2 严禁污染物品进入静脉配置室,如物品外包装、污染的医疗器材(污染的输液器、针头、换药包等),同时不准在静脉配置室内进食或放置食品。

2.3 台面保持整洁,每次操作前用湿巾擦拭消毒。每批次药物配置后都应及时整理,用消毒湿巾擦拭台面,除去可能的残留药液,不得留有与下批输液调配无关的药物、余液、用过的注射器和其他物品。每天配置工作结束后,操作台面再用500mg/L含氯消毒剂彻底地清洁消毒。

2.4 操作时不能打扫卫生,并严格控制人员进入,无关人员不得进入静脉配置室。

2.5 静脉配置装载篮筐必须保持清洁,每天常规清洁或擦拭消毒。

2.6 每季度做一次环境细菌培养监测,包括空气、操作台面及医护人员手指等。

3. 药品、耗材和物料基本要求如下。

3.1 静脉用药调配所使用的注射器等器具,应当采用符合国家标准的一次性使用产品,并且在临用前应检查包装,如有损坏或超过有效期的则不得使用。

3.2 静脉用药调配所用药品、医用耗材和物料应当按规定由医疗机构药学及有关部门统一采购。

3.3 药品、医用耗材和物料的贮存环境应当适宜,按其性质与贮存条件要求分类定位存放,避免污染、损坏。

4. 在摆药时,应常规检查药液包装是否完好,药液是否变质或失效。

5. 在加药前,应先用75%乙醇或复合碘消毒棉签消毒输液袋(瓶)的加药处及安瓿瓶颈或青霉素塞。

6. 加药过程严格遵守无菌操作规程。

7. 正确处置医疗垃圾,应将操作后的针头、安瓿瓶放入专用利器盒,将注射器、青霉素瓶等放入黄色医疗垃圾桶,将药品外包装放入生活垃圾桶,生活垃圾与医疗垃圾不能混放。

8. 具有静脉配置净化操作台(垂直层流洁净台)的科室必须做好设备质量的控制工作。

 8.1 在操作前至少开机30分钟,同时打开紫外线灯30分钟,进行净化消毒处理。

 8.2 在加药配置开始前,应先用75%乙醇擦拭操作区域的顶部、两侧及台面,顺序为从上到下、从里到外。

 8.3 在配置和清理时应小心操作,避免有任何液体溅入高效过滤器,否则容易滋生霉菌,影响高效过滤器的寿命。

 8.4 操作结束后,应及时进行清理擦拭,并在无人员的情况下,开启紫外灯进行消毒。

 8.5 设备必须定期(每3～6个月一次)维护,包括维护工作区净化效率、菌落数及工作区风速。滤网、过滤器应根据情况定期清洗或更换,紫外线灯强度定期测试,及时更换(由医学装备部操作),并做好记录。

 8.6 保持净化操作台内外整洁无尘、无污染,滤网清洁,紫外线灯工作强度正常。

 8.7 对垂直层流操作台做好微生物菌落数检测,至少每季度一次,并将记录结果存档。

八、审 核

部　门		核准主管	核准日期
主　办	院感科	科　长:	
		院　长:	
协　办	1. 护理部	主　任:	

参考文件六:《治疗室感染管理制度》

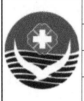

类　　别	全院制度-感染控制		编　　号	F-1-21
名　　称	治疗室感染管理制度		生效日期	20××-××-××
制定单位	×××	责任人　×××	修订日期	20××-××-××
定期更新	每一年	总页码　×	版　　本	第×版

一、目　的

规范治疗室感染管理,降低诊疗相关感染的风险。

二、范　围

适用范围:全体医务人员。

三、定　义

无。

四、权　责

责任科室:院感科。

五、参考文献

1. 法律法规
   1.1 《医院感染管理办法》,原卫生部令48号,2006年9月1日起实施。
   1.2 《内镜清洗消毒技术操作规程》(2004年版),卫医发〔2004〕100号,2004年4月1日起实施。

2. 评鉴条文
   2.1 《JCI医院评审标准》(第5版),PCI.7。
   2.2 《三级综合医院评审标准实施细则》(2011版),第四章"医疗质量安全管理持续质量改进"(二十、医院感染管理与持续改进)4.20.2和4.20.7。

3. 其他参考文献
   3.1 卫生部《医疗机构消毒技术规范》WS/T 367-2012,2012年8月1日起实施。
   3.2 医院文件《手卫生管理制度》。
   3.3 医院文件《一次性使用无菌医疗用品的管理制度》。
   3.4 医院文件《医院环境、医疗用品采样方法及卫生标准》。

六、政　策

1. 室内布局合理,清洁、污染区域相对分区。无菌物品与非无菌物品严格分开存放,物品定位放置。灭菌物品包外标识清楚、准确,按灭菌日期依次放入专用储物柜,过期重新灭菌。无菌储物柜应定期清洁擦拭,保持清洁干燥。

2. 医护人员进入室内应衣帽整洁,操作前洗手、戴口罩,严格执行无菌技术操作规程。私人用物不得带进治疗室。

3. 在使用无菌物品时,应严格执行无菌操作原则。无菌物品必须一人一用一灭菌,在有效期内使用,包装破损或过期物品禁止使用。

4. 存放PVP、酒精等的消毒罐应密闭保存,每周更换2次;更换时,容器必须同时灭菌。无菌物品(棉球、纱布及棉签等)应注明开启时间,一经打开,使用时间最长不得超过24小时,提倡使用小包装;取用无菌物品时,必须使用无菌持物钳,钳(或镊)应与容器配套。使用无菌干燥持物钳及容器时,每4小时更换,并注明启用和停用时间;在遇污染或疑似污染时即刻更换。无菌镊及罐均须用压力蒸汽灭菌,频繁使用的消毒棉球罐应每天更换并灭菌。

5. 抽出的药液、开启的静脉输入无菌液体超过4小时后不得使用,启封抽吸的瓶装各种溶媒超过24小时不得使用。提倡使用小包装。

6. 凡侵入性诊疗用物必须一人一用一灭菌;与患者皮肤黏膜直接接触的物品必须一人一用一消毒,清洁干燥保存。复用器械统一由供应室清洗、消毒或灭菌处理。

7. 治疗车上物品应排放有序,上层为清洁区、下层为污染区。进入病室的治疗车、换药车应配有速干手消毒剂。

8. 各种诊疗、护理及换药操作应按清洁伤口、感染伤口和隔离伤口的顺序依次进行。在操作前,操作者必须洗手、戴口罩和帽子;被特殊感染患者(如朊毒体、气性坏疽、突发原因不明的传染病)的病原体污染的器械,应双层封闭包装并标明感染性标识,由消毒供应室单独回收处理,将污染敷料置入双层黄色垃圾袋中密封运送,按医疗垃圾管理制度执行。

9. 配备流动水洗手设施和速干手消毒剂。医务人员每治疗、处置一个患者或接触污染物品后,应及时洗手或进行手消毒。

10. 认真做好医疗废物的分类、收集和登记等工作。当医用垃圾装载超过3/4时,应及时更换并予以封闭。医用垃圾筒应定时清洗消毒,保持清洁。

11. 室内每日用500mg/L含氯消毒液擦拭操作台面2次,地面湿式清扫2次;空气每日自然通风2次,每次30分钟,并用循环风紫外线空气消毒机消毒1次,每次60分钟。治疗室受污染时随时消毒。每季度做环境培养监测,空气、物表符合要求。

七、审　核

部　门		核准主管	核准日期
主　办	院感科	科　长:	
		院　长:	
协　办	1. 医务部	主　任:	
	2. 护理部	主　任:	

参考文件七:《院外包装箱进入诊疗区域的管理制度》

类　　别	全院制度-感染控制	编　　号	F-1-28
名　　称	院外包装箱进入诊疗区域的管理制度	生效日期	20××-××-××
制定单位	×××	责任人	×××	修订日期	20××-××-××
定期更新	每一年	总页码	×	版　　本	第×版

一、目 的

预防和控制院外包装箱进入院内引起感染。

二、范 围

适用范围:全体医务人员、物资管理、发放人员必须遵守本制度。

三、定 义

无。

四、权 责

责任科室:院感科。

五、参考文献

1. 法律法规
   1.1 《医院感染管理办法》,原卫生部令48号,2006年9月1日起实施。
2. 评鉴条文
   2.1 《JCI医院评审标准》(第5版),PCI.7。
   2.2 《三级综合医院评审标准实施细则》(2011年版),第四章"医疗质量安全管理持续质量改进"(二十、医院感染管理与持续改进)4.20.1.2。

六、政 策

1. 设备仓库、总务科仓库等在进货时严格检查把关,不可将包装破损、箱内有昆虫(卵)的货物带入库。必要时,事先开箱检查。
2. 所有物品、药品的外包装不得进入全院各诊疗区域,尤其是手术室、分娩室、静脉配制中心、新生儿室及导管室等特殊科室。所有物品和药品必须在拆除外包装后并保持物表清洁才容许进入。
3. 外包装盒不可进入病区内的库房、配药间和治疗室。
4. 严禁外包装盒进入供应室内各个区域。
5. 全院所有的快递包不可进入诊疗区域。
6. 全院各部门、各科室应持续监测,把物品存放在各种封闭的容器内,严防昆虫进入库房及货箱内产卵。一旦发现货箱内有昆虫卵,须立即扑灭活虫,并将货物清洁后移至货架或另一洁净的容器内,将含有虫卵的货箱彻底处理。虫卵密闭包装后按生活垃圾焚烧处理。

七、审　核

部　门		核准主管	核准日期
主　办	院感科	科　长：	
		院　长：	

参考文件八：《快速血糖检测感染管理规程》

类　别	全院制度-感染控制		编　号	F-1-30
名　称	快速血糖检测感染管理规程		生效日期	20××-××-××
制定单位	×××	责任人　×××	修订日期	20××-××-××
定期更新	每一年	总页码　×	版　本	第×版

一、目　的

加强快速血糖检测仪、采血针临床使用过程中医源性感染的预防和控制，防止采血部位感染，避免交叉感染，保障患者安全。

二、范　围

适用范围：血糖仪使用的相关科室。

三、定　义

无。

四、权　责

责任科室：院感科

五、参考文献

1. 法律法规
　　《关于规范医疗机构临床使用便携式血糖检测仪采血笔的通知》，卫医发〔2008〕54号，2008年10月16日起实施。
2. 评鉴条文
　　2.1　《JCI医院评审标准》(第5版)，PCI.7。
　　2.2　《三级综合医院评审标准实施细则》(2011年版)，第四章"医疗质量安全管理持续质量改进"(二十、医院感染管理与持续改进)4.20.1.2。

六、政　策

1. 严格遵循无菌技术操作规程。
2. 工作人员在进行采血操作时应戴手套,采血前、后均要洗手,在不同患者之间连续采血必须每采完一个患者洗手或使用快速手消毒剂。
3. 工作人员在操作过程中执行标准预防原则,做好个人防护,避免职业暴露损伤。
4. 对采血部位使用75%酒精进行有效皮肤消毒,待酒精完全挥发后采血。采血后用棉签按压手指至不出血为止。
5. 采血针必须使用合格的一次性采血针,并且是一人一针,严禁重复使用。
6. 使用一次性小包装酒精棉球,开启后应保持密闭状态,并注明开启时间,开启后有效时间不能超过24小时。
7. 采血后废弃的物品,应及时按感染性废物处理,使用后的一次性采血针放入利器盒内。
8. 保持血糖检测仪表面清洁,每天进行常规清洁消毒,当有明显污染时,立即用75%酒精擦拭消毒。定期做细菌培养监测。

七、审　核

部　门		核准主管	核准日期
主　办	院感科	科　长:	
		院　长:	

标准　PCI.7.1.1

标准　PCI.7.1.1　当法律法规允许时,医院应确定并实施相应的程序,以管理过期医疗用品和一次性设备的重复使用。

标准解读　医院制度应确保有妥善处理过期医疗用品的程序。在重复使用一次性设备时,医院应有相应的制度提供指导。该制度应符合国家的法律法规和专业标准,同时应确定以下内容:

1. 可能会被重复使用的设备和材料。
2. 各类设备和材料能被重复使用的最大次数。
3. 导致设备无法重复使用的磨损和破裂类型。
4. 各设备在使用后应按照明确协议执行清洗流程。
5. 使用过可重复使用医疗设备的患者。
6. 对重复使用一次性物品的安全性进行主动评估。医院须收集与重复使用的设备和材料相关的感染数据,从而确定风险并采取相应措施降低风险、改进流程。

参考文件一:《一次性医疗用品复用管理制度》

类　　别	全院制度-感染控制	编　　号	F-1-08
名　　称	一次性医疗用品复用管理制度	生效日期	20××-××-××
制定单位	×××　责任人　×××	修订日期	20××-××-××
定期更新	每一年　总页码　×	版　　本	第×版

一、目　的
　　制定一次性医疗用品复用管理制度,避免不适当地重复使用医疗用品而给患者造成感染风险。

二、范 围

适用范围:一次性医疗用品复用的科室。

三、定 义

复用的一次性医疗用品:单次使用的医疗用品若要重复使用,必须遵守与原厂医材最初制造过程相同的规定要求的灭菌方式,重新灭菌处理后才可使用。第二次以上使用的医疗用品皆属复用的一次性医疗用品。

一次性医疗用品复用不良:使用第二次以上的医疗用品发生的不良情形,如医疗用品损坏或细菌培养阳性。

四、权 责

责任科室:院感科。

本制度的制定、修改、废止均应由院感科提出,经医院感染管理委员会讨论、核准后公告实施。

本制度每年修订一次,由院感科报告医院感染管理委员会,讨论是否需要更新和修改。

五、参考文献

1. 法律法规
   1.1 《医院感染管理办法》,原卫生部令第48号,2006年9月1日起实施。
   1.2 《医疗器械临床使用安全管理规范(试行)》,卫医管发〔2010〕4号,2010年1月14日起实施。
   1.3 《医疗器械监督管理条例》,国务院令第650号修订,2014年6月1日起修订实施。
   1.4 《医疗器械说明书和标签管理规定》,国家食品药品监督局管理总局令第6号,2014年10月1日起施行。
2. 评鉴条文
   2.1 《JCI医院评审标准》(第5版),PCI.7.1.1。
   2.2 《三级综合医院评审标准实施细则》(2011年版),第四章"医疗质量安全管理持续质量改进"(二十、医院感染管理与持续改进)4.20.1.2。

六、政 策

1. 一次性医疗用品复用
   1.1 申请报告程序:一次性医疗用品复用的科室负责人需向医院感染管理委员会提出书面申请,交于院感科。院感科对科室申请的内容进行初步评估,评估其复用可行性(清洗、消毒、灭菌及性能等),如不符合有关制度要求,则将意见反馈给相关科室;经过初步评估符合复用条件的,经医院感染管理委员会讨论批准后,科室方可使用。

1.2 申请报告的内容:包括申请的科室,申请人确认签名,申请复用的一次性医疗用品名称,使用后的清洗、消毒或灭菌具体方法,允许复用的最大次数及其依据,复用品的更换标准(在未达到最大复用次数时,该复用的一次性医疗用品出现哪种类型的磨损、破裂时应更换)。

1.3 清洗、消毒、灭菌人员要求如下。

    1.3.1 能够严格按照清洗、消毒、灭菌程序进行操作。

    1.3.2 熟练掌握复用的一次性医疗用品的特点、基本要求和处理流程(包括清洗、消毒、灭菌、包装等各个过程),并对其进行质量控制。

    1.3.3 记录复用的一次性医疗用品处理过程中的相关参数,并保证在整个存档期内记录的资料清晰、可靠。

    1.3.4 包装必须达到保护医疗用品消毒或灭菌后的性能要求和无菌要求,标识清楚、完善。

1.4 监控程序如下。

    1.4.1 使用科室监控:设立记录本,登记复用的一次性医疗用品的名称、编码,复用患者的姓名、住院号或门诊号、使用日期,评估有无磨损、破裂,已经复用的次数等复用的一次性医疗用品的使用情况,并由执行人签名。

    1.4.2 消毒供应室监控:每次清洗、消毒、灭菌过程应仔细检查有无不良情形,正确记录消毒次数,并每月进行一次采样抽查细菌培养监测,记录、签名。护士长或者院感质控护士负责监控清洗、消毒或灭菌流程是否符合医院感染控制相关要求,确保有效灭菌。

    1.4.3 一次性医疗用品复用检测年合格率＝每年检测合格件数／每年检测总件数。

        a 收集方法:供应室每月抽取复用的一次性医疗用品送检,一旦发现有异常医疗用品及时告知使用科室及院感科,并探讨原因做改善方案,院感科记录备查。

        b 资料验证:由供应室院感质控员负责开单、采样、送检,由检验科实验室负责检测并报告检测结果,供应室负责统计资料。

        c 遵从性监测方法:每月收集复用的一次性医疗用品的实验室检测合格率,每季统计并反馈单位,每年制作图表分析。

        d 异常分析与改善:每季在医院感染管理委员会会议报告,并将有异常的结果反馈给使用科室做PDCA方案的改善。

    1.4.4 各科室每季将相关记录给院感科。院感科不定期检查管理制度落实情况,每季度将检查结果在医院感染管理委员会会议上报告,并反馈给各科室。发现异常情况随时报告、反馈,与相关人员分析原因并跟进整改。

1.4.5 一次性医疗用品复用不良率(每季)＝每季一次性医疗用品复用不良的件数／每季一次性医疗用品复用的总数。

    a 收集方法:院感科每季收集使用科室对一次性医疗用品复用的追踪资料。

    b 遵从性监测方法:每季统计收集和监测一次性医疗用品复用不良率,每年制作图表分析。

    c 异常分析与改善:每季院感科在医院感染管理委员会会议上报告,并将有异常结果的反馈给使用科室做PDCA方案的改善。

七、流 程

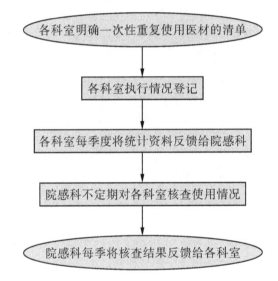

八、表单附件

1. 表 单
   医材重复使用不良反馈单。
2. 附 件
   宁波市第四医院一次性医材重复使用清单。

九、审 核

部 门		核准主管	核准日期
主 办	院感科	科 长:	
		院 长:	

参考文件二:《一次性使用无菌医疗用品的管理制度》

类　别	全院制度-感染控制		编　号	F-1-09
名　称	一次性使用无菌医疗用品的管理制度		生效日期	20××-××-××
制定单位	×××	责任人 ×××	修订日期	20××-××-××
定期更新	每一年	总页码 ×	版　本	第×版

一、目　的

确保一次性无菌医疗用品使用过程的安全,包括运送、贮存等,并妥善处理过期医疗用品。

二、范　围

适用范围:临床科室、医技科室、供应室、手术室及医学装备部。
流程范围:工作人员在采购、使用、管理一次性使用无菌医疗用品时应遵守的制度。

三、定　义

无菌物品:经灭菌处理,且在有效期内的物品,包括供应室灭菌的各类无菌包及一次性无菌物品。
过期物品:超出有效期的物品。

四、权　责

责任科室:院感科。

五、参考文献

1. 法律法规
   1.1 《医院感染管理办法》,原卫生部令第48号,2006年9月1日起实施。
   1.2 《医疗器械临床使用安全管理规范(试行)》,卫医管发〔2010〕4号,2010年1月14日起实施。
   1.3 《医疗器械监督管理条例》,国务院令第650号修订,2014年6月1日起修订实施。
2. 评鉴条文
   2.1 《JCI医院评审标准》(第5版),PCI.7.1.1。
   2.2 《三级综合医院评审标准实施细则》(2011年版),第四章"医疗质量安全管理持续质量改进"(二十、医院感染管理与持续改进)4.20.1.2。
   2.3 《三级综合医院评审标准实施细则》(2011年版)第六章"医院管理"(九、医学装备管理)6.9.7。

六、政　策

1. 医疗用品必须由医院有关部门统一集中采购,使用科室不得自行购入。采购部门在进行采购时,应审查、索取相关有效证件。

2. 物资部应对物品进行质量验收。若是国产产品,每箱外、中、小包装应有《质量产品合格证》、生产日期、消毒灭菌日期(批号)及有效期;若是进口产品,每箱必须有生产日期、消毒灭菌日期(批号)及有效期等中文标识。

3. 建立登记账册,登记产品名称、每次订货与到货时间、停货时间、用品型号规格、生产厂家、供货单位、生产批号、灭菌批号、购入数量、有效期限及抽检结果等,报告人、领用部门及领用人等。

4. 物品应按无菌物品保存,与非无菌物品严格分开,并放于阴凉干燥、通风良好的物架上,距地面≥20厘米,距墙壁≥5厘米,距天花板≥50厘米;不得将包装破损、失效、霉变的产品发放至使用科室。

5. 一次性使用无菌医疗用品应在拆除外包装后再进入供应室无菌区或科室储藏室内存放。运送箱应保持清洁干燥,定期清洁或消毒,加盖运送,避免运送途中污染。

6. 各科室按照实际使用量申请领用一次性使用无菌物品,并按日期的先后摆放,做到先进先出,按时间先后次序使用;定期检查本科内一次性无菌物品的有效期限,防止过期。

7. 科室在使用无菌物品前,应检查包装有无破损、产品有无不洁净及灭菌日期、失效期等情况。

8. 使用时如发生质量问题、热原反应、感染及其他异常情况,应立即停止使用,及时留取发生问题的样本送检,按规定详细记录,并及时报告院感科、医学装备部及医院领导。

9. 使用后的一次性使用无菌医疗用品禁止重复使用和回流市场;用后应按医疗废物处理。过期的一次性无菌物品按医疗废物处理,禁止重复使用。

10. 一次性使用的无菌医疗用品,原则上不可重复使用。按国家政策要求可以复用的,需以书面报告形式申请(含复用的必要性、复用次数、清洗、消毒或灭菌方法等)报院感科,呈医院感染管理委员会审批同意后方可复用,并对复用情况进行跟踪、监测与反馈(详见一次性物品复用管理制度)。

七、审　核

部　门		核准主管	核准日期
主　办　院感科	科　长:		
	院　长:		
协　办　医学装备部	主　任:		

标准　PCI.7.3

标准　PCI.7.3　医院应执行相关实践，从而安全地处理和处置安全针头。

标准解读

医院应为医务人员提供与安全处理和管理利器及针头相关的培训。

对利器和针头的妥善处置包括使用四周和底部密闭、防穿刺、防渗漏的容器，并且应将该容器放置在方便医务人员随时使用的地方且不能装得过满。

医院必须安全地处置利器和针头，或者与相关组织签订合同，以确保装有医疗废物的容器能够以符合法律法规的方式得到妥善处置。

医院应施行能够充分符合流程中所有步骤的规章，包括确定容器的正确类型和使用方法，容器的处置方式，以及对处置流程的监管。

参考文件一:《职业暴露后的处理程序及措施》

	类　　　别	全院制度-感染控制	编　　　号	F-1-11
	名　　　称	职业暴露后的处理程序及措施	生效日期	20××-××-××
	制定单位	×××	责任人	×××	修订日期	20××-××-××
	定期更新	每一年	总页码	×	版　　　本	第×版

一．目　的

规范员工发生职业暴露后的处置程序，使其及时得到有效的处置和救治，保护医务人员的职业安全与身体健康，有效预防和控制医务人员因职业暴露而引发的各种感染性疾病。

二．范　围

适用范围:全院医务人员。

三、定　义

职业暴露:医务人员在从事医疗、护理及相关工作的过程中意外地被病毒感染者或者患者的血液、体液污染了皮肤或者黏膜,或者被含有病毒的血液、体液污染了的针头及其他锐器刺破皮肤,有可能被病毒感染的情况。

四、权　责

责任科室:防保科。

五、参考文献

1. 法律法规
《医务人员艾滋病病毒职业暴露防护工作指导原则(试行)》,卫医发(2004)108号,2004年4月6日起实施。
2. 评鉴条文
《JCI医院评审标准》(第5版),PCI.7.3。
3. 其他参考文献
国家职业卫生标准《血源性病原体职业接触防护导则》,GBZ/T213-2008,2009年1月起实施。

六、政　策

1. 职业暴露后的处理
    1.1　皮肤若意外接触到血液或体液,应用肥皂液和流水清洗被污染的皮肤。若是患者的血液、体液意外溅入眼睛,被暴露的眼睛应按以下方式处理:先清洁双手,到就近的洗眼台(如检验科、供应室、病理科、垃圾回收站、洗眼台、口腔科、手术室、血透中心及内镜中心等配有紧急冲淋装置或洗眼器的地点)冲洗或用沐浴间的花洒以冷水冲洗。眼睛冲洗方法:用洁净的手撑开上下眼睑,用洗眼器交替冲洗双眼5～15分钟(若为HIV暴露,则需冲洗15分钟)。
    1.2　若被用血液、体液污染的针头等刺伤,应从近心端向远心端挤压伤口,尽可能挤出损伤处的血液,再用肥皂液和流水冲洗,禁止进行伤口的局部按压。
    1.3　创口冲洗后,应当用消毒液(如0.5%碘伏)进行消毒,并包扎伤口;被暴露的黏膜,应当反复用生理盐水冲洗干净。
    1.4　进行局部处理后先报告科室主管,再报告防保科,并做进一步评估就诊(上班时间至感染科或皮肤科,值班时间至急诊科)。
    1.5　紧急处理后,登录医院内网,按步骤操作:"不良事件报告系统"→"事件类别"选择"针刺伤"填报→左侧菜单栏选择"流程管理"→"医务人员锐器伤登记表"→点击"新建流程"→填写内容并选择"下一步"→挑选负责人并选择"发送"→结束。
    1.6　当针刺伤来源为HIV(＋)时,局部紧急处理后,立即按上述程序就诊,评估是否需预防性用药。

1.7 防保科对事故情况进行详细登记和保存,并做好追踪观察工作。

2. 职业暴露后的治疗措施

2.1 乙肝:当医务人员暴露于HBV(＋)或HBV(－)或HBV不明的血液后,分别于暴露后1个月和3个月各查肝功能一次,暴露后3个月和6个月各查乙肝病毒标志一次。治疗情况见下表。

医务人员情况	治疗		
	患者来源		
	HBsAg＋	HBsAg－	不详
未接种过乙肝疫苗	肌注 HBIg(24 小时内),乙肝疫苗接种(0,1,6个月)	乙肝疫苗接种(0,1,6个月)	肌注 HBIg(24 小时内),乙肝疫苗接种(0,1,6个月)
已进行过乙肝疫苗的接种,全程接种有应答[抗HBs(＋)]	无须治疗	无须治疗	无须治疗
已进行过乙肝疫苗的接种,全程接种无应答[抗HBs(－)]	肌注 HBIg 或双倍 HBIg 剂量(24 小时内),再次乙肝疫苗接种(0,1,6个月)	无须治疗	若预计为高危人群来源同HBsAg＋
抗体应答情况不详	医务人员抗体HBs检测 1. 若为阳性,无须治疗 2. 若为阴性,肌注 HBIg(24 小时内);乙肝疫苗接种(0,1,6个月)	无须治疗	同HBsAg＋

2.2 丙肝如下。

2.2.1 对于HCV针刺后暴露,目前无预防方案,应在传染病科专家指导下随访6个月以上。

2.2.2 检查HCV抗体和谷丙转氨酶情况,若要早期诊断是否为HCV感染,在4~6周时检测HCV-RNA(PCR法)。

2.3 HIV如下。

2.3.1 在发生艾滋病病毒职业暴露后,对其暴露的级别和暴露源的病毒载量水平进行评估和确定。

a 艾滋病病毒职业暴露级别:

Ⅰ级	暴露源沾染了有损害的皮肤或者黏膜,暴露量少,时间短。
Ⅱ级	暴露源沾染了有损害的皮肤或者黏膜,暴露量大且时间长。
	暴露源刺伤或者割伤皮肤,但损伤程度较轻,为表皮擦伤或针刺伤。
Ⅲ级	暴露源刺伤或者割伤皮肤,且损伤程度较重,为深部伤口或割伤,有明显可见的血液。

       b 暴露源的病毒载量水平分为轻度、重度和暴露不明三种类型。

轻度:暴露源为HIV阳性,滴度低,无症状,CD4计数正常。

重度:暴露源为HIV阳性,滴度高,有症状,CD4计数低。

暴露不明:不能确定暴露源是否为艾滋病病毒阳性者。

2.3.2 若确认或疑似污染HIV,应立即运用AZT等抗病毒制剂或联合使用一些蛋白酶抑制剂,可能会降低感染率。

2.3.3 及时报告护理部和县疾病预防控制中心,进行随访和咨询。

2.3.4 随访和咨询的内容包括在暴露后第4周、第8周、第12周及6个月时对艾滋病病毒抗体进行检测,实施预防性用药方案,对服用药物的毒性进行监控处理。

2.3.5 观察和记录艾滋病病毒感染的早期症状等。

2.3.6 做好隐私保密工作。

3. 职业暴露的管理

  3.1 防保科负责收集并审核在本院发生的职业暴露感染的资料。

  3.2 每半年向医院感染管理科提交职业暴露方面的资料。

  3.3 防保科和医院感染管理科应审阅有关职业暴露的记录,总结原因,提出有效的预防和控制方法。

    3.3.1 治疗的方法和可能的禁忌证。

    3.3.2 乙肝预防接种的效果。

    3.3.3 预防潜伏期感染性疾病发展的方法。

    3.3.4 乙肝、丙肝及HIV感染的症状及体征。

    3.3.5 进一步的检查及监测安排。

    3.3.6 提供暴露后咨询。

    3.3.7 介绍及推荐有效的个体防护装置。

  3.4 职业暴露于感染性血液后的检查、预防性治疗费用如下。

    3.4.1 因接种乙肝疫苗及暴露于感染性血液后产生的检查、预防性治疗费用均由医院承担。

    3.4.2 医务人员先以现金方式自付因暴露感染产生的检查和预防性治疗费用,经部门主管、防保科签字后,到财务科凭发票报销。

    3.4.3 在医务人员发生暴露感染后而患者的HBV、HIV及HCV携带状态未知时,应对患者进行HBV、HIV及HCV检测(以患者自愿为原则)。具体操作如下:

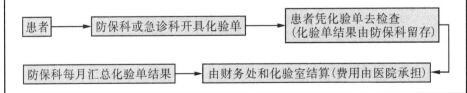

七、流　程

1. 流程图。

职业暴露后的常规指导

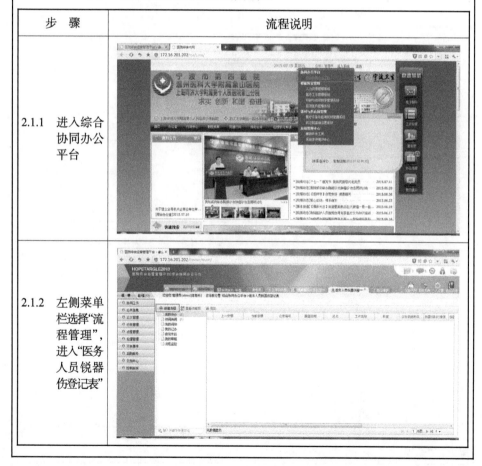

2. 流程步骤

2.1　职业暴露内网OA上报流程:

步　骤	流程说明
2.1.1　进入综合协同办公平台	
2.1.2　左侧菜单栏选择"流程管理",进入"医务人员锐器伤登记表"	

续　表

步　骤	流程说明
2.1.3　点击"新建流程"	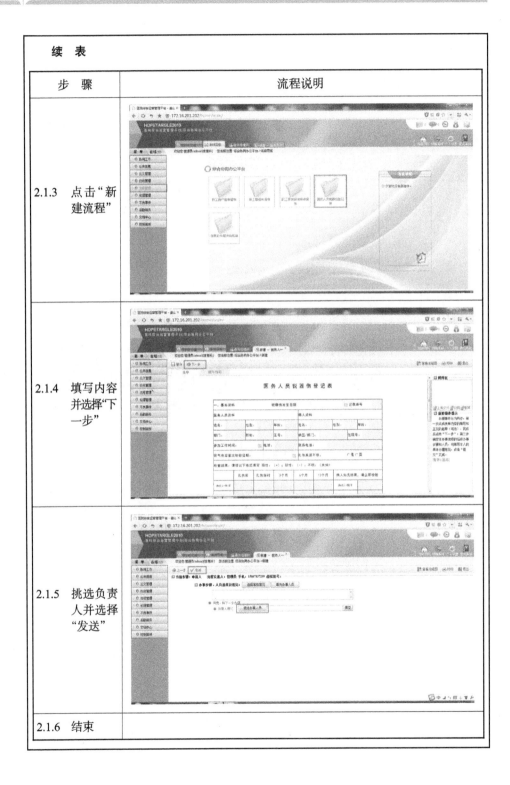
2.1.4　填写内容并选择"下一步"	
2.1.5　挑选负责人并选择"发送"	
2.1.6　结束	

2.2 锐器伤负责人审核操作流程

步 骤	流程说明
2.2.1 进入综合协同办公平台	
2.2.2 在左侧菜单栏选择"流程管理",进入医务人员锐器伤登记表	
2.2.3 选择"我的待办"(该项显示所有待办的流程)并双击流程	

续　表

步　骤	流程说明
2.2.4　检查内容并选择"下一步"	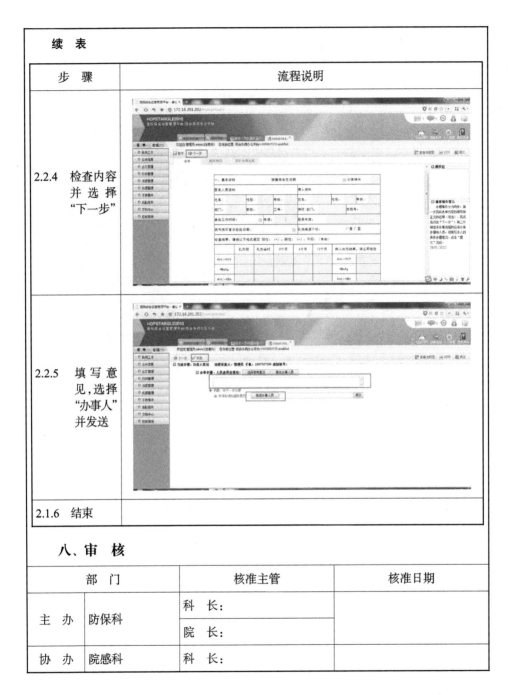
2.2.5　填写意见,选择"办事人"并发送	
2.1.6　结束	

八、审　核

部　门		核准主管	核准日期
主　办	防保科	科　长:	
		院　长:	
协　办	院感科	科　长:	

参考文件二：《血源性病原体的职业暴露管理制度》

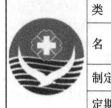

类　别	全院制度-感染控制	编　号	F-1-25
名　称	血源性病原体的职业暴露管理制度	生效日期	20××-××-××
制定单位	×××	责任人	×××	修订日期	20××-××-××
定期更新	每一年	总页码	×	版　本	第×版

一、目　的

规范员工职业暴露管理程序,加强管理,有效防控医务人员的职业伤害。

二、范　围

适用范围:全院医务人员。

三、定　义

血源性病原体:对人体有致病能力、存在于血液或其他可能具有传染性的物质中的病原微生物,主要包括乙型肝炎病毒、艾滋病病毒及丙型肝炎病毒等。

职业性暴露:员工在工作中,皮肤、眼睛、黏膜等与血液及其他可能具有传染性的物质接触。

四、权　责

责任科室:院感科。

五、参考文献

1. 法律法规

《医务人员艾滋病病毒职业暴露防护工作指导原则(试行)》,卫医发〔2004〕108号,2004年4月6日起实施。

2. 评鉴条文

2.1 《JCI医院评审标准》(第5版),PCI.7.3和PCI.8。

2.2 《三级综合医院评审标准实施细则》,(2011年版),第四章"医疗质量安全管理持续质量改进"(四、感染性疾病管理与持续改进)4.10.1.1、4.10.2.2和4.10.3。

六、政　策

1. 职业暴露的预防措施

1.1 所有被患者的血液、体液及被血液、体液污染的物品均被视为具有感染性的病原物质。医务人员在接触这些物质时,必须采取防护措施。医务人员进行有可能接触患者血液、体液的诊断和护理操作时必须戴手套。操作完毕,脱去手套后立即洗手,必要时进行手消毒。

1.2 在诊疗、护理操作过程中：
    1.2.1 当有可能发生血液、体液飞溅到医务人员面部的情况时，医务人员应当戴手套、具有防渗透性能的口罩及防护眼镜。
    1.2.2 当有可能发生血液、体液大面积飞溅或者有可能污染医务人员的身体时，还应当穿戴具有防渗透性能的隔离衣或围裙。
    1.2.3 当进行能产生微滴或气溶胶的操作时（如利用牙钻、骨钻进行操作时），必须戴口罩及眼罩或面罩。
    1.2.4 医务人员手部皮肤发生破损后，在进行有可能接触患者血液、体液的诊疗和护理操作时，必须戴双层手套。
    1.2.5 在进行侵袭性诊疗、护理操作过程中，要保证充足的光线，并特别注意防止被针头、缝合针、刀片等锐器刺伤或割伤。
1.3 严格规范操作：
    1.3.1 避免将使用后的一次性针头重新套上针头套。
    1.3.2 禁止用手直接接触使用后的刀片、针头等锐器。
    1.3.3 不得徒手把锐器弯曲或折断毁形。
    1.3.4 装、卸刀片须用持针器。
    1.3.5 在传递和接受锐器时，要通过容器，不得手对手传递。
    1.3.6 应将使用后的锐器直接放入耐刺、防渗漏的利器盒。
1.4 在接触每位患者前后或为患者进行每项技术操作前后，必须认真洗手。
1.5 建议HBsAg(－)的员工接种乙肝疫苗。乙肝疫苗的接种有效期为5年；接种5年后，若仍为HBsAg(－)，建议重新接种。每位员工根据自己情况选择是否注射乙肝疫苗。
1.6 医院提供个人防护设备（如手套、眼罩等），提供减少刺伤可能性的设备，如放置锐器的耐刺容器。
1.7 医院门诊药房必须配备乙肝高效免疫球蛋白。

2. 暴露记录
当员工受到职业暴露时，应根据程序进行追踪、记录。

3. 评估及治疗
3.1 员工被感染性物质污染皮肤及黏膜的，立即用流动水或肥皂液冲洗皮肤，使用生理盐水冲洗黏膜。
3.2 已有皮肤破损或因职业性暴露导致皮肤破损的员工，按针刺伤处理流程执行。
3.3 在为职业性暴露的员工提供评估和治疗时，应注意以下几点。
    3.3.1 评估和治疗要及时。
    3.3.2 提供免费服务（应由医院提供资金）。
    3.3.3 保守秘密（包括员工及感染源）。

4. 回顾分析
防保科和院感科应回顾有关职业性暴露的记录，总结原因，提出有效的预防和控制措施。

5. 教育及培训

  5.1 院感科应对处于职业暴露危险的所有员工提供教育及培训,内容包括:

    5.1.1 暴露于血源性病原体的危险。

    5.1.2 暴露的含义。

    5.1.3 预防职业性暴露的方法(包括个人保护装置的使用及安全设备)。

    5.1.4 乙肝疫苗预防接种计划。

    5.1.5 发生职业性暴露的报告程序。

    5.1.6 暴露后的评估及治疗程序。

  5.2 以上的教育培训:

    5.2.1 列为新员工岗前培训的内容。

    5.2.2 一年一次的教育。

    5.2.3 发生职业暴露事件时。

  5.3 防保科应为受暴露的员工提供进一步教育,作为暴露后评估及治疗的部分内容:

    5.3.1 职业性暴露导致感染血源性疾病的风险。

    5.3.2 治疗的方法和可能的禁忌证。

    5.3.3 乙肝预防接种的效果。

    5.3.4 预防潜伏期感染性疾病发展的方法。

    5.3.5 乙肝、丙肝及HIV感染的症状及体征。

    5.3.6 进一步的检查及监测安排。

    5.3.7 提供暴露后咨询。

6. 预防与控制

  6.1 防保科收集及回顾在本院发生的职业性暴露感染的资料。

  6.2 防保科每半年向院感科提交职业暴露方面的资料。

  6.3 防保科和院感科分析导致职业暴露的原因。

  6.4 防保科和院感科介绍及推荐个体防护装置,以控制和防止暴露。

七、审　核

部　门		核准主管	核准日期
主　办	院感科	科　长:	
		院　长:	
协　办	防保科	科　长:	

参考文件三:《利器盒使用说明》

类 别	全院制度-感染控制		编 号	F-1-12
名 称	利器盒使用说明		生效日期	20××-××-××
制定单位	××× 责任人	×××	修订日期	20××-××-××
定期更新	每一年 总页码	×	版 本	第×版

一、目 的

使医务人员了解利器盒的性能及使用方法,正确安全操作,防控职业伤害。

二、范 围

适用范围:全院使用利器盒的相关科室。

三、定 义

无。

四、权 责

责任科室:院感科。

五、参考文献

1. 法律法规
   1.1 《医疗废弃物管理条例》,国务院令第380号,2003年6月16日起实施。
   1.2 《医疗废物专用包装物、容器标准和警示标识规定》,环发(2003)188号,2003年11月20日起实施。
   1.3 《医疗机构医疗废物管理办法》,原卫生部令第36号,2003年10月15日起实施。

2. 评鉴条文
   2.1 《JCI医院评审标准》(第5版),PCI.7.3。
   2.2 《三级综合医院评审标准实施细则》(2011年版),第四章"医疗质量安全管理持续质量改进"(二十、医院感染管理与持续改进)4.20.1.2。
   2.3 《三级综合医院评审标准实施细则》(2011版),第四章"医院管理"(六、后勤保障管理)6.8.4。

六、政 策

1. 利器盒的标准
   1.1 利器盒整体由硬制材料制成,密封以保证利器盒在正常使用的情况下,盒内盛装的锐利器具不撒漏;利器盒一旦被封口,则无法在不破坏的情况下被再次打开。

    1.2 利器盒能防刺穿,其盛装的注射器针头、破碎玻璃片等锐利器具不能刺穿利器盒。

    1.3 满盛装量的利器盒从1.5米高处垂直跌落至水泥地面连续3次,利器盒不会出现破裂、被刺穿等情况。

    1.4 利器盒易于焚烧,不得使用聚氯乙烯(PVC)塑料作为制造原材料。

    1.5 利器盒整体颜色为黄色,在盒体侧面注明"损伤性废物"。

    1.6 利器盒上应印制医疗废物警示标识。

    1.7 利器盒的规格尺寸可根据用户要求确定。

2. 利器盒的使用

    2.1 收集医用针头、缝合针。

    2.2 收集载玻片、玻璃试管、玻璃安瓿瓶等,及各类刀片、头皮针、缝合针等锐器。

    2.3 收集各类医用锐器,包括解剖刀、手术刀、备皮刀、手术锯等。

    2.4 收集其他规定必须放入利器盒的医疗锐器等锐利危险品。

3. 利器盒的使用流程

    3.1 安装利器盒时,将盒体与盒盖对接用力下压安装成整体。

    3.2 推动顶盖上的红色盖板可开启或闭合利器盒,拉拢至完全闭合时即可锁定。

    3.3 收集注射器针头时,操作者将注射器针头与针头接口处脱开,注射器针头丢入利器盒内。

    3.4 收集输液器的利器部分时,手握输液器的软管,将利器部分伸入顶盖的开孔中,用剪刀剪开(或从接头处脱开),其锐器部分即掉入利器盒内。注意手指不要靠近顶盖的开孔,以免被倒置的针头刺伤。

    3.5 刀片或者玻璃等锐器,以及抽血输血用的注射器、输液器等带血的污染物品可直接放入顶部开孔中。

    3.6 当利器盒被盛至容器的3/4时,应封闭利器盒,使整个利器盒安全锁定。

    3.7 由专人回收,放置在医院医疗废物暂存室并上锁;48小时之内由指定公司医疗废物处置中心按协议规定收回中心集中处置。

七、审 核

部 门		核准主管	核准日期
主 办	院感科	科 长:	
		院 长:	
协 办	后勤保障部	主 任:	

标准　PCI.8

标准　PCI.8　医院须提供屏障预防措施和隔离措施,以保护患者、探视者和医务人员不受传染病的侵害,并保护免疫功能受到抑制的患者不受其易得的特殊传染病的侵害。

　　PCI.8.1　医院应制定并实施相应程序,以管理受空气传播感染的患者大量涌入的现象以及应对负压病房供应不足的情况。

标准解读

　　医院须制定相应制度和程序来建立医院的隔离及屏障规程。以疾病传播方法为基础,满足易被传染或免疫抑制的个别患者的需求。隔离程序不仅应该达到保护医务人员和探视者的目的,还应该满足患者的环境需求。

　　负压病房是针对空气传播疾病患者的首选安置场所。如果建筑结构不便于立即修建负压病房,医院需要通过高效颗粒空气(HEPA)过滤系统以每小时至少12次的换气频率保持空气流通。

　　医院应制订相应的计划,在负压病房供应不足或HEPA过滤系统不可用以及传染性疾病患者大量涌入时,解决如何对空气传播疾病患者进行短期管理的问题。

　　根据感染控制指南来执行患者住院期间的病房清洁消毒以及患者出院后对病房的终末消毒。

PCI.8 参考文件一:《隔离预防分类、适用疾病、隔离措施》

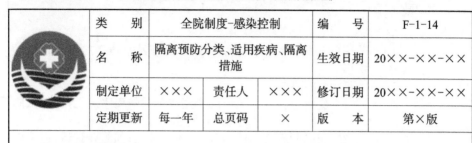

类　　别	全院制度-感染控制		编　　号	F-1-14
名　　称	隔离预防分类、适用疾病、隔离措施		生效日期	20××-××-××
制定单位	×××	责任人　×××	修订日期	20××-××-××
定期更新	每一年	总页码　×	版　　本	第×版

一、目　的

根据疾病传播途径,做好相应的隔离措施,防控交叉感染。

二、范　围

适用范围:全院所有员工均应遵循此制度。

三、定　义

空气传播:带有病原微生物的微粒子(≤5微米)通过空气流动导致的疾病传播。

飞沫传播:带有病原微生物的飞沫核(>5微米)在空气中短距离(1米内)移动到易感人群的口、鼻黏膜或眼结膜等导致的传播。

接触传播:病原体通过手、媒介物直接或间接接触导致的传播。

血液-体液传播:用于预防经直接或间接接触传染性血液及体液而传播的感染。

隔离:采用各种方法、技术,防止病原体从患者及携带者传播给他人的措施。根据疾病传播途径的不同,隔离方法主要可分为接触隔离、飞沫隔离、空气隔离及血液体液隔离。

四、权　责

责任科室:院感科。

五、参考文献

1. 评鉴条文
   1.1 《JCI医院评审标准》(第5版),PCI.8。
   1.2 《三级综合医院评审标准实施细则》(2011年版),第四章"医疗质量安全管理持续质量改进"(二十、医院感染管理与持续改进)4.20.7。
2. 其他参考文献
   《医院隔离技术规范》,WS/T 311-2009,2009年4月1日发布,2009年12月1日起实施。

六、政　策

1. 空气隔离

　1.1　适用的疾病种类:开放性肺结核、麻疹及水痘等经空气传播的疾病。

　1.2　隔离措施的要求:

　　1.2.1　应将患者收入负压隔离室或单间隔离室。无条件时,同一种病原感染的患者可同住一室。经常关门。

　　1.2.2　应限制患者的活动范围,减少转运;如需要转运,应采取有效措施,减少对其他患者、医务人员和环境表面的污染。

　　1.2.3　当患者病情容许或出病房时,应戴医用外科口罩。

　　1.2.4　在进入隔离病房或隔离区,或给其他环境的专门经空气传播和优先经空气传播疾病患者提供医疗服务时,应戴国家规定的N95口罩。

　　1.2.5　在进行可能产生喷溅的诊疗操作时,应戴防护镜或防护面罩,穿防护服或隔离衣;当接触患者及其血液、体液、分泌物或排泄物等物质时,应戴手套。

　　1.2.6　接触患者或可能污染物后,或在护理其他患者之前,以及除去手套后,必须洗手(使用抗菌洗手液"七步法"洗手或使用消毒型擦手剂)。

　　1.2.7　应将污染的物品装入黄色污物袋,贴感染性隔离标记。复用的物品统一消毒后再做常规处理。

　　1.2.8　终末空气消毒时,用空气消毒器或紫外线灯照射消毒1小时。

　　1.2.9　采用黄色隔离标志。

　　1.2.10　限制探视。对于必须探视者,在进入隔离室前应通知在班护士,在护士指导下穿戴必要的防护用品。

2. 飞沫隔离

　2.1　适用的疾病种类:腮腺炎、百日咳、流行性感冒、嗜血流感杆菌性咽炎、脑膜炎及脑膜炎球菌感染(肺炎、脑膜炎等)。

　2.2　隔离措施的要求:

　　2.2.1　将可疑或确诊传染病的患者安置在单人隔离病房;无条件时,将同一病原微生物引起的感染病患者安排同住一室隔离。

　　2.2.2　应限制患者的活动范围,减少转运;当需要转运时,应采取有效措施,减少对其他患者、医务人员和环境表面的污染。

　　2.2.3　在患者病情容许时,出病房都应戴医用外科口罩。

　　2.2.4　在接触患者时,戴一次性外科口罩。在近距离接触(1米以内)时,应戴医用防护口罩。

　　2.2.5　在进行与病原体传播相关的引发气溶胶的操作时,使用国家认证的N95医用防护口罩,以及手套、隔离衣或防护服和护眼装置(如护目镜)。

2.2.6 在接触患者或可能污染物品后,或在护理另一患者前后,应洗手。当患者的血液、体液、分泌物或排泄物等体内物质有可能产生喷溅时,医务人员应佩戴防护面罩,穿防护服或隔离衣;当接触患者及其血液、体液、分泌物或排泄物等物质时,应戴手套。

2.2.7 患者之间、患者与探视者之间相隔距离须在1米以上。

2.2.8 与病原体传播相关的引发气溶胶的操作应在通风良好的单间内进行。

2.2.9 自然通风,空气不需特殊的处理。

2.2.10 探视者在进入隔离室前应通知在班护士。

3. 接触隔离

3.1 适用的疾病种类:新生儿中的淋球菌结膜炎,新生儿葡萄球菌引起的脓疱病,狂犬病,疥疮及多重耐药菌等经接触传播的疾病。

3.2 隔离措施的要求:

3.2.1 将患者安置在单人间。如无单人间,则可将患者安置在感染相同病原菌的患者房间里(但无其他感染)。

3.2.2 必要时戴口罩和眼罩。在执行操作和进行护理活动的过程中,如有可能与患者大面积接触或发生血液、体液、分泌物和排泄物的飞溅和喷射,应穿隔离衣、戴口罩和眼罩。

3.2.3 在接触患者或污染物品前应戴手套,除去手套后应立即洗手(用抗菌洗手液"七步法"洗手或使用消毒型擦手剂)。

3.2.4 在处理使用过的已被血液、体液、分泌物和排泄物污染的设备时,应遵循"先消毒后清洗"的原则。

3.2.5 使用过的可能被血液、体液、分泌物和排泄物污染的病号服和被服等,应放置于高感染污衣桶内统一回收,消毒清洗处理。

3.2.6 生活垃圾和医疗垃圾均应放入黄色垃圾袋内,密闭运送,统一焚烧处理。

3.2.7 每日对物体表面清洁消毒2次,必要时进行空气消毒。物体表面用1000mg/L的含氯消毒剂擦拭。

3.2.8 限制患者的移动及转移出病房,各项检查尽可能安排在一起做,以避免耐药菌等对其他患者和环境的传播。当必须转运患者时,用清洁被单覆盖在患者身上。

3.2.9 探视者在探视期间应穿隔离衣,结束探视后应洗手或使用消毒型擦手剂。

3.2.10 探视者在进入隔离室前应通知在班护士。

4. 血液－体液隔离

4.1 适用的疾病种类:病毒性肝炎(乙型肝炎、丙型肝炎及乙型肝炎表面抗原携带者),艾滋病及其抗体阳性,第一期和第二期梅毒(具有皮肤黏膜病灶者)。

4.2 隔离措施:

4.2.1 可住单间病室,设立红色的隔离标识。

4.2.2 在血液、体液可能污染工作服时,应穿隔离衣。

4.2.3 在接触患者的血液及体液时,应戴手套,并认真洗手或进行手消毒。

4.2.4 小心利器刺伤。

4.2.5 应将污染物品装入有标记的黄色垃圾袋内,并封闭处理。

4.2.6 探视者进入隔离室前应通知在班护士。

七、表单附件

1. 附 件

1.1 常见传染病传染源、传播途径及隔离预防。

1.2 隔离标识。

八、审 核

部 门		核准主管	核准日期
主 办	院感科	科 长:	
		院 长:	

PCI.8 参考文件二:《院内传染病管理制度》

类 别	全院制度-感染控制		编 号	F-1-03
名 称	院内传染病管理制度		生效日期	20××-××-××
制定单位	×××	责任人 ×××	修订日期	20××-××-××
定期更新	每一年	总页码 ×	版 本	第×版

一、目 的

为了预防、控制和消除传染病在医院的发生与流行,保障员工和患者的健康。

二、范 围

适用范围:全院医务人员。

三、定 义

传染病:指由病原微生物和寄生虫感染人体后产生的具有传染性的疾病。

四、权 责

责任科室:院感科。

五、参考文献

1. 法律法规

   《中华人民共和国传染病防治法》,中华人民共和国主席令第17号,2013年6月29日第十二届全国人民代表大会常务委员会第三次会议修正施行。

2. 评鉴条文

   2.1 《JCI医院评审标准》(第5版),COP.3和PCI.8。

   2.2 《三级综合医院评审标准实施细则》(2011年版),第四章"医疗质量安全管理持续质量改进"(十、感染性疾病管理与持续改进)4.10.2、4.10.2.3和4.10.3。

3. 其他参考文献

   《医院隔离技术规范》,WS/T 311-2009,2009年4月1日发布,2009年12月1日起实施。

六、政　策

1. 根据《中华人民共和国传染病防治法》把传染病分甲、乙、丙三类管理。除传染科隔离病房外,医院普通病房原则上不收治传染病患者。

2. 根据"传染病报告管理制度"执行,对于疑似及确诊传染病的患者必须填写传染病报卡,及时经医院内网上报防保科。

3. 住院期间确诊或疑似的传染患者按以下原则处理:

   3.1 主管医生若怀疑患者为传染病患者,应立即采取相应隔离措施,并请感染科医生会诊。

   3.2 专科医院医生会诊后认为需要转院的患者按"转院制度"执行。

   3.3 传染病患者在确诊后至转院前按医院文件《隔离预防分类、适用疾病、隔离措施》执行,及时落实相应的隔离措施。

   3.4 对于不同类型的隔离患者,须报告院感科,并根据院感管理要求在病历中做好不同的隔离标记。院感科及时对隔离措施进行督导。

4. 门诊传染病管理:

   4.1 普通门诊、儿科门诊及急诊应分别设立预检分诊台,对来诊患者开展预检分诊。

   4.2 根据患者的主诉、病史、症状和体征等,对来诊的患者进行传染病的初步评估,若发现传染病患者或疑似传染病患者,应及时引导到相应的隔离诊室诊治,如发热门诊、肠道门诊、肝病门诊和手足口病门诊等。

   4.3 分诊护士应了解传染病的疫情,在传染病流行期间,还应询问患者的旅游史、职业、接触史及群聚史等流行病学史,做好传染性疾病患者的评估记录。

   4.4 对传染病患者及时进行宣教,并采取相应消毒隔离措施。

       4.4.1 对呼吸道隔离患者,在病情容许时佩戴外科口罩。

       4.4.2 对接触隔离的患者,做好手卫生及污染环境的消毒。

> 5. 对于某些特殊时期的特定传染病,根据国家和当地政府相关法律法规及规定执行。
> 6. 院内传染病收住流程:
>   6.1 将肺结核、麻疹及水痘等经空气传播的传染病患者统一收住感染病房,进行单间隔离或收住负压病房。
>   6.2 将各种肝病患者收住感染楼肝病收住区。
>
> 七、审　核

部　门		核准主管	核准日期
主　办	院感科	科　长:	
		院　长:	
协　办	医务部	主　任:	

PCI.8 参考文件三:《免疫功能不全患者管理制度》

	类　别	全院制度-感染控制	编　号	F-1-02
	名　称	免疫功能不全患者管理制度	生效日期	20××-××-××
	制定单位	×××　责任人　×××	修订日期	20××-××-××
	定期更新	每一年　总页码　×	版　本	第×版

> 一、目　的
>
>   采取有效措施,降低免疫功能不全患者在医院被感染的发生概率。
>
> 二、范　围
>
>   适用范围:医院相关科室医务人员在为免疫功能抑制患者服务时必须遵守。
>
> 三、定　义
>
>   免疫功能不全:病患因疾病本身或接受化学治疗,致血球制造过程产生变化,造成嗜中性白血球降低(指绝对嗜中性球计数小于$1500/mm^3$)。
>
> 四、权　责
>
>   责任科室:院感科。

五、参考文献

1. 法律法规

   《中华人民共和国传染病防治法》,中华人民共和国主席令第17号,2013年6月29日第十二届全国人民代表大会常务委员会第三次会议修正施行。

2. 评鉴条文

   2.1 《JCI医院评审标准》(第5版),COP.3和PCI.8。

   2.2 《三级综合医院评审标准实施细则》(2011年版),第四章"医疗质量安全管理持续质量改进"(二十、医院管染管理与持续改进)4.20.3.2。

3. 其他参考文献

   《医院隔离技术规范》,WS/T 311-2009,2009年4月1日发布,2009年12月1日起实施。

六、政　策

1. 根据病情采取病区床边保护性隔离、单间隔离或转至有层流病房条件的医院等方法进行治疗。

   1.1 床边保护性隔离患者(绝对嗜中性球计数为1000~1500/mm³):

   　　1.1.1 接触患者前后先洗手、戴口罩和手套。

   　　1.1.2 收治床边保护性隔离患者的病房内不得收治患感染性疾病的患者,须严格遵循感染控制政策,避免其与传染性疾病或多重耐药菌感染等患者置于同一病室。

   　　1.1.3 患呼吸道感染或皮肤感染等的人员严禁入内。

   　　1.1.4 保持病室环境清洁。

   　　1.1.5 做好患者家属健康和卫生宣教。

   1.2 病区单间隔离患者(绝对嗜中性球计数为500~1000/mm³):

   　　1.2.1 单间隔离,用空气消毒机消毒,每天两次。

   　　1.2.2 医护人员在进入病室时,需穿戴隔离衣、口罩及手套等。

   　　1.2.3 所有进入室内的物品均应清洁消毒处理。

   　　1.2.4 侵入性治疗护理应严格遵循无菌操作要求。

   　　1.2.5 患者在进入病室前,应沐浴更衣,医务人员对其做好卫生和健康宣教。

   　　1.2.6 病室内环境表面须每天常规消毒,保持整洁无污染。

   1.3 将绝对嗜中性球计数小于500/mm³的患者转至有层流病房条件的医院接受治疗。

2. 医护人员必须对免疫功能受抑制患者及其家属进行个人卫生、食物和环境等方面的教育。

3. 预防免疫功能低下患者在住院期间发生一切感染,应避免损伤人体机械性屏障,如:损伤皮肤黏膜屏障;静脉输液或长期留置导管;导管和气管插管;外科手术;气管切开及机械通气;外伤等。

     3.1   尽量减少某些侵入性诊断和治疗方法的使用,包括反复静脉穿刺、放置静脉导管及留置导尿管等。

     3.2   外科手术应在绝对有必要时方进行,手术后应加强护理。

4. 适当增加营养可改善细胞免疫机制。

七、审　核

部　门		核准主管	核准日期
主　办	院感科	科　长:	
		院　长:	
协　办	医务部	主　任:	

PCI.8 参考文件四:《H7N9禽流感院感管理制度》

	类　别	全院制度-感染控制	编　号	F-1-37
	名　称	H7N9禽流感院感管理制度	生效日期	20××-××-××
	制定单位	×××　责任人　×××	修订日期	20××-××-××
	定期更新	每一年　总页码　×	版　本	第×版

一、目　的

为进一步指导医务人员做好人感染H7N9禽流感医院感染预防与控制工作,降低发生人感染H7N9禽流感医院感染的风险,规范医务人员行为。

二、范　围

适用范围:全院医务人员。

三、定　义

1. 临床条件:同时符合以下两项条件。

     1.1   急性呼吸道感染,临床症状可能包括发烧(≥38℃)、咳嗽等。

     1.2   临床、放射线诊断或病理学上显示肺部实质疾病。

2. 检验条件:具有下列任一条件。

     2.1   临床检体培养分离并鉴定出H7N9流感病毒。

     2.2   分子生物学H7N9核酸检测阳性。

     2.3   血清学抗体检测呈现为最近感染。

3. 流行病学条件:在发病前10日内,具有下列任一个条件。

    3.1　曾经与出现症状的极可能或确定的病例有密切接触,包括在无适当防护下为病患提供照护、相处或有呼吸道分泌物、体液的直接接触。

    3.2　曾有在H7N9流感疫情流行地区的旅游史或居住史。

    3.3　曾有禽鸟接触史或至禽鸟类相关场所。

    3.4　在实验室或其他环境,在无适当防护下处理动物或人的检体,而该检体可能含有H7N9流感病毒。

四、权　责

责任科室:院感科。

五、参考文献

1. 法律法规

    1.1　《中华人民共和国传染病防治法》,中华人民共和国主席令第17号,2013年6月29日第十二届全国人民代表大会常务委员会第三次会议修正施行。

    1.2　卫计委《人感染H7N9禽流感医院感染预防与控制技术指南》(2013年版)。

2. 评鉴条文

    2.1　《JCI医院评审标准》(第5版),COP.3和PCI.8.1。

    2.2　《三级综合医院评审标准实施细则》(2011年版),第四章"医疗质量安全管理持续质量改进"(十、感染性疾病管理与持续改进)4.10.2.3、4.10.3、4.10.4和4.10.5。

3. 其他参考文献

原卫生部《医院隔离技术规范》,WS/T 311-2009,2009年4月1日发布,2009年12月1日实施。

六、政　策

1. 尽早报告,明确诊断

门(急)诊应认真做好预检分诊工作,对有发热(≥38℃)尤其针对具有流感样症状的患者应及时分流至发热门诊就诊,晚上急诊应设立专门的隔离诊室,并将发热并且有呼吸道症状的患者引导至隔离诊室就诊,患者离开后执行环境清洁消毒。接诊医生应根据TOCC询问方法,详细询问其流行病学史,尤其有否禽类接触史,并按下述流程上报。

    1.1　门(急)诊等发现有流行病学史的发热患者,若经确认符合H7N9禽流感监测定义条件,则做好有关记录,立即上报防保科,防保科上报分管副院长,分管副院长组织医院专家组会诊后认为属于监测病例的,由防保科上报县疾病预防控制中心,进行流行病学调查。

    1.2　如经县专家组会诊后确定为禽流感疑似病例,防保科应当于2小时内进行网络直报。

2. 人员防护装备

　2.1　门(急)诊预检人员:戴外科口罩。

　2.2　采样人员:戴外科口罩、手套、面罩,视情况着隔离衣。

　2.3　护送人员:戴外科口罩。

　2.4　执行气管内管插管及开放式抽痰:戴N95口罩、手套、护目镜,穿隔离衣。

　2.5　照顾疑似H7N9流感的患者:戴N95口罩、手套、护目镜,穿隔离衣。

　2.6　负压隔离病房的清洁人员:戴N95口罩、手套、护目镜,穿隔离衣。

　2.7　一般环境的清洁人员:戴外科口罩、手套,视情况穿隔离衣。

　2.8　救护车的驾驶员:戴外科口罩。

　2.9　救护车的医生:戴N95口罩、手套、护目镜,穿隔离衣。

3. 患者运送

　3.1　除非有特殊医疗照护需要,否则应尽量避免将患者转送到其他部门。

　3.2　患者必须直接前往运送场所,不可被留置于公共区域。

　3.3　患者因病情需求运送至其他部门检查时,检查排程需安排在最后进行诊疗,以便在各项医疗处置结束后可以有充足的时间进行环境的清洁消毒。

　3.4　如果患者状况允许,应戴上外科口罩,以预防患者的呼吸道分泌物喷溅。护送人员在转送的过程中应戴上N95口罩;若与患者有直接接触,须戴手套和穿隔离衣。若患者无法戴口罩(如因患者年龄或呼吸道系统状态的恶化),应教导患者在咳嗽、打喷嚏时使用卫生纸覆盖口鼻或用其他有效覆盖呼吸道分泌物的方式。

　3.5　患者接触过的物品表面及使用过的推床或轮椅,应当使用1000mg/L含氯消毒剂进行清洁及消毒。

4. 在确定患者为H7N9禽流感疑似病例或确诊病例后,应分别单间隔离,有条件的收住负压病房,转送方式及防护措施请参照F-1-23《新发传染病处置程序》。

七、审　核

部　门		核准主管	核准日期
主　办	院感科	科　长:	
		院　长:	
协　办	医务部	主　任:	

PCI.8.1 参考文件一：《新发传染病处置程序》

类　　别	全院制度-感染控制		编　　号	F-1-23
名　　称	新发传染病处置程序		生效日期	20××-××-××
制定单位	×××	责任人　×××	修订日期	20××-××-××
定期更新	每一年	总页码　　×	版　　本	第×版

一、目　的

为有效应对可能发生的新发传染病大流行,科学、规范、有序地开展新发传染病的医疗救治工作,最大限度地减少对公众健康和生命安全造成的危害。

二、范　围

适用范围:全院医务人员。

三、定　义

新发现的传染病:简称新发传染病,是指以前没有发现、近年来新确定的病原体引起的传染病,也称其为新出现的传染病或新出现的感染病。

四、权　责

责任科室:院感科。

五、参考文献

1. 法律法规
   1.1 《中华人民共和国传染病防治法》,中华人民共和国主席令第17号,2013年6月29日第十二届全国人民代表大会常务委员会第三次会议修正施行。
   1.2 《突发公共卫生事件应急条例》,国务院令第376号,2011年1月8日起实施。
   1.3 《突发公共卫生事件与传染病疫情监测信息报告管理办法》,卫生部令第37号,2006年8月24日修正实施。
   1.4 《急性呼吸道发热患者就诊规定》,原卫生部卫办医发(2004)220号,2004年12月29日起实施。
2. 评鉴条文
   2.1 《JCI医院评审标准》(第5版),COP.3和PCI.8.1。
   2.2 《三级综合医院评审标准实施细则》(2011年版),第四章"医疗质量安全管理持续质量改进"(十、感染性疾病管理与持续改进)4.10.2.3、4.10.3、4.10.4和4.10.5。
3. 其他参考文献
   原卫生部《医院隔离技术规范》,WS/T 311-2009,2009年4月1日发布,2009年12月1日起实施。

六、政　策

1. 尽早报告,明确诊断。

　　1.1　发热门诊如发现有流行病学史的发热患者,经确认符合新发传染病监测定义条件的病例,做好有关记录,立即上报防保科,防保科上报分管副院长,分管副院长组织医院专家组会诊后认为属于监测病例的,由防保科上报县疾病预防控制中心,进行流行病学调查。

　　1.2　如经县专家组会诊后确定为为新发传染病疑似病例的,防保科应当于2小时内进行网络直报。

2. 定点收治,积极抢救,妥善处置。

　　2.1　对患者首先进行单间隔离,有条件时收治感染科负压病房,做好救治的一切准备工作。

　　2.2　病例经县、市专家组会诊确认后,派专门救护车负责转定点医院集中治疗。

　　2.3　诊疗原则及治疗方案:按新发传染病的临床诊断、分类处理原则进行治疗,并根据卫计委动态发布的最新标准不断调整。

　　2.4　严格按照卫计委传染病防控要求,做好人员消毒、空气消毒、物品消毒,做好患者污染物的消毒处理,注意环境卫生和医务人员的个人防护。对病死的尸体严格按照生物安全要求处理,并严格做好终末消毒,尸体就近火化。

　　2.5　病房腾空计划:如出现集中暴发疫情需住院治疗,首先考虑腾空感染科负压病房进行救治,将负压病房原有隔离患者转至其他病区单间隔离。

3. 就诊处置流程。

　　3.1　预检分诊

　　　　3.1.1　发热、咳嗽患者至门诊(或急诊)预检分诊处就诊,经询问旅游史、职业、接触史及群聚史(TOCC)等流行病学史,怀疑新发传染病者,测体温后予戴外科口罩。

　　　　3.1.2　打电话通知发热门诊,并与发热门诊护士就患者情况进行交接。

　　　　3.1.3　通知保安疏散人员,由救护车护送患者至发热门诊(保安戴N95口罩;司机穿防水隔离衣,戴N95口罩、眼罩、发帽及一次性手套)。

　　　　3.1.3　通知保洁人员用含氯消毒液1000mg/L擦拭消毒患者接触的环境(保洁人员穿防水隔离衣,戴N95口罩、眼罩、发帽、一次性手套和橡胶手套)。

　　3.2　发热门诊

　　　　3.2.1　分诊护士接到电话后马上与隔离病房联系,并穿戴防护用品(穿防水隔离衣,戴N95口罩、眼罩、发帽及一次性手套),准备好轮椅在发热门诊门口等候接患者。

  3.2.2 保安人员戴 N95 口罩疏散人员并开启发热患者专用电梯,护士按红色地标护送患者直达 4 楼,出电梯按地标至隔离病房。

 3.3 病患安置

  3.3.1 经医生诊断为疑似或确定病例的,应立即送往负压隔离病房隔离,以降低传播给他人的风险。

  3.3.2 负压病房护士穿戴好防护用品后将患者安置在负压病房,监测其生命体征,向主管医生报告,再做检查。

  3.3.3 负压隔离病室换气率≥每小时 12 次,前室需有专属洗手设备(需为自动式的洗手台),病室内需有卫浴设备。

  3.3.4 前室的两道门必须随时保持关闭,不可同时开启。

  3.3.5 疑似和确定病例应该被分别集中安置。

  3.3.6 进入隔离房间的人数应被限制在能为病患提供照护的最小数目。

  3.3.7 在隔离室出入口放置记录本,所有进出工作人员及访客应填写必要资料,以备将来追踪接触者时能具备必要讯息。

 3.4 家属及访客建议

  3.4.1 病患的家属可能有共同的暴露源以及生活环境,因此在其进入医院前应先筛检是否有呼吸道症状,若有症状须视为疑似病例进行评估。

  3.4.2 限制访客人数,未经许可不可进入。

  3.4.3 应教导进入病室的访客如何正确使用个人防护装备与执行手部卫生,并要求访客依建议穿着各项个人防护装备后才能进入病室。

  3.4.4 应留存所有访客记录,包括姓名、电话及住址。

 3.5 工作人员防护措施

  3.5.1 接触疑似或确诊病例应采取标准防护措施。

  3.5.2 所有工作人员进入隔离病室时均应穿戴个人防护装备。

  3.5.3 进入隔离病室前

   3.5.3.1 备妥所需用物,包括 N95 口罩、手套、隔离衣、发帽、护目镜或面罩。

   3.5.3.2 防护装备(PPE)穿戴流程:洗手→穿隔离衣→戴 N95 口罩→戴发帽→戴护目镜或面罩→戴手套→进入前室并关门。

   3.5.3.3 出隔离病室:前室脱护目镜或面罩→脱发帽→脱隔离衣→摘手套→洗手→摘 N95 口罩。

  3.5.4 检查或治疗过程如需抽痰,一律使用一次性、密闭式的抽痰系统。

 3.6 照护设备、装置及器械处理

  3.6.1 各种医疗器材应尽可能使用一次性器材。

  3.6.2 医疗设备、装置及器械应单独使用。

3.6.3 污染的设备、装置及器械应先清洁消毒后放置于适当的袋子或容器内才可移出病室。

3.6.4 可重复使用的物品未妥善处理前不得给其他病患使用，应在清洁与消毒或灭菌后才可使用。

3.6.5 不可重复使用的物品在使用后立即丢弃并依感染性废弃物处理。

3.7 被服布单类处理

3.7.1 在隔离病室直接将被污染的被单放入高感染性红色污衣袋内。

3.7.2 预防污衣袋在储放于污衣室或运送时打开或破裂。

3.7.3 在卷绕或折叠受污染被单时，最脏的部分应置于捆绑的中心。

3.7.4 在处理受污染的被单及衣物时，不可以抖动或做其他可能造成环境污染或再飞沫化的动作。

3.8 环境清洁及消毒

3.8.1 在消毒前，必须先清洁。

3.8.2 病室环境每日以1000mg/L含氯消毒剂擦拭消毒，清洁范围包括地板、任何病患接触的表面。

3.8.3 病患经常接触的范围要加强清洁及消毒，例如医疗用具、床栏、床旁桌、电视遥控器、叫人铃按钮、门把、洗脸台及呼吸器表面等。

3.8.4 病室中若沾有血液、体液和分泌物，则以1000mg/L含氯消毒剂擦拭消毒。

3.8.5 将病患转移病室或单位后，应先用1000mg/L含氯消毒剂擦拭消毒环境，再启动负压换气系统，直至99.97%散播于空气中的粒子被移除（所需的时间依每小时的换气速率不同而有所不同）。

3.8.6 清消用具使用后要清洁消毒并干燥，拖把抹布每日消毒清洗并晾干后才能再次使用。

3.9 废弃物处理

3.9.1 隔离病房所产生的废弃物应被视为感染性废弃物，依照医疗废弃物分类及处理原则办理。

3.9.2 废弃物运送过程应避免袋子或容器溢出或渗漏。

3.9.3 将液态废弃物（如尿液或粪便）直接冲入污水处理系统即可。

3.9.4 应小心处理病患排泄物及避免喷溅，在清除排泄物时应盖上盖子。

3.10 医务人员培训

在新发传染病流行期间，应组织相关医务人员培训，使他们熟练掌握防护用品穿戴及消毒隔离技术，以保证医务人员能严格按照国家和当地政府相关法律法规及规定执行。尤其是发热门诊及隔离病房医护人员，必须经培训后才能上岗。

3.11 物资储备
根据疫情,应配备充足的防护用品,包括外科口罩、防护口罩、隔离衣、防护服、眼罩、面罩、帽子及手套等。

七、审 核

部　门		核准主管	核准日期
主 办	院感科	科 长:	
		院 长:	
协 办	医务部	主 任:	

PCI.8.1 参考文件二:《医院负压隔离病房的管理》

类　别	全院制度-感染控制		编　号	F-1-31
名　称	医院负压隔离病房的管理		生效日期	20××-××-××
制定单位	×××	责任人 ×××	修订日期	20××-××-××
定期更新	每一年	总页码 ×	版　本	第×版

一、目 的

有效管理负压隔离病房,防止疾病传播,保证病患及医务人员的安全。

二、范 围

适用范围:负压隔离病房。

三、定 义

负压隔离病房:通过净化空调系统,使病房内空气的静压低于病房外相邻环境的静压,并采取定向气流和缓冲间等措施,防止病原微生物向外扩散。

四、权 责

由院感科负责制定。

五、参考文献

1. 评鉴条文
《JCI医院评审标准》(第5版),PCI.8.1。

2. 其他参考文献

    2.1 《医院洁净手术部建筑技术规范》GB 50333-2002,2002年11月26日起实施。

    2.2 《高效空气过滤器性能实验方法》GB/T 6165-2008,2009年6月1日起实施。

    2.3 《医院感染性疾病科室内空气卫生质量要求》DB 11409-2007,2007年3月15日起实施。

六、政 策

1. 环境控制要求

    1.1 在患者入住负压隔离病房前,需先确认负压隔离病房设备一切正常,才可以收住患者。

    1.2 在患者入住负压隔离病房后,需依照规范每班监测缓冲间与病室压力,每天确认设备正常。当发现负压值有异常时,需采取紧急防范措施,立即联系维修人员前来处理。

    1.3 出入负压隔离病房的人员须依规范穿着防护装备,以避免感染并保护自己。

    1.4 人员物流必须实行单向流程,避免交叉污染。

    1.5 缓冲区门应保持关闭状态,并注意两门不应同时打开。为确保负压通气,抽风口处勿使用物品遮蔽。

    1.6 患者所需物品应通过传递窗传递,传递窗两门也不应同时打开。各区间都应遵守随手关门的规定,防止病原微生物向外扩散。

    1.7 净化空调系统应24小时运行,夜间风量可设在低档。

    1.8 负压隔离病房换气次数应达到每小时12次以上。

    1.9 负压病房的设备应有专人负责维护和保养(由动力科执行)。

        1.9.1 每月更换回风口滤网,避免气溶胶产生。每年度更换排风机组的高效过滤网(HEPA)。

        1.9.2 动力科人员在更换滤网时,需穿着隔离衣、帽子、N95口罩、手套及护目镜进行滤网更换作业。

        1.9.3 在更换滤网时,应先使用感染性废弃物垃圾袋将其包裹,避免扩散。

        1.9.4 更换完成后,应由保洁人员进行病室清洁。

2. 人员控制要求

    2.1 负压隔离病房应专门收住经空气传播疾病的患者,如肺结核、麻疹及水痘等。

    2.2 严格掌握收住及出院指征。若确认为空气传播疾病,应及时收住入院;经治疗证实已无传染性或符合国家规定的出院指征,才能安排出院。

        2.2.1 肺结核患者入住及转出负压隔离病房的指征:

           a 收住标准:急、危、重肺结核患者,有严重并发症、合并症、药物毒副反应和耐多药等肺结核患者;痰菌阳性开放性肺结核要求住院治疗者。

       b   对胸部 X 线或 CT 检查有空洞,但痰涂片检验结果为阴性的疑似结核病患者应召集院内专家会诊,确认为肺结核者才收住院。

       c   出院标准:咳嗽、咳痰减轻,咯血停止;发热消退;肺部啰音减少;胸部影像提示病灶不同程度吸收;无严重抗结核治疗副反应发生;因各种原因患者需回家隔离治疗者。应对其患者及家属进行宣传教育,并在出院记录中告知:如在传染期,患者尽量减少外出;必须外出或与健康人密切接触时,应当戴外科口罩等。

  2.3 正确安置患者:同一个缓冲间的相邻两个病房只能收住同一病种的患者。

  2.4 严格控制探视,对于病情危重等确需探视者,应在医务人员指导下,严格按照要求穿戴好各种防护用品,才能入室探视。

  2.5 患者在病情许可的情况下,可戴外科口罩,原则上患者的活动应限制在病房内,病房通向患者通道的门应保持关闭状态(门控管理),只有当患者入住、出院或紧急情况时,才作为通道进出使用。

  2.6 隔离患者需接受 X 线、B 超等检查时,应在床边进行,进出负压病房的所有人员必须穿戴好防护用品才能进入,以避免感染,并保护自己。接触患者后的 X 线及 B 超等被污染的机器,必须用1000mg/L 的含氯消毒剂擦拭后才能给其他患者使用。防护的铅衣用卫生消毒湿巾或其他中性消毒剂消毒擦拭。

3. 医务人员防护与消毒管理

  3.1 有净化空调的隔离病房内不应再设房间净化、消毒装置。

  3.2 对病区各环境中的物体表面,每天应进行常规消毒,可根据污染程度,采用 500～1000mg/L 浓度的含氯消毒剂擦拭。保洁用具必须严格分区使用。在患者出院或死亡后,必须严格进行终末消毒处理。

  3.3 在负压病房工作的员工必须经专业培训,熟练掌握专业防控技术才能上岗。

  3.4 医务人员在进入病房前,必须在缓冲区内正确穿戴必要的防护用品(如防护口罩),必要时戴手套、眼罩和穿隔离衣(或防护服)等。

  3.5 在隔离病房内均设感染性垃圾袋及有盖垃圾桶,应将污染物(如痰液)直接弃于冲水式马桶或用卫生纸包覆丢弃于有盖垃圾桶内,勿暴露于空气中。传染病患者的所有垃圾应作医疗垃圾处理,并采取双袋密闭包装运送。

七、表单附件

呼吸道隔离病区负压病房压力值及设备记录单。

八、审 核

部　门		核准主管	核准日期
主　办	院感科	科　长:	
		院　长:	

标准　PCI.9

标准　PCI.9　在需要时,可以获得并正确使用手套、面罩、护目用具、其他防护装备、肥皂和消毒剂。

标准解读　手部卫生用品(如洗手液)、隔离技术(如使用个人防护设备)和消毒剂是正确进行感染预防和控制的基本工具。因此,这些设备需提供给可能会用到这些工具的任何治疗场所。医院应确定需要使用个人防护装备(如面罩、护目用具、隔离衣或手套)的情况,并提供如何正确使用的相关培训,应将肥皂、消毒剂、毛巾或其他干燥剂放在洗手台和手部消毒所需的地方,并就如何正确进行手部清洁、手部消毒和表面消毒以及正确使用个人防护设备,对医务人员进行培训。

参考文件:《职业防护及防护用品穿戴规程》

	类　　别	全院制度-感染控制	编　　号	F-1-10
	名　　称	职业防护及防护用品穿戴规程	生效日期	20××-××-××
	制定单位	×××	责任人	×××	修订日期	20××-××-××
	定期更新	每一年	总页码	×	版　本	第×版

一、目　的

在医院范围内,减少血液、体液和其他途径传播的危险,防止医务人员、探视者和患者暴露于可能具有传染性的物质之中,有效预防和控制医务人员因职业暴露而引发的各种感染性疾病,防止医务人员将感染传播给患者、探访者和其他的工作人员。

二、范　围

适用范围:全院员工,包括外包人员和实习进修生。

三、定 义

标准预防:认定患者的血液、体液、分泌物及排泄物均具有传染性,须进行隔离,不论是否有明显的血迹污染或是否接触非完整的皮肤与黏膜,接触上述物质者,必须采取防护措施。其基本特点如下:

(1) 既要防止血源性疾病的传播,也要防止非血源性疾病的传播。

(2) 强调双向防护,既防止疾病从患者传至医务人员,又防止疾病从医务人员传至患者。

(3) 根据疾病的主要传播途径,采取相应的隔离措施,包括接触隔离、空气隔离、飞沫隔离和血液体液隔离。

特殊预防:基于传播方式的隔离,对于确诊或可疑的传染病患者,在标准预防的基础上,采取附加预防。根据病原体传播途径不同,采取相应的隔离措施,主要有空气隔离、飞沫隔离、接触隔离和血液体液隔离。

职业暴露:医务人员在从事医疗、护理及相关工作的过程中,意外被病毒感染者或者患者的血液、体液污染了皮肤或者黏膜,或者被含有病毒的血液、体液污染了的针头及其他锐器刺破皮肤,有可能被病毒感染的情况。

四、权 责

责任科室:院感科。

五、参考文献

1. 评鉴条文

1.1 《JCI医院评审标准》(第5版),PCI.8和PCI.9。

1.2 《三级综合医院评审标准实施细则》(2011年版),第四章"医疗质量安全管理持续质量改进"(十、感染性疾病管理与持续改进)4.20.3.1。

1.3 《三级综合医院评审标准实施细则》(2011版),第四章"医疗质量安全管理持续质量改进"(二十、医院感染管理与持续改进)4.20.1.2、4.20.7.2。

2. 其他参考文献

原卫生部《医院隔离技术规范》,WS/T 311-2009,2009年4月1日发布,2009年12月1日起实施。

六、政 策

1. 标准预防

适用于所有患者和医务人员。其主要措施有:

1.1 接触感染物品后立即洗手或进行手消毒。

1.2 尽可能应用不接触技术。

1.3 在接触血液、体液、分泌物、排泄物黏膜和污染物品时,戴手套;必要时,使用其他个人防护用品。

1.4 脱手套后立即洗手。

1.5 在处理所有尖锐物品时,应特别小心,预防锐器划伤。

1.6 立即处理被患者血液、分泌物、排泄物等污染的环境、物品,保持环境清洁。

1.7 正确处置患者使用后的设备和污染的布类。

1.8 保证废弃物(尤其是医疗废物)的正确处置。

1.9 保护性着装包括隔离衣(应是易于清洗的材料,必要时使用防水围裙保护)、手套、口罩及帽子等。

2. 特殊预防

对某些可能具有传染性的患者,除采取标准预防措施外,还需要采取特殊预防措施。

2.1 医生开出/停止特殊预防的医嘱。

2.2 如果护士认为有隔离的需要,则应先采取隔离措施,并在24小时内通知医生开医嘱。

2.3 建立隔离标志。黄色代表空气传播的隔离,粉色代表飞沫传播的隔离,蓝色代表接触传播的隔离,红色代表血液、体液传播的隔离,应在病历夹上、床尾或隔离室门上放置上述相应标志。

2.4 涉及可能具有传染性物质的所有操作都应尽可能减少这些物质的撒落、飞溅或小飞沫的形成。

2.5 应该将血液或其他有可能传染的物质放置于内衬黄色垃圾袋的容器中,并防止在收集、处理、加工、储藏和运送过程中发生泄漏。

2.6 所有仪器和工作台表面应定期清洁和消毒。在接触血液或其他可能传染的物质后,应立即用1000～2000mg/L的含氯消毒剂擦拭消毒。

2.7 在进行治疗护理时,要避免被针头等利器刺伤。使用后的针头等利器不能回收或毁形,应直接放置于耐刺的利器盒中。

2.8 在有传染可能的物质溢出时,应通知保洁人员消毒处理。

2.9 部门负责人应确保:

2.9.1 洗手装置设在员工易于找到的地方;如果没有水池,可提供消毒型擦手剂。

2.9.2 员工在脱去手套或其他个人防护用具时,应立刻洗手,在接触患者前后也必须洗手。

2.9.3 在处理和运输被血液、体液、分泌物、排泄物污染的被服、衣物时,员工应使用合适的个人防护用具,防止皮肤、黏膜暴露和污染周围环境。

2.9.4 在有可能暴露于传染性物质的工作场所,不能进食食物及饮料,不能化妆,不能取下或戴上隐形眼镜等。

2.9.5 在传染性物质可能出现的地方,不能搁置食物和饮料。

2.9.6 所有可能接触传染性物质的员工,至少每年接受一次感染控制方面的培训。

2.9.7 管理人员应确保员工遵守本制度及标准预防和特殊预防的附属特殊细节规定。

2.9.8 当患者被隔离预防时,要通知院内感染科(电话为内线××××)。

2.9.9 做好保洁员工、陪护人员的宣教和指导,使员工和家属一样实施明确的隔离措施。

2.10 对所有接触可能具有传染性物质的人员都应实施标准预防,正确使用由医院提供的个人防护用具。科室应根据本部门需求,配置必要的防护用品,并设立清单。

3. 防护用品的正确穿戴

隔离防护用品包括一次性口罩、帽子、手套、鞋套、隔离衣及护目镜等防护用品及快速手消毒液等用品;应有洗手或手消毒设备和卫浴设备。

3.1 手套的正确使用

应根据不同操作的需要,选择合适种类和规格的手套。

3.1.1 戴手套的指征:

a 在接触患者的血液、体液、分泌物、排泄物、呕吐物及污染物品时,应戴清洁手套。

b 在进行手术等无菌操作、接触患者破损皮肤及黏膜时,应戴无菌手套。

3.1.2 戴无菌手套的方法:

a 打开手套包,一手掀起口袋的开口处。

b 另一手捏住手套翻折部分。

c 掀起另一个袋口,以戴着翻边内面,将手套戴好,然后将手套的翻转处套在工作衣袖外面。

3.1.3 脱手套的方法:

a 带着手套的手捏住另一只手套污染面的边缘将手套脱下。

b 带着手套的手握住脱下的手套,用脱下手套的手捏住另一只手套清洁面(内面)的边缘,将手套脱下并包裹另一只手套。

c 用手捏住手套的里面将手套丢至医疗废物容器内。

d 立即洗手。

3.1.4 手套使用的注意事项:

a 在诊疗护理不同的患者之间应更换手套。

b 操作完成后脱去手套,应按规定程序与方法洗手。戴手套不能替代洗手,必要时进行手消毒。

c 操作时如发现手套破损,应及时更换。

d 戴无菌手套时,应防止手套污染。

e 一次性手套应一次性使用。

f 在脱除和丢弃手套时,避免手和其他表面污染。

g 戴着污染手套不能接触所有物体的表面,如开门、按电梯按钮等。

3.2 口罩的正确使用

采用一次性外科口罩、N95口罩等,根据具体情况确定。

3.2.1 普通医用口罩:适用于一般的诊疗活动,包括门(急)诊。

3.2.2 医用外科口罩:适用于有创操作中阻止血液、体液和飞溅物的防护,以及经飞沫传播的呼吸道传染病的防护。

    a 适用于诊疗护理手术或护理免疫功能低下患者,进行体腔穿刺、气管切开、气管插管、吸痰等。

    b 适用于需飞沫隔离的情况,如百日咳、白喉、流行性感冒、病毒性腮腺炎及流脑等。

3.2.3 医用防护口罩(N95口罩):适用于空气传播的呼吸道传染病,包括SARS、肺结核、麻疹及水痘等。

3.2.4 注意事项:

    a 均为一次性使用;一般应4小时更换一次。

    b 口罩须完全覆盖口、鼻,与面部严密吻合。

    c 当口罩潮湿、闻及异味、难以呼吸、有污染及破损时,须立即更换。

    d 口罩在使用后,按感染性废物处理。

    e 接触或摘下口罩前后应洗手。

    f 在完成操作,洗手或手消毒后,及时摘下口罩。

    g 如同时戴了口罩和穿了隔离衣,应采用如下步骤:洗手→脱去隔离衣→洗手→摘口罩→将用后的口罩丢弃在隔离单位内黄色胶袋内→洗手(离开房间前)。

    h 应根据不同的操作要求选用不同种类的口罩。在一般诊疗活动中,可戴普通一次性口罩或外科口罩;在进行手术室工作、护理免疫功能低下患者或体腔穿刺等操作时,应戴外科口罩;接触经空气传播或近距离接触经飞沫传播的呼吸道传染病患者时,应戴医用防护口罩。

3.2.3 外科口罩的佩戴方法:

    a 将有色的一面向外佩戴。

    b 将口罩罩住鼻、口及下巴,口罩下方带系于颈后,上方带系于头顶中部。将双手指尖放在鼻夹上,从中间位置开始,用手指向内按压,并逐步向两侧移动,根据鼻梁形状塑造鼻夹。调整系带的松紧度。

3.2.4 医用防护口罩的佩戴方法:

    a 一手托住防护口罩,有鼻夹的一面向外。

    b 将防护口罩罩住鼻、口及下巴,鼻夹部位向上紧贴面部。

    c 用另一只手将下方系带拉过头顶,放在颈后双耳下。

    d 再将上方系带拉至头顶中部。

    e 将双手指尖放在金属鼻夹上,从中间位置开始,用手指向内按鼻夹,并分别向两侧移动和按压,根据鼻梁的形状塑造鼻夹。

3.2.5 注意事项:

    a 不应一只手提鼻夹。

   b 医用外科口罩只供一次性使用。

   c 口罩在潮湿后或受到患者血液、体液污染后,应及时更换。

   d 在每次佩戴医用防护口罩进入工作区域之前,应进行密合性检查。检查方法:将双手完全盖住防护口罩,快速地呼气,若鼻夹附近有漏气,则应调整鼻夹;若漏气位于四周,则应调整到不漏气为止。

  3.2.6 摘口罩的方法:

   a 不要接触口罩前面(污染面)。

   b 先解开下面的系带,再解开上面的系带。

   c 用手捏住口罩的系带,将口罩丢至医疗废物容器内。

 3.3 护目镜、防护面罩:

  3.3.1 下列情况应使用护目镜或防护面罩:

   a 在进行诊疗、护理操作,可能发生患者血液、体液及分泌物等喷溅时。

   b 在近距离接触经飞沫传播的传染病患者时。

   c 为呼吸道传染病患者进行气管切开、气管插管等近距离操作,可能发生患者血液、体液及分泌物喷溅时,应使用全面型防护面罩。

  3.3.2 戴护目镜或防护面罩的方法:

   a 戴上护目镜或防护面罩,调节舒适度。

   b 捏住靠近头部或耳朵的一边摘掉,放入回收容器或医疗废物容器内。

   c 在佩戴前,应检查有无破损,佩戴装置有无松懈。

   d 每次使用后应清洁与消毒。

 3.4 隔离衣:

  3.4.1 在下列情况,应穿隔离衣:

   a 接触经接触传播的感染性疾病患者(如传染病患者、多重耐药菌患者等)时。

   b 在为保护性隔离患者实行诊疗、护理时。

   c 在可能受到患者血液、体液、分泌物及排泄物喷溅时。

  3.4.2 穿隔离衣的方法:

   a 右手提衣领,左手伸入袖内,右手将衣领向上拉,露出左手。

   b 换左手持衣领,右手伸入袖内,露出右手,勿触及内部。

   c 两手持衣领,由领子中央顺着边缘向后系好颈带。

   d 再扎好袖口。

   e 将隔离衣一边(约在腰下5厘米)处渐向前拉,见到边缘捏住。

   f 同样方法捏住另一侧边缘。

   g 双手在背后将衣边对齐。

    h 向一侧折叠,一手按住折叠处,另一手将腰带拉至背后折叠处。

    i 将腰带在背后交叉,回到前面将带子系好。

  3.4.3 脱隔离衣的方法:

    a 解开腰带,在前面打一活结。

    b 解开袖带,塞入袖拌内,充分暴露双手,进行手消毒。

    c 解开颈后带子。

    d 右手伸入左手腕部袖内,拉下袖子过指。

    e 用遮盖着的左手握住右手隔离衣袖子的外面,拉下右侧袖子。

    f 双手转换逐渐从袖管中退出,脱下隔离衣。

    g 左手握住领子,右手将隔离衣两边对齐,污染面向外悬挂于污染区;如果悬挂于污染区外,则污染面向里。

    h 不再使用时,将脱下的隔离衣污染面向内,卷成包裹状,丢至医疗废物容器内或放入回收袋中。

  3.4.4 注意事项:

    a 隔离衣应每天更换、清洗与消毒,遇污染随时消毒。

    b 隔离衣应完全覆盖工作服及膝关节处。

    c 在使用后,隔离衣的正面及背面腰部和肘部以下应被视为污染面。

    d 脱下时,应将污染面包于内面。

3.5 穿脱隔离衣、手套,戴口罩的步骤:

  穿戴步骤:洗手→戴口罩→穿隔离衣→系好颈后带子及腰带→戴手套。

  脱下步骤:解开腰带→脱手套→洗手→解开颈后带子→脱隔离衣→将污染面包于内面→洗手→脱口罩→洗手。

3.6 防护服:

  3.6.1 在下列情况下,医务人员应穿防护服:

    a 在接触甲类传染病或按甲类传染病管理的传染病患者时。

    b 在接触经空气或飞沫传播的传染病患者,可能受到血液、体液、分泌物、排泄物喷溅时。

  3.6.2 穿脱防护服的方法:

    a 对于分体或联体防护服,应遵循先穿下衣,再穿上衣,然后戴好帽子,最后上拉链的顺序。

    b 在脱分体防护服时,应先将拉链拉开,向上提拉帽子,使帽子脱离头部;脱袖子、上衣,将污染面向里放入黄色胶袋;脱下衣,由上向下,边脱边卷,污染面向里,脱下后放入黄色胶袋。在脱联体防护服时,先将拉链拉到底,向上提拉帽子使帽子脱离头部,袖子由上向下边脱边卷,污染面向里直至脱下后放入黄色胶袋中。

3.6.3 注意事项：

    a 防护服只限于在规定区域穿脱。

    b 穿前检查防护服有无破损。

    c 穿防护服时,勿使衣袖触及面部及衣领。

    d 若发现防护服有渗漏及破损,应及时更换;脱下时,应注意避免污染。

3.7 鞋套：

应具有良好的防水性能,并一次性使用。

3.7.1 从潜在污染区进入污染区时,应穿鞋套。

3.7.2 应在进入规定区域时穿鞋套,离开该区域时应及时脱掉鞋套。

3.7.3 若发现鞋套有破损,应及时更换。

3.8 防水围裙的使用：

3.8.1 防水围裙可分为重复使用的围裙和一次性使用的围裙。

3.8.2 在可能受到患者的血液、体液、分泌物及其他污染物质喷溅、进行重复使用医疗器械清洗时,应穿防水围裙。

3.8.3 对于重复使用的围裙,应在每班使用后及时清洗消毒。遇有破损或渗透时,应及时更换。

3.8.4 一次性使用围裙应一次性使用,若受到明显污染,应及时更换。

3.9 帽子：

3.9.1 在进入污染区和洁净环境前、进行无菌操作等时,应戴帽子。

3.9.2 在被患者血液、体液污染时,应立即更换。

3.9.3 一次性帽子应一次性使用。

3.9.4 在操作结束或离开特殊环境时,应及时摘除帽子。

4. 手卫生管理制度

配备洗手液、擦手纸、手消毒剂、感应或肘式水龙头,并有正确洗手的教育培训。

七、流　程

1. 外科口罩佩戴方法。

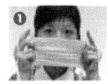 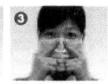 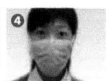

将口罩戴上,金属软条应该向上。

头带分别绑于头顶后及颈后。

将金属软条向内按压至该部分,压成鼻梁形状。

完成时,口罩必须覆盖至下巴,紧贴面部。

2. 穿隔离衣的方法。

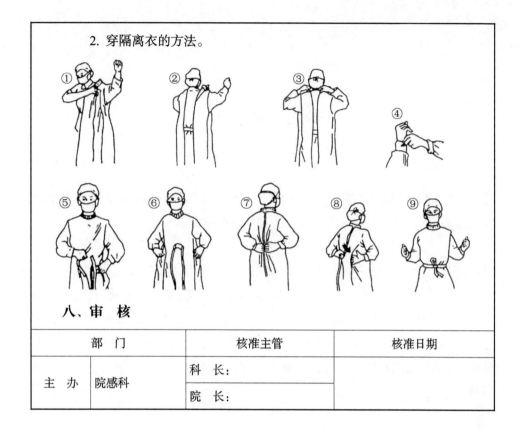

八、审　核

部　门		核准主管	核准日期
主　办	院感科	科　长:	
		院　长:	

标准　PCI.11

标准　PCI.11　医院应在医务人员、医生、患者、家属和其他看护人员涉及的医疗服务需要时,为其提供有关感染预防和控制的培训。

标准解读　医院必须在医务人员进入医院工作开始,定期为其提供相关培训。培训项目涉及医疗专业人员、临床和非临床支持人员、患者及家属,甚至还应包括商贩和其他探视者。应鼓励患者和家属参与到医院感染预防和控制实践的实施和使用中。新员工入职培训应定期更新,至少在医院感染预防和控制项目的政策、程序及实践发生变化时进行更新。该培训还包括传达衡量活动的结果和趋势。

参考文件:《医院感染培训制度》

	类　别	全院制度-感染控制	编　号	F-1-04
	名　称	医院感染培训制度	生效日期	20××-××-××
	制定单位　×××	责任人　×××	修订日期	20××-××-××
	定期更新　每一年	总页码　　×	版　本	第×版

一、目　的

通过对全院员工及相关人员的培训,把医院感染预防和控制工作始终贯穿于医疗活动中,从而提高全体员工对医院感染的防范意识,增强其责任心,并通过全院员工尤其是医生、护士对患者、陪护和探视者等进行有效的卫生宣教,使之共同参与,减少医院感染的发生,提高医疗护理质量。

二、范　围

适用范围:医生、护士、药师、行政管理人员、保洁人员、患者、家属及外包人员等。

三、定　义

无。

四、权　责

责任科室:院感科。

五、参考文献

1. 法律法规

《医院感染管理办法》,原卫生部令48号,2006年9月1日起施行。

2. 评鉴条文

2.1　《JCI医院评审标准》(第5版),PCI.11。

2.2　《三级综合医院评审标准实施细则》(2011年版),第四章"医疗质量持续改进"(二十、医院感染管理与持续改进)4.20.2。

六、政　策

1. 每年度制订切实可行的培训计划,不断完善培训制度及培训档案,为住院医生组织关于医院感染方面的专题讲座。

2. 培训形式

培训形式包括岗前培训和在职培训,可采用举办专题讲座、知识问答、学习班、医院感染控制简讯及网络公告等形式。

2.1　岗前培训:院感科负责医院感染知识的培训工作;新入职员工由人事部统一组织(入职1个月内),进修生、实习生由医务部、科教科、护理部分别安排。

2.2　在职培训:由院感科制订培训计划。

3. 培训内容

培训内容包括相关法律法规、工作规范和标准(含新的政策、流程等)、专业技术知识培训、监测中得出的结果及员工怎样对医院感染的发展趋势做出相关的反应。当医院感染预防及控制项目的政策、规程或实际运作有变化时,对员工进行培训,且培训内容及时更新。

4. 各级人员培训教育的侧重点

4.1　医生(本院医生、进修医生、实习生等)。

4.1.1　在达到相应学时后,方能上岗。培训记录作为职称晋升的参考。

4.1.2　重点掌握无菌技术操作规程、医院感染诊断标准、抗菌药物的合理应用、消毒药械的正确使用、医院感染的流行病学、医院感染的预防与控制方法、职业卫生安全防护、医务人员手卫生及隔离技术等知识。

4.1.3　落实医院感染的规程、政策指引,并能运用于医院感染的预防和控制中。

4.2 护士(本院护士、进修护士、实习生等)。

4.2.1 在达到相应学时后,方能上岗。培训记录作为职称晋升的参考。

4.2.2 重点掌握医院感染诊断标准,医院感染的流行病学,医院感染与护理管理,职业卫生安全防护,医务人员手卫生,隔离技术,消毒与灭菌技术,各种消毒、灭菌剂的正确应用,医院环境卫生学监测标准,空气、物体表面、手的采样方法,标本的采集(留取、运送)等知识。

4.3 工勤人员(清洁员、被服收集员、废物收集员、护工、月嫂、配餐员、食堂人员及工程设备维修人员等)。

4.3.1 由于其工作范围广、流动性大、基本医学常识缺乏,且其直接为患者提供服务,尤其清洁员、被服收集员、废物收集员、护工、月嫂接触被污染的器具、衣物、排泄物、医疗废物等的机会较多,是医院内交叉感染的媒介,易造成医院感染。

4.3.2 传染病的预防知识,建立无菌观念,重点掌握基础卫生知识、掌握清洁与污染的区别,简单消毒、隔离方法,洗手的意义和方法,医疗废物的分类管理等。在达到相应学时后,方能上岗。

4.4 采用宣传栏、入院须知、现场示教等方式,对患者、陪护、探视家属及其他来访者进行预防和控制医院感染的宣传教育,增强清洁、卫生观念(尤其是手卫生),并鼓励其参与执行医院感染控制制度、消毒隔离制度、探视及陪护制度,规范其在医院的行为。

4.5 医院感染管理专职人员。

4.5.1 在上岗前,接受医院感染专业课程培训并取得上岗资格。

4.5.2 不断接受当前医院感染学发展动态培训,掌握微生物学、临床医学、诊断学、药理学、消毒学、护理学、医院感染管理学以及合理使用抗生素、消毒隔离和预防医学等方面的知识,科内定期组织学习;定期参加国家、省、市、区组织的医院感染预防和控制学习班,不断更新专业知识,制定正确的消毒隔离制度和职业卫生安全防护制度等。

4.5.3 学习相关法律法规,增强法制观念,不断提高科学管理的水平,调动全院员工的积极性,将医院感染预防和控制的意识贯穿到临床工作的每一个环节中。

5. 培训时间

5.1 新上岗人员、进修人员、实习生:岗前培训时间≥3小时/年。

5.2 在职医务人员:培训时间≥6小时/年。

5.3 医院感染管理专职人员:培训时间≥15小时/年(必须是医学会组织或省、市质控中心举办的专业继续教育)。

5.4 行政人员、后勤人员、外包商:培训时间≥2小时/年。

5.5 患者及家属:发放手部卫生及咳嗽礼仪、相关感染预防宣教手册。

七、表单附件

2016年医院感染课程内容规划及时程安排。

八、审　核

部　门		核准主管	核准日期
主　办	院感科	科　长：	
		院　长：	
协　办	科教科	主　任：	

第十三章 治理、领导及管理(GLD)

治理、领导及管理(GLD)文件

标 准		英文 (是/否)	文件名称
GLD.1	治理结构和职权在规章制度、政策和程序或类似文件中均有描述	是	医院治理机构职责及授权管理原则
GLD.1.1	治理机构的运营职责和责任在书面文件中有相关描述	否	
GLD.1.2	治理机构批准医院质量和患者安全计划,定期接收质量与患者安全报告并采取措施	否	
GLD.2	院长负责医院的运营和监督适用法律法规的合规性		院长岗位说明书
GLD.3.1	医院领导应满足患者需求所需的临床服务类型,并做出相应规划	否	医院工作计划
GLD.3.2	医院领导应确保在医院内部实现有效的沟通	否	医院内部沟通制度
GLD.6	医院领导负责审查、选择和监测临床或非临床合同	否	医院外包管理办法
GLD.6.2	医院领导应确保未在医院任职的独立从业者拥有为医院患者提供服务的相应资质证明	否	外聘专家管理制度
GLD.8	医务科、护理科和其他科室及临床服务部门的领导者共同计划和实施专业人员体系,以支持其履行责任和职权	否	××医院组织架构图
			××医院委员会组织架构图
GLD.9	医院各科室或服务部门由一个或多个具有资质的个人进行管理	否	医院科室管理办法

续　表

标　准		英文 (是/否)	文件名称
GLD.10	各科室及部门的负责人应制定本科室及部门提供的服务,并将这些服务与其他科室及部门的服务进行整合或协调	否	部门服务计划制定准则
GLD.11.2	各科室及服务部门领导者选择和执行临床实践指南、相关临床路径和(或)临床规范,用来指导临床治疗	否	临床指南及临床路径选择和实施制度
GLD.12/ 12.1/12.2	医院领导应确立可促进道德实践文化发展和决策制定的道德管理框架,以保护患者及其权利	否	医院伦理委员会章程
			临床伦理准则
			组织伦理准则
			医学论文伦理审查制度
	医院的道德管理框架主要处理运营和业务问题,包括营销、入院、转院、出院和所有权的披露,以及可能有损患者最佳利益的任何业务冲突和职业冲突	否	组织伦理准则
			临床伦理准则
			医学论文伦理审查制度
			患者的权利和义务
			延迟诊疗告知制度
			出院制度
			转院制度
	医院的道德管理框架主要处理临床治疗中的道德问题和决策机制问题	否	组织伦理准则
			临床伦理准则
			医学论文伦理审查制度
GLD.13/ 13.1	医院领导建立、实施、监控和采取措施改善医院安全文化的行动	否	质量促进和患者安全(文化)管理计划
GLD.15	当在医院内进行人体受试者的研究时,应遵循法律法规的规定和医院领导的指导	否	开展临床研究管理的规定

续　表

标　准		英文 (是/否)	文件名称
GLD.16	应告知患者及家属如何参加涉及人体受试者的临床研究、临床调查或临床试验		开展临床研究知情同意书的规定
GLD.17	患者和家属应了解选择参与临床研究、临床调查或临床试验的患者可获得何种保护		
GLD.18	在患者参与临床研究、临床调查或临床实验之前,应获得其知情同意		
GLD.19	医院设立委员会或采取其他方式来监督医院中涉及人体受试者的所有研究		开展临床研究的伦理审查步骤和程序

GLD.1/GLD.1.1/GLD.1.2

标准 **GLD.1** 治理结构和职权在规章制度、政策和程序或类似文件中均有描述。

标准解读 应由上级卫生管理部门或董事会负责监督医院的运营,并向社区人群提供高质量的医疗服务。医院的结构、职责和责任在确定履行方式的文件中有相关描述,其中还描述了根据特定标准评估治理实体的方式。组织机构图(见GLD.8)或说明权限和责任概况的其他文件可以体现医院的治理结构。

标准 **GLD.1.1** 治理机构的运营职责和责任在书面文件中有相关描述。

标准解读 治理机构的职责和责任在确定其履行方式的文件中有相关描述。治理机构肩负必须对医院履行的重要职责,以此确立明确的领导地位,实现高效运营,以及提供高质量的医疗服务。

标准 **GLD.1.2** 治理机构批准医院质量和患者安全计划,定期接收质量与患者安全报告并采取措施。

标准解读 治理机构批准或指定医院所有项目和政策,并分配资源,从而实现医院的使命。其中一项重要责任便是以支持质量和患者安全改进的方式履行所有职责。对质量的这一重大投入需要进行合理规划、提供充足的资源,并对其进程进行监控。因此,治理人员每年都会批准质量项目,并定期接收质量报告。报告应具有全球性,或专注于特定临床服务、患者群体或某些运营情况。因此,在一段时期内,有关质量项目的所有方面(包括不良事件和警讯事件)都应告知治理者,以供其参考和商议。在执行商议结果(例如分配额外资源)时,应将相关措施记录在会议录中,并在日后举行会议时再次审查。

参考文件:《医院治理机构职责及授权管理原则》

	类　　别	全院制度-行政管理	编　　号	G-1-06
	名　　称	医院治理机构职责及授权管理原则	生效日期	20××-××-××
	制定单位	×××　责任人　×××	修订日期	20××-××-××
	定期更新	每一年　总页码　×	版　　本	第×版

一、目　的

阐明医院治理机构对下属医疗机构负有的指导、监管职责以及对医院经营的授权原则。

二、范　围

本文所列治理机构职责与授权主要是指当地卫计委对特定下属医疗机构(医院)所负有的指导、监管职责及其在医院经营上的授权。

三、定　义

本医院是一所人民政府所有、非营利性的公立医院。

医疗治理机构是依法成立的卫生行政、业务管理机构。医院的治理机构为当地卫计委,当地卫计委隶属于当地人民政府。

授权是指当地卫计委在医院整体运营、开展诊疗服务时,授予医院在人事、财务及业务开展等方面进行经营管理活动的权限。

四、权　责

责任科室:院办。

五、参考文献

评鉴条文

《JCI医院评审标准》(第5版),GLD.1、GLD.1.1和GLD.1.2。

六、政　策

1. 治理机构职责

　　1.1　审批医院使命,开设诊疗项目,制定年度工作计划、年度收支预算、年度医院质量与患者安全计划、医学教育和研究计划,并对每季度医院上交的质量与患者安全报告进行批示。

　　1.2　任命医院领导班子成员及批准医院任命主要职能科室负责人。

　　1.3　根据当地编制委员会办公室下发的编制指标,统一组织人才招聘。

　　1.4　负责医院卫生专业技术人员执业资格考试报名审查,签发执业证书,监管卫生专业技术人员的继续教育、职称晋升与聘任。

　　1.5　审批医院年度设备采购计划及单项设备预算金额超过××万元的设备采购。

1.6 审批医院年度总务物资采购计划及单项预算或年度批量预算金额超过××万元的总务物资采购。

1.7 审批医院年度基本建设项目计划及合同估算价在××万元以上的工程项目,合同估算价在××万元的小型工程项目(其中维修项目为××万元)由当地卫计委进行审批,××万元以上的大型建设项目(其中维修项目为××万元以上)需上报当地卫计委审批后再报相关部门审批。

1.8 组织调度当地卫生技术力量,对重大活动和突发事件实施医疗救护或疫情处理,预防和控制疫情蔓延。

1.9 打击非法行医,净化医疗市场,负责传染病、地方病及慢性病的监测和防治工作。

1.10 指导医疗机构科学合理用血,动员组织公民无偿献血,并对供血情况进行监督管理。

1.11 接受当地人民政府的年度考核,并对医院进行年度考核评估,对医院院长进行年度考核。

2. 治理机构授权原则

2.1 医院实行所有权与经营权分离的法人治理结构,由院长负责全院工作,并遵循相关法律法规,按规定实施、推进公立医院改革,认真落实当地卫计委年度绩效考核办法,认真落实突发公共卫生事件的救援任务。

2.2 认真贯彻民主集中制原则,凡属重大决策、重要干部任免、重要项目安排和大额度资金的使用,必须经院长办公会议讨论做出决定,大型设备采购、重大基础设施建设等项目必要时需经医院职工代表大会通过,并上报当地卫计委审批。

2.3 批准医院药品及医用耗材采购按照省市集中采购相关政策执行。

2.4 根据当地卫计委审批的年度人才招聘计划,授权医院自行组织招聘编外人员。

七、审　核

部　门		核准主管	核准日期
主　办	院　办	主　任:	
		院　长:	

标准　GLD.2

标准　GLD.2　院长负责医院的运营和监督适用法律法规的合规性。

标准解读　院长负责医院的总体日常运营。其中包括基本医疗用品的采购和库存管理、硬件设施的维护、财务管理、质量管理和其他职责。个人的教育背景和经验应符合职位描述中的要求。院长与医疗领导合作,共同确定医院的使命,制定与该使命相关的规章制度、程序和临床服务。一旦经由管理机构批准,院长则应负责实施所有规章制度,并确保医院全体工作人员遵守规章制度。

院长有责任让医院遵守适用法律法规;对检查和监管机构的任何报告作出回应;开展管理工作,控制人力、财务和其他资源。

参考文件:《院长岗位说明书》

院长岗位说明书

一、基本资料

部门名称	院长室	部门代号		姓　　名	
技术职称/分层级别		行政职务	院长	工　　号	
修订日期					

二、任用条件

专业学科	□ 临床医学　　　□ 护理相关专业　　　□ 管理学专业 □ 其他专业　专业名称： □ 不限		
学历/经历	□ 博士	经历：□ 不需要　□ 需要 _____ 年	
	□ 硕士	经历：□ 不需要　□ 需要 _____ 年	
	□ 本科	经历：□ 不需要　□ 需要 _____ 年	
	□ 专科	经历：□ 不需要　□ 需要 _____ 年	
	□ 中专	经历：□ 不需要　□ 需要 _____ 年	
	□ 不限	经历：□ 不需要　□ 需要 _____ 年	
资格证书	医疗业务资格证书 管理学相关培训证书 管理学专业学位		
素质要求	身体健康,恪尽职守,勇于创新,具有良好的职业道德素质、沟通协调能力及团队合作精神		

三、工作概述

在卫计委的领导下,全面负责医院各项工作,并进行有效决策、领导、组织、控制和监督,定期接受卫计委考核。

四、工作职责

序　号	工作内容	评估标准	工作量比例(%)
1	牵头制订医院总体发展规划、年度工作计划,按期布置、检查、指导和总结工作,并向上级领导部门反馈、汇报	计划达标率	10
2	督查分管院长做好医院的医疗、护理和医技质量管理工作,提高全院医疗质量	落实完成情况	10
3	依法执业、决策并审核医院的各项规章制度,并确保全院员工遵守	落实完成情况	5
4	指导并考核各分管副院长、分管职能科室领导开展的各项工作	完成率	5
5	决策并督导医院财务经营管理和绩效考核工作,提高经济效益	有效降低医疗成本率	5

续　表

序　号	工作内容	评估标准	工作量比例(%)
6	决策并督导全院的持续质量改进项目的开展和实施工作	落实完成情况	5
7	负责医院领导班子建设,党政干部的管理、教育和培养工作	落实完成情况	5
8	决策并督导人才培养和员工的在职继续教育	教育经费支出情况,员工教育总时数情况	5
9	决策和审核医院各科室科研与课题、新技术、新项目的开展工作	开展数量	5
10	决策并督导员工的聘任、解聘、晋升、奖罚和调动等	完成率	5
11	督查分管院长做好全院的行政后勤保障、安全生产、信息管理、信访、宣传及档案管理工作	落实完成情况	5
12	督查分管院长做好全院公共卫生、计划生育、"两创"开展工作	落实完成情况	5
13	决策并督促各科室对外部检查和监管机构的报告做出回应、整改	落实整改情况	5
14	负责督导医院JCI和等级医院评审工作	通过评审率	10
15	负责拓展院外协作单位的合作工作	有效合作情况	5
16	组织开展医院的党风廉政建设、反腐败教育及医德医风教育	医德医风考核合格率	5
17	负责督促员工完成政府的指令性任务	完成率	5

员工签名:_____　　日　期:_____

主管签名:_____　　日　期:_____

标准　GLD.3.1

标准　GLD.3.1　　医院领导应满足患者需求所需的临床服务类型,并做出相应规划。

标准解读　　治疗服务的规划和设计满足患者群体的需求。对所提供的治疗和服务应进行相应记录,且应符合医院使命。医院领导与医院内不同临床科室和服务部门的各位领导者应共同确定对患者群体至关重要的诊断服务、治疗服务、康复服务和其他服务。同时,医院领导还应与科室/服务部门领导者一同制定医院直接或间接提供的各种服务的范围和强度。当适用于医院使命时,医院领导可与社区、当地医院或其他方共同规划和协作,以符合社区医疗需求。同时与关键的社区利益相关人团体进行持续沟通。

参考文件　　见医院工作计划。

标准 GLD.3.2

标准 GLD.3.2 医院领导应确保在医院内部实现有效的沟通。

标准解读 实现医院内部有效的沟通是医院领导的责任。确立多种沟通机制,以确保在临床和非临床科室、服务部门和员工之间实现有效沟通。医院领导应向员工传达医院的愿景、使命、目标、制度和计划。为实现临床服务的协调,需要理解各科室的使命和服务,并共同制定公共制度和程序。

参考文件:《医院内部沟通制度》

	类　　别	全院制度-行政管理		编　　号	G-1-05
	名　　称	医院内部沟通制度		生效日期	20××-××-××
	制定单位	×××	责任人　×××	修订日期	20××-××-××
	定期更新	每一年	总页码　×	版　　本	第×版

一、目　的
　　为了促进院内各层级、各科室、各类别之间有效进行沟通合作,运用多种会议或交流方式,并确保在医院内部流通的信息的准确性和及时性,全面落实医院的各项方针政策。

二、范　围
　　医院领导、职能科室、临床和非临床科室、医生和护士、员工等之间的沟通。

三、定　义
　　医院内部沟通包括各层级各科室之间、临床与非临床之间、医生和护士之间的沟通协作,主要以各种正式的会议形式呈现。

四、权　责
　　责任科室:院办。

五、参考文献

评鉴条文

《JCI医院评审标准》(第5版),GLD.3.2。

六、政　策

1. 职工代表大会

   1.1 医院工会办公室是职工代表大会的工作机构,负责职工代表大会的日常工作。

   1.2 该大会至少每年召开一次,审议医院发展规划、年度报告及年度计划、财务预算以及绩效分配方案等重大决策,审议通过后报备当地卫计委。

2. 院长办公会议

   2.1 院长办公会议主要研究、处理医院日常行政工作,讨论医院医疗、教学、科研、行政管理中有关问题,决定有关事项。

   2.2 院长办公会议由院长召集并主持,当院长不能出席时,由院长委托的副院长主持。院长办公会议原则上每月举行2次,一般安排在周二下午,也可视情况召开。

   2.3 院长办公会议的会务工作由院办负责。

      2.3.1 院办征集相关会议议题并分类整理,及时交由院长审定,统筹安排会议。

      2.3.2 当分管领导不在时,如无特殊情况,一般不讨论其分管范围的工作。

      2.3.3 对每次会议均做记录。对重大议定事项要编写会议纪要或形成医院文件,经院长审核签发,分送领导班子成员及有关责任部门或通过医院内网向全院职工公告。

      2.3.4 院长办公会议的主要内容通过院周会等形式向全院职工传达。

   2.4 院长办公会议议题提出的基本流程是:各主办部门提出书面议题,经分管领导审核并签署意见后送院办汇总(一般提前两个工作日);同时,主办部门应在会前做好充分准备,必要时提供论证资料、政策依据、可供选择的方案和可行性分析报告。对重大议题的相关材料,院办应提前1个工作日送交院长办公会议成员。除非特殊情况,否则会议不讨论临时议题。

3. 行政办公会议

   3.1 行政办公会议由院长或副院长主持,须有行政职能科室主任或副主任参加,原则上每月一次。

   3.2 行政办公会议的主要内容为传达上级部门的指示、研究和安排各部门工作、商议和落实各科室提出的问题和各类事项。

4. 专题会议

    4.1 专题会议是院领导班子成员根据职能分工召集和主持的工作会议。院办或其他职能部门负责组织会议。特殊情况下,可以授权院办主任主持专题会议。

    4.2 专题会议应根据会议内容确定参会人员。原则上,院办秘书参加分管院长专题会议,对院办秘书因故不能参加的会议,职能部门应向院办提供会议记录或会议纪要,以便留档备查。

    4.3 不定期开会。

5. 院周会

    5.1 院周会主要负责传达院长办公会议、行政办公会议或专题会议的精神,通报医院经营状况,贯彻落实重要决议、工作任务及要求。

    5.2 院周会由院长或院长授权的副院长主持,全体中层干部参加,原则上每月2次,一般安排在周四下午举行,也可根据工作需要临时召集,并由中层干部向科室成员传达院周会精神。

6. 各委员会会议

    6.1 各委员会会议由各委员会主任或副主任主持,委员会成员参加,主要关于各委员会职责范围审议相关内容,至少每季召开一次。

    6.2 由各委员会秘书负责会议的组织,如议题的收集及分发、做好会议记录等。

7. 科室晨交班

    7.1 科室晨交班由科主任主持,科室当班人员参加,于每个工作日早上召开。

    7.2 主要任务为听取值班医生、护士汇报值班情况,传达院周会精神。

8. 其他内部沟通载体

    8.1 医院内网可主要用于发布各种通知及医院动态信息,设有规章制度下载专区,公布医院现有制度供员工查询、学习。

    8.2 医院短信平台主要用于发布各种通知、提醒和节日祝福。

    8.3 医院广播系统主要播报紧急事件或通知,如火警、急救等。

    8.4 院务公开栏主要公布"三重一大"制度实施情况以及与职工利益切身相关的事项。

七、审 核

部 门		核准主管	核准日期
主 办	院 办	主 任:	
		院 长:	

标准 GLD.6

标准 GLD.6 医院领导负责审查、选择和监控临床或非临床合同。

标准解读 医院领导应确保合同满足患者和管理需求;医院应以书面形式说明通过合约协议所提供的服务的性质和范围;对医疗专业人员的合同要求进行类似于医院审查流程的资质审查;科室及服务部门领导者共同负责审查、选择和监控临床与非临床合同;当重新协商合同或终止合同时,医院应继续为患者提供服务。

参考文件:《医院外包管理办法》

类 别	全院制度-行政管理	编 号	G-1-10
名 称	医院外包管理办法	生效日期	20××-××-××
制定单位	××× 责任人 ×××	修订日期	20××-××-××
定期更新	每一年 总页码 ×	版 本	第×版

一、目 的
确保外包服务符合规定,为医疗服务提供可靠保障。

二、范 围
凡是在医院从事外包工作的人员都应纳入本管理办法。

三、定 义
在院内执行的外包业务是指医院所属业务委托院外公司或机构负责提供劳务与服务,主要服务本院患者、家属或员工,且须长时间(连续6个月以上)、常规、持续性地派员驻点院内或对方人员会经常进出医院的管制区域(如手术室、ICU病房及隔离病房),例如保洁处、食堂等。
在院外执行的外包业务是指医院所属业务委托院外公司或机构负责提供劳务与服务,或是提供医学检验检测、治疗技术、远程诊断,且非在院内执行的项目,例如废弃物处理、洗涤,检验标本外送检测等。

医院提供出租场所的外包业务是指由医院出租特定场所,供院外经营商店,其主要服务顾客来自于医院外部。

四、权 责

责任科室:院办。

五、参考文献

评鉴条文
《JCI医院评审标准》(第5版),GLD.6。

六、政 策

1. 新增外包业务的申请步骤
   申请科室填写"外包申请单"→管理科室进行评估→院长办公会议研究决定→按规定招投标。
2. 服务合同的签订
   2.1 在合同书中应记载如下基本事项:业务名称、范围及明确的工作项目、合约期限、体检事项、考核标准、服务不中断条款及注意事项等。
   2.2 约定违约处理方式及条件(罚款、终止契约及解除契约)、合约到期应办事项(如续约方式、交接事宜)。
   2.3 服务合同由管理科室拟定,并对服务合同的合法性、严密性及可行性等进行初审,然后送财务部、监察室和分管领导审核会签后,经院长或院长指定授权人签字,经医院内审科加盖合同专用章后生效,正本交财务部和综合档案室存档,复印件存于管理科室。
3. 监督与管理
   3.1 所有外包公司按照合同每季一次向医院报告质量数据,医院将相关质量数据纳入医院的质量监测指标,如未达到质量要求,医院应采取相应措施。
   3.2 外包公司在提供服务前,必须对派驻本院工作的人员名单进行造册,送交医院人力资源部备查;外包公司如有新进人员或中途更换人员,必须事前通知人力资源部及管理科室,并且新的人员应依法完成健康体检后,方可进入本院提供服务。
   3.3 外包公司的在职员工应依法定期接受健康体检(需含胸部X线检查、乙肝检验,由人力资源部负责建档审查);对于从事特别危害健康工作的人员,外包公司须给医院人力资源部、防保科提供相关检查报告复印件,以备检查。
   3.4 管理科室应依据外包业务类别不同,参照合同约定进行检查,并将结果列为合约修订、终止或续约的重要参考数据。
       3.4.1 在院内执行的外包业务:至少每月进行一次检查,并留记录。

   3.4.2 在院外执行的外包业务:在每个合同期内,外包公司的资质与认证(包括具体提供检测、诊疗技术服务员工的资质)必须是有效的,并至少进行一次到公司现场的检查。

   3.4.3 医院提供出租场所的外包业务:至少每季进行一次检查,重点检查公司证照及诚信经营情况、人员资质、受训情况、健康证明等,并留记录。

  3.5 管理科室应每季一次会同其他临床科室主任或护士长与外包公司召开会议,讨论外包服务质量。

4. 人员培训考核

 外包人员的培训考核按照业务类型、与医护人员和患者的交错程度不同而进行。

  4.1 在院内执行的外包业务:如保洁、食堂及保安等,需严格参照本院职工标准进行培训及考核。

  4.2 在院外执行的外包业务:如废弃物处理及洗涤,需重点监管交接过程及对交接人员的培训及考核。

  4.3 医院提供出租场所的外包业务:如院区内店面出租,与医护人员、患者动线有密切交叉的需进行CPR、院感、消防培训。

  4.4 培训记录:需建档管理,由人事科负责。

七、表单附件

 附件

 外包申请单。

八、审　核

部　门		核准主管	核准日期
主　办	院　办	主　任:	
		院　长:	

标准　GLD.6.2

标准　GLD.6.2　医院领导应确保未在医院任职的独立从业者拥有为医院患者提供服务的相应资质证明。

标准解读　临床领导者可与医院以外的独立从业的医生签订合同,并安排其提供力所能及的相关服务,或者安排他们进入医院提供服务。在某些情况下,这些人员可能在医院所在地区以外。他们所提供的服务可能包含远程医疗和远程放射医疗。如果为本院患者提供服务,从业者必须通过医院资质审查和专业权限许可。

参考文件:《外聘专家管理制度》

	类　别	全院制度-人力资源	编　号	H-1-15
	名　称	外聘专家管理制度	生效日期	20××-××-××
	制定单位	×××　责任人　×××	修订日期	20××-××-××
	定期更新	每一年　总页码　×	版　本	第×版

一、目　的

规范医院为患者提供服务的外聘专家的资质管理工作,以保证医疗安全及人才质量,结合医院实际情况,制定本规定。

二、范　围

适用于外聘医疗专家。

三、定　义

无。

四、权　责

责任科室:人力资源部、医务科、社会发展办。

五、参考文献

评鉴条文

《三级综合医院评审标准实施细则》(2011年版),第六章"医院管理"(四、人力资源管理)6.4.2.2。

《JCI医院评审标准》(第5版),GLD.6.2。

六、政　策

1. 本规定所指外聘专家是指来我院进行临床诊疗工作的外院人员,包括国内外的医疗专家。

2. 人力资源部、医务科、社会发展办负责外来人员管理规定的制定及资格审核、授权、考核管理和协议的制定。

3. 根据医院学科发展情况及要求,医院采取所需外聘专家的类型及合作形式,医务科和社会发展办负责外来人员协议的签订,人力资源部负责备案。

4. 国内外聘专家必须具有中华人民共和国执业医师证、高级医师职称,在国内享有较高的学术地位,身体健康,有完成协议的能力。我国港澳台地区或国外等来院工作人员必须在本专业具有较高的国际知名度,符合短期行医暂行管理办法的相关规定,经过人力资源部完成资格审核和岗前培训、医务科完成授权后,才可在我院从事临床工作。

5. 外聘专家必须遵守国家法律法规,遵守本院的相关规章制度,按照注册的执业范围在本院从事临床诊疗工作。

6. 外聘专家的薪酬及与我院的合作模式、合作目标,双方的义务和权利等由双方进行协商,并签署协议书。

7. 外聘专家在本院工作期间发生的医疗不良事件或医疗纠纷,由本院负责处理,当事人有义务进行配合。经鉴定构成医疗事故时,如是外聘专家的责任,本院根据协议内容进行相应的处理。

8. 医务科对外聘专家的工作质量和成效进行追踪和评价,在协议期满后进行评估考核,并根据考核结果决定是否续聘。

七、表单附件

外聘专家申请表。

八、审　核

部　门		核准主管	核准日期
主　办	人力资源部	主　任:	
		院　长:	
协　办	1. 医务科	科　长:	
	2. 社会发展办	主　任:	

标准　GLD.8

标准　GLD.8 医务科、护理科和其他科室及临床服务部门的领导者共同计划和实施专业人员体系，以支持其履行责任和职权。

标准解读 应建立一个医务科、护理科和其他科室及服务部门领导者可使用的专业人员体系，以供其履行职责和职权；该体系应适应医院的规模和复杂性，可为安全文化和专业沟通、临床计划和政策制定、职业道德问题监督及临床服务质量监督提供支持。

参考文件一:《××医院组织架构图》

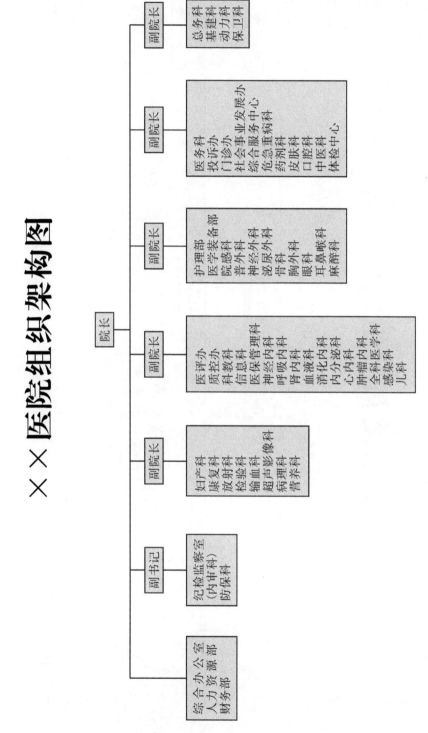

××医院组织架构图

参考文件二:《××医院委员会组织架构图》

××医院委员会组织架构图

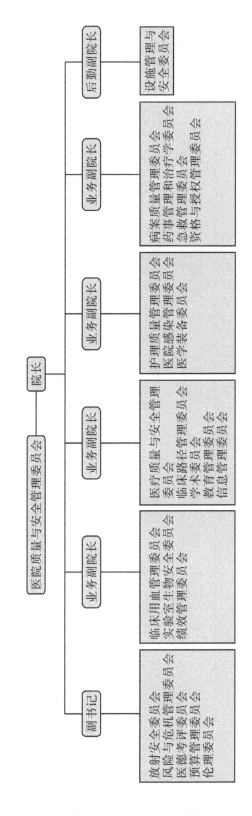

参考文件三:见 SQE.1《岗位说明书制定制度》。

标准 GLD.9

标准 GLD.9 医院各科室或服务部门由一个或多个具有资质的人员进行管理。

标准解读 只有各科室或服务部门的临床和管理活动出色,临床治疗、患者治疗结果和医院的总体管理才会表现卓越。

　　医院内的各科室或服务部门应由具备与所提供服务相匹配的资历、教育背景和经验的人员管理;科室及服务部门领导者应对医用空间、医疗技术与设备、人员配置和科室或服务部门所需的其他资源提出建议,并建立相应流程应对资源短缺;科室及服务部门领导者应为科室或服务部门内专业人员的选拔标准提供建议,并选择或推荐符合该标准的人选;科室及服务部门领导者应为所有员工提供相关介绍和培训,使其了解自身在科室或服务部门中所肩负的义务与职责。

参考文件:《医院科室管理办法》

	类　　别	全院制度-行政管理	编　　号	G-1-30
	名　　称	医院科室管理办法	生效日期	20××-××-××
	制订单位	×××　责任人　×××	修订日期	20××-××-××
	定期更新	每一年　总页码　×	版　　本	第×版

　　一、目　的

　　　　规范科室管理,明确科室负责人及职责,合理配置科室资源,加强人员训练,完善科室人员绩效考核,促进科内、科间整合协作,提升科室服务品质及效益。

　　二、范　围

　　　　全院各科室。

三、定　义

科室:医院依据自身宗旨、使命、愿景、服务功能需要而设立的,一般可分为职能科室、临床科室和医技科室等。

四、权　责

责任科室:院办。

五、参考文献

评鉴条文
《JCI医院评审标准》(第5版),GLD.9。

六、政　策

1. 每个科室设主任或科长一名(手术室、输液室、消毒供应室等不设科主任或科长,由护士长负责),全面负责科室工作。
   1.1 负责执行医院下达的任务,传达医院通知,完成任务。
   1.2 负责制订科室服务计划,制定标准作业流程,落实监测指标,改进服务质量。
   1.3 负责对科室服务所需的空间、医疗技术、设备、人员配置及其他资源需求向相关委员会或职能部门提出建议。
     1.3.1 所需的空间:报由设施安全委员会讨论确定。
     1.3.2 所需医疗技术设备:报由医学装备委员会讨论确定。
     1.3.3 所需人员:报由人力资源部确定。
   1.4 负责撰写科室人员岗位说明书(护士由护士长负责),负责制订与岗位说明书相符合的岗前及在职教育训练计划。
   1.5 负责科室人员的绩效考核(护士由护士长负责),并以此作为聘任和选拔的依据。
2. 根据科室业务规模、服务计划,增设若干名副主任或副科长(主任、科长助理),负责协助主任或科长完成科室工作。
3. 护士长主要协助主任或科长完成科室工作,负责科室护理工作。
   3.1 负责撰写护士岗位说明书,负责制订与护士岗位说明书相符合的岗前及在职教育训练计划。
   3.2 负责护士的绩效考核,并以此作为聘任和选拔的依据。
   3.3 配合外包管理科室进行外包服务质量的监督及反馈。
4. 科长/副科长、主任/副主任、护士长/副护士长的选拔和任命须符合《中层干部竞聘上岗管理办法》,并且其须具备与岗位说明书相符合的教育、培训及工作经验。

七、审　核

部　门		核准主管	核准日期
主　办	院　办	主　任：	
		院　长：	

标准　GLD.10

标准　GLD.10　各科室及部门的负责人应制定本科室及部门可提供的服务,并将这些服务与其他科室及部门的服务进行整合或协调。

标准解读　各科室及部门应按照医院统一的格式和要求,来制订本科室及部门的服务计划。总体而言,服务计划中应包含科室及部门目标、目前开展的服务项目、将来准备提供的服务,及为满足患者评估和治疗需要的知识、技能和员工配制。

各科室及部门需内部协调以更好地为患者提供临床服务,如医疗和护理服务的协调配合。另外,各科室及部门也应协调和整合与其他科室及部门提供的服务,避免不必要的资源重复,节约资源。

参考文件:《部门服务计划制定准则》

	类　　别	全院制度-行政管理	编　号	G-1-04
	名　　称	部门服务计划制定准则	生效日期	20××-××-××
	制定单位	×××　责任人　×××	修订日期	20××-××-××
	定期更新	每一年　总页码　×	版　本	第×版

一、目　的

为了规范各科室服务计划的制订与实施,整合和协调服务功能,避免不必要的重复。

二、范　围

全院各科室。

三、定　义

科室服务计划是指依据医院的宗旨、使命、愿景制订的符合科室职责的个体性服务计划。
各科室服务计划需要整合和协调,避免不必要的重复。

各科室的服务计划需经科室充分讨论后拟定,由分管院长审核后交院长签发。

四、权 责

责任科室:人力资源部。

五、参考文献

评鉴条文

《JCI医院评审标准》(第5版),GLD.10。

六、政 策

1. 科室服务计划包括服务范围、人员配备、员工资格、与其他部门之间的交流和合作、部门目标、服务质量改进计划。
2. 服务范围是指科室所能提供的诊疗服务、行政职能或后勤保障服务,包括工作重点、服务对象、主要服务项目及服务时间(常规、门诊、值班)。
3. 人员配备是指科室的人员结构,包括人员的数量和类型,调节人员配备的方法。
4. 员工资格是指科室提供诊疗服务的人员所需要的资质,包括学历、资格和执照证书,必须具备的工作能力,医院通过提供岗前培训、在职培训以保持或提升员工的工作能力,发现员工在培训方面的需求。
5. 科室内部及科室之间的交流和合作是指在提供诊疗服务时,需整合和协调科内、科间资源,包括科室内的信息交流及与其他科室之间的合作。
6. 科室目标是依据医院宗旨、使命、愿景,结合需求及自身能力制定的目标,是科室服务计划的核心。
7. 服务质量改进计划是指对当前提供的诊疗服务项目进行质量控制及改进,包括制定标准操作流程、落实监测指标及质量改进措施、服务项目新增计划及科室培训进修计划。
8. 修订时间为每年12月前。

七、审 核

部 门		核准主管	核准日期
主 办	人力资源部	主 任:	
		院 长:	

标准　GLD.11.2

标准　GLD.11.2　科室及服务部门领导者所选择和执行的临床实践指南、相关临床路径和(或)临床规范,用来指导临床治疗。

标准解读　科室及服务部门领导者每年应共同为医院确定至少5个重点关注的优先领域的临床实践指南。

科室及服务部门领导者在选择和执行临床实践指南时,应包括以下几个方面:①适用于医院服务和患者的指南、路径;②在其与特定患者群体的相关性方面均经过评估;③必要时进行调整,使其与医院技术、药物和其他资源或国家专业标准相适应;④根据其科学依据进行评估,并通过权威机构批准;⑤由医院正式批准或采纳;⑥监测实施情况;⑦由经过培训的员工来实施;⑧根据结果的评估进行定期更新。

科室及服务部门领导者应严格执行临床指南,以及各个已确定优先领域中与科室及服务部门相关的任何临床路径或临床规范。

科室及服务部门领导者应详细规定如何使用临床实践指南、临床路径和(或)临床规范,减少流程和结果中的变异。

参考文件:《临床指南及临床路径选择和实施制度》

	类　别	全院制度-临床管理	编　号	B-1-46
	名　称	临床指南及临床路径选择和实施制度	生效日期	20××-××-××
	制定单位 ×××	责任人 ×××	修订日期	20××-××-××
	定期更新 每一年	总页码 ×	版　本	第×版

一　目　的

1. 确保临床照护流程的标准化。
2. 降低照护流程的风险,特别是关键决定性步骤风险。

3. 提供实时的临床照护，以有效的方式合理运用相关医疗资源。

4. 运用以循证医学为基础的标准来保证医疗照护的高质量和一致性。

二、范　围

适用范围：全院，包含与科室或医疗服务相关的临床指南、临床路径和临床规范。

三、定　义

临床指南：使用系统方法建立起来的对某一特定临床问题处理过程的描述。其作用是帮助医患双方正确选择诊断和治疗决策，以使患者能得到最适当的医疗照顾。

临床路径：以现代最新技术为依据，针对某病种事先设计好诊断和治疗路线，在日常医疗工作中，以该路线为指引，为每个患者制定临床日常表，按照日程化的诊疗护理常规为患者提供临床服务，是一种包含了质量保证、整体护理和医疗成本控制的诊疗标准化方法。

四、权　责

责任科室：医评办。

五、参考文献

评鉴条文

1.《JCI医院评审标准》（第5版），GLD.11.2。

2.《三级综合医院评审标准实施细则》（2011年版），第四章"医疗质量安全管理与持续改进"（二、医疗质量管理与持续改进）4.2.2.3和（五、住院诊疗管理与持续改进）4.5.2.1、4.5.2.2。

六、政　策

1. 临床指南、规范项目的选择

1.1 从服务的对象和患者群中选择临床指南及临床路径，如要选择本院服务范围内的临床指南、规范，临床科室可选择本专科前10位的诊断、手术操作的病种做临床指南及临床路径。

1.2 采用国家专业规范或具有公信力的专业学会制定的临床指南及临床路径，如国家卫计委更新的临床指南、规范（本院在开展诊疗服务的疾病）、国家卫计委规定8个单病种及国家卫计委下发的临床路径。

1.3 医院在引进新的技术、用药和其他资源时，选择适当的临床指南及临床路径。

1.4 临床指南及临床路径需经过实证的评估和具有权威来源的机构签署认可。

1.5 临床指南及临床路径需经过医院正式的认证和采用。

1.6 落实和衡量临床指南及临床路径的一致性和有效性。

1.7 人员需经过培训，实施临床指南及临床路径。

  1.8 定期依据实证评核的结果修订临床指南及临床路径。

2. 临床指南/规范/临床路径项目的制定和修改

  2.1 各科室科主任组织医疗组长、护士长做好本专业临床指南/临床规范/临床路径的选择、编写和修改工作。

  2.2 跨专业的临床指南和规范由质控办协调相关专业协作完成。

  2.3 医务科及时下发国家卫计委更新的临床指南/临床规范(本院已开展的疾病),科室参照并对原指南进行修订。

  2.4 要在指南中涵盖急性心肌梗死、脑梗死、社区获得性肺炎(成人、儿童)、急性心力衰竭、12种手术操作围手术期预防感染单病种指标。

  2.5 诊疗指南编写格式

    2.5.1 对需手术治疗的疾病,应包括:

      a 诊断标准。

      b 入院指征。

      c 手术指征。

      d 术前准备。

      e 术中处理。

      f 术后医嘱。

      g 并发症处理。

      h 出院指征。

      i 出院带药/随访指导。

      j 平均住院日/平均住院费用。

    2.5.2 对不需手术治疗的疾病,应包括:

      a 临床表现。

      b 诊断要点。

      c 入院标准。

      d 治疗方案。

      e 出院标准。

  2.6 临床路径修订参照临床路径管理办法。

3. 批准与试行程序

  3.1 各专业制定的临床指南/临床规范报由质控办汇总。

  3.2 由质控办组织医疗专家组、相关专业专家、护理、药学、医技及其他相关人员进行论证、修改和审核,领导要掌握关键流程步骤。

  3.3 通过论证后,医院下达正式批准文件,采用该指南与临床路径,进行临床试用。

  3.4 经批准后的临床指南和临床路径,实施科室相关人员必须进行培训,使所有人员理解、掌握并支持该临床指南/规范/临床路径的应用。

  3.5 临床指南/临床规范/临床路径在运行过程中若发现问题应及时记录,并在一定时间内进行修正;当其他相关政策改变时,要及时进行更新;在正常运行情况下,每3年要进行一次回顾。

4. 医评办每年选定全院性优先发展的临床指南及临床路径区域,如中风、高龄族群及糖尿病等,以确保患者照护的质量安全,并减少非预期性的临床结果变异。

七、审 核

部 门		核准主管	核准日期
主 办	医评办	主 任:	
		院 长:	

标准　GLD.12

标准　GLD.12　医院领导应确立可促进道德实践文化发展和决策所制定的道德管理框架,以保护患者及其权利。

标准　GLD.12.1　医院的道德管理框架主要处理运营和业务问题,包括营销、入院、转院、出院和所有权的披露,以及可能有损患者最佳利益的任何业务冲突和职业冲突。

标准　GLD.12.2　医院的道德管理框架主要处理临床治疗中的道德问题和决策机制问题。

标准解读　医院领导应确立可促进道德实践文化发展和决策所制定的道德管理框架,以保护患者及其权利;道德框架应确保医院所提供的医疗服务符合业务、财务、道德和法律规范;医院应确保在聘用实践中不存在歧视,提供符合国家文化和管制性规范的医疗服务;在制定医院的道德行为框架时,医院领导应审查公司的国家和国际道德规范。

医院应披露其所有权和任何利益冲突;医院应向患者如实地描述其服务;医院应对其服务准确地开具账单,并确保财政激励和付款安排不会妨碍医疗服务。

医院的道德管理框架应建立医疗服务供应商和其他员工可以提出道德问题而无惧惩罚的机制;可随时提供对确定和解决道德问题的支持,其中包括道德资源及对医疗服务供应商和其他员工的培训;医院应及时有效地解决所出现的道德冲突。

参考文件一:《医院伦理委员会章程》

医院伦理委员会章程

第一章 总 则

第一条 医院伦理委员会是由相关专业多学科人员组成,依据一定的伦理学原则,为解决、论证、指导发生在本单位内的医学实践中的伦理问题而设立的机构。

第二条 本委员会遵守国家宪法、法律和计划生育政策等各项国家政策,尊重社会道德风尚和中华民族道德传统;遵循国际公认的不伤害、有利、自主、公正的原则;以《日内瓦宣言》《里斯本宣言》《国际医学伦理指南》等有关伦理学规范为指南,汲取国内外先进的生命伦理学经验,为维护患者和公民的健康权益而积极工作。

第二章 组织机构

第三条 医院伦理委员会由党委副书记、医疗分管副院长、医务科科长、科教科科长、综合办主任、人力资源部主任、医评办主任、财务部主任、质控办主任、护理部主任、纪检监察室主任、医疗专家顾问及外聘法律专家等组成,必要时会邀请社会人士与实习生代表参与。委员会设正副主任委员各1名、秘书1名。伦理办公室设在纪检监察室,日常工作由纪检监察室、医务科和科教科三个专责部门负责。

第四条 医院伦理委员会委员实行任期制,任期3年。委员可根据需要有所变更。如有变动,应及时补充,以保证有足够数量的委员开展工作。

第五条 委员必须关心患者和员工的利益,有丰富的实际工作经验,在社会和群众中享有正直、公正的声誉,并有一定的分析、判断、研究以及处理伦理问题的能力。

第六条 委员应拥护本委员会章程,执行其决议,维护其声誉,热爱医学伦理学工作,承担委员会交与的任务,履行各项应予完成的义务。委员享有表决权、选举权和被选举权,和对本会的工作提出批评建议和监督的权利。

第七条 委员如无故不参加委员会工作与活动,超过1年或有严重违反本章程的行为者,经委员会决议通过,将予以除名。

第八条　本委员会成员履行下列职责。

主任职责:

(1) 有权对伦理委员会委员进行推荐及任免;

(2) 召开和主持委员会会议;

(3) 检查决议执行情况;

(4) 代表本委员会签署有关文件。

副主任职责:

(1) 协助伦理委员会主任做好各项工作;

(2) 当伦理委员会主任不在时,由副主任代行主任职责。

委员职责:

(1) 对提交审查的项目进行充分审查,参加伦理委员会会议并对项目进行讨论和评价;

(2) 对伦理委员会记录进行保密。

秘书职责:

(1) 负责安排会议日程以及做好会议记录;

(2) 负责伦理委员会文件档案的管理和归档。

第三章　职责任务

第九条　研究制定医院伦理道德管理政策,并进行监督和指导。

第十条　执行医院伦理道德规范,保证医院的使命得以完成。

第十一条　协助解决患者医疗中遇到的伦理困惑以及临床服务部门遇到的伦理困境。

第十二条　审核患者应参与临床研究、调查的计划,并监督执行。

第十三条　审核与伦理相关的临床与非临床业务,并监督执行。

第十四条　对医院发展的重要决策提供伦理咨询,确保重大决策符合道德要求,保证医院发展按正确方向进行。

第十五条　对临床治疗措施和特殊技术应用的道德性质提供咨询服务,为医务人员提供符合医学伦理原则、有意义、有价值的咨询建议。

第十六条　负责员工的伦理教育和培训任务,使其深切认识与了解专业和个人的伦理责任,促进医患双方彼此尊重和合作,恪守伦理规范,保持职业尊严,维护良好的人际关系。

第四章　工作程序

第十七条　医院伦理委员会接受委托人咨询论证的文件必须由委托人提出申请,填写申请表并提供完整的资料及委托目的。

第十八条　医院伦理委员会根据所论证项目或事件的情况,可邀请有关领域的专家参加讨论论证。

第十九条　医院伦理委员会会议每季度召开一次,须有2/3以上(含2/3)委员参加才可开会;论证的事件如与委员会委员有关,该委员应回避;同时将会议有关决定整理成文上报院长办公会议。

第二十条　医院伦理委员会对项目的审查意见应在讨论后进行表决,其决议须经半数以上的到会委员表决通过才能生效。

第二十一条　医院伦理委员会对相关资料进行存档。

参考文件二:《临床伦理准则》

类　　别	全院制度-行政管理		编　　号	G-1-01
名　　称	临床伦理准则		生效日期	20××-××-××
制定单位	×××	责任人　×××	修订日期	20××-××-××
定期更新	每一年	总页码　×	版　　本	第×版

一、目　的

1. 为促进患者及其家属更好地维护个人就医权利,并参与医疗照护计划。
2. 使全体员工熟悉患者就医权利,并以恢复患者健康为职责,提供所有患者一致性医疗高品质照护,以保障患者权利的公平性。

二、范　围

适用范围:所有来院就诊患者。

三、定　义

医学伦理学:运用一般伦理学原则解决医疗卫生实践和医学发展过程中的医学道德问题和医学道德现象的学科,它是医学的一个重要组成部分,又是伦理学的一个分支。医学伦理学是运用伦理学的理论、方法研究医学领域中人与人、人与社会、人与自然关系的道德问题的一门学科。

四、权　责

责任科室:医务科。

五、参考文献

1. 法律法规

《中华人民共和国执业医师法》,中华人民共和国主席令第5号,1999年5月1日起实施。

2. 评鉴条文

2.1 《JCI医院评审标准》(第5版),JCI.12和JCI.12.1。

2.2 《三级综合医院评审标准实施细则》(2011年版),第四章"医疗质量安全管理与持续改进"(三、医疗技术管理)4.3.4。

六、政　策

1. 由本院伦理委员会负责修订患者的医疗权利,促进全体员工知悉及遵守规范。

2. 本院医疗人员应遵循医疗法规以及本院患者权利制度,提供一致性医疗照护服务。无论患者经济条件如何,医院均应提供一致性照护。因经济困难致就医中断者,根据财政部、民政部《城乡医疗救助基金管理办法》、国务院令第649号《社会救助暂行办法》等相关规定,医院制定患者欠费处理流程,以解决患者费用问题。

3. 医院通过公告及提供给患者书面资料等方式,让患者、家属了解患者权利内容。

4. 医生所执行的临床业务应符合医院授权规范,确保在相同疾病下,患者能够得到一致性的照护。

5. 在诊疗过程中,医务人员有责任向患者及家属详细说明诊疗计划、治疗原因、成功率、可能发生的并发症及危险、替代方案等;在进行侵入性检查及治疗时,必须在患者或其亲属或关系人知情并签署知情告知书的情况下方可实施医疗照护。

6. 医院所有员工应优先考虑患者权利,避免任何利益冲突。患者及其家属若有权利受损,应就具体事宜利用医院提供的渠道进行申诉。

7. 在患者及其家属提出寻求第三方意见需求时,医务人员应给予必要协助,且保证患者的照护不会受到影响。

七、流程图

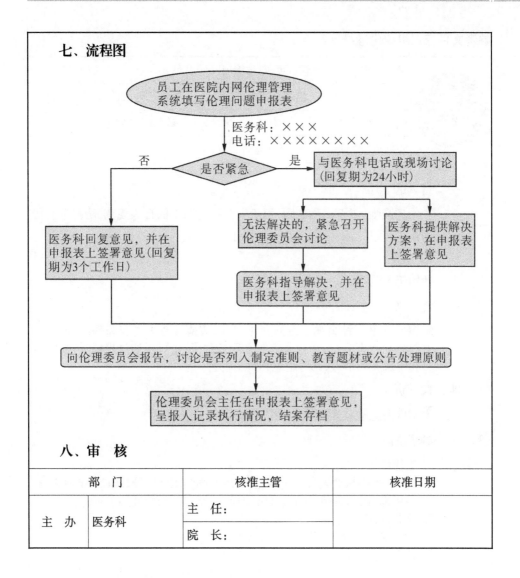

八、审　核

部　门		核准主管	核准日期
主　办	医务科	主　任：	
		院　长：	

参考文件三：《组织伦理准则》

类　　别	全院制度-行政管理	编　　号	G-1-53
名　　称	组织伦理准则	生效日期	20××-××-××
制定单位	×××	责任人	×××	修订日期	20××-××-××
定期更新	每一年	总页码	×	版　　本	第×版

一、目　的

本伦理准则(以下简称准则)用于说明医院职工的行为规范,防范不当行为发生。

二、范　围

适用于本院职工。

三、定　义

组织伦理是一种微观的道德文化,它以道德规范为内容和基础,可以通过舆论和教育方式,影响员工的心理和意识;也可以通过规章、习惯等成文和不成文的形式,调解组织和员工行为。

四、权　责

本制度由纪检监察室负责制定。

五、参考文献

1. 法律法规
《医疗机构从业人员行为规范》,卫办发〔2012〕45号,2012年6月26日卫生部、国家食品药品监督管理局、国家中医药管理局发布。
2. 评鉴条文
《JCI医院评审标准》(第5版),GLD.12。
3. 其他参考文献
　3.1　《里斯本患者权利宣言》,于1981年10月葡萄牙里斯本召开的世界医学大会上通过,于2005年10月智利圣地亚哥的会议上进行修订。
　3.2　《日内瓦宣言》,1948年世界医学会制定。

六、政　策

1. 组织伦理标准
　1.1　以符合伦理的行为履行职务
　　　本院职工在履行职务时,均应以符合诚实、正直、公平、正义、行善、关心、不伤害和尊重等伦理原则的方式,并且遵守本准则的各项规范。

与之相关的医院规章制度如下。

规　章	单位部门
《医疗机构从业人员行为规范》	国家卫生计生委
《患者及其家属的教育》	医院护理部
《患者的权利与义务》	医院医务科
《患者知情同意》	医院医务科
《一致性医疗制度》	医院医务科
《入院制度》	医院医务科
《转院制度》	医院医务科
《出院制度》	医院医务科
《患者就医制度》	医院门诊办公室
《岗位说明书制定制度》	医院人力资源部

1.2　避免利益冲突

　　1.2.1　本院职工应汇报其个人与本院有利益冲突的活动。利益冲突是指个人的利益可能妨碍本院利益,与本院利益的获得发生冲突。当本院员工的行为或利益将妨碍或损害其执行职务的客观性、独立性时,有可能导致本院的利益受损或者有可能带来专业服务品质的实质性下降。

　　1.2.2　员工应将有利益冲突或有利益冲突倾向的事件向院长汇报。其他人员则应以书面形式向其上级主管汇报任何已发生或已知潜在的利益冲突。院长就其有利益冲突倾向的事件,向上级主管局长汇报。

与之相关的规章制度如下。

规　章	单位部门
《卫生系统领导干部防止利益冲突的若干规定》	国家卫计委

1.3　医院的获利机会

本院职工不得利用本院的财产、信息或地位和职务的便利谋取私利或收受贿赂,同时不能为其私人利益而使用本院的财产或信息,更不得与本院恶性竞争。当有业务机会时,本院职工应尽力促成本院合法利益的取得。

与之相关的规章制度如下。

规　章	单位部门
《医疗卫生行风"九不准"规定》	国家卫计委
《关于严禁索要和收受"红包"的规定》	省卫计委

1.4　保守机密

除经合法披露者外,本院职工应对本院(包括本院患者或客户)的机密信息负保密义务。

与之相关的医院规章制度如下。

规　章	单位部门
《计算机网络信息安全管理制度》	医院信息科
《信息保密管理制度》	医院信息科
《医院信息系统权限管理制度》	医院信息科
《患者隐私保护与信息保密制度》	医院医务科
《病历的查阅、借调、复印制度》	医院病案统计室
《病历保存和信息安全制度》	医院信息科、病案统计室

1.5　遵守各项法律规章

本院职工均应遵守相关法律(包括《执业医师法》《侵权责任法》等)。

1.6　确保对外公布信息的正确性及透明度

除涉及党和国家秘密、公共安全、依法受到保护的商业秘密和个人隐私外,均按照有关规定及时予以公开,公开的主要内容包括医院基本信息、医疗服务信息、行业作风建设情况、收费信息及服务信息,由院务公开监督小组监督,确保信息的真实、全面、及时和合法。

与之相关的医院规章如下。

规　章	单位部门
《院务公开制度》	医院综合办

1.7　职工管理:

1.7.1　提供平等聘用的机会,对聘用的职工没有性别歧视和种族歧视。

1.7.2　保障职工的安全与健康,如提供舒适、安全、健康的工作环境(包含设施或管理)等。

1.7.3　对职工负有教育训练的责任,如在引进新技术或服务流程时,尽可能对原有作业的职工实施再训练。

与之相关的医院规章制度如下。

规　　章	单位部门
《员工招聘办法》	医院人力资源部
《职称晋升及专业技术职务聘任制度》	医院人力资源部
《员工健康与安全计划》	医院防保科
《暴力事件应急预案》	医院保卫科
《公用设施管理计划》	医院后勤保障部
《员工在职培训制度》	医院科教科
《外出进修管理办法》	医院科教科
《住院医师规范化培训管理制度》	医院科教科

 1.8 管理者道德：

  1.8.1 管理者决策的过程与结果均须符合组织伦理标准第1项内容所述的伦理原则(包含但不限)。

  1.8.2 管理者决策须尊重与保护个人的自由和权利。

  1.8.3 管理者应在法律规范下,公平、公正地实施与执行各项医院政策,使本院职工不因年龄、性别等差异而受到歧视。

2. 对于违反本准则的举报

 2.1 关于违反本准则的举报,由纪检监察室协调相关职能部门调查处理,并在与本院利益和法律义务不冲突的程度内保密。在调查时,本院职工应予以配合。

 2.2 举报受理科室:纪检监察室,电话为××××;可以来人、来电、来信或通过医院内网申报等方式举报。举报人可实名举报,也可匿名举报。实名举报的需在医院内网填写伦理问题申报表。

3. 禁止对善意检举的报复

 3.1 本院禁止对善意检举的职工进行报复,违反者将给予一定惩处。若本院职工因检举或协助调查而遭受报复的,应向伦理委员会检举。并在与本院利益与法律义务不冲突的程度内保密。

 3.2 本院职工在面对伦理困境(疑虑)或冲突时,报告错误行为或提出道德问题(包括与临床或运营问题相关的破坏性职工行为),本院将不予责罚,以构建允许自由讨论道德问题而无惧惩罚的环境。

4. 对于违反本准则的处罚

 4.1 全院职工如有下列行为视为则违反本准则:

  4.1.1 违反本准则或要求他人违反本准则。

  4.1.2 未举报已知违反本准则的事件。

  4.1.3 对于可能违反本准则的调查未予以配合。

4.1.4 报复举报违反本准则的本院职工。
4.2 所有违反准则的行为将由纪检监察室协调相关职能部门进行调查，并将调查结果上报伦理委员会，再依照医院规章制度进行处理。

与之相关的规章制度如下。

规　章	单位部门
《医疗机构从业人员行为规范》	国家卫计委
《医德考评实施方案》	医院纪检监察室
《职工奖惩条例》	医院综合办

5. 关于对本准则的疑问
本院职工应仔细阅读并了解本准则。未阅读或不了解本准则不能作为违反本准则的免责借口。本院职工对于依据本准则所规定的义务有任何疑问时，可咨询医院医学伦理委员会。

6. 准则修正
本准则的修订须经院长办公会议审议。本准则以文件形式公布。

七、流　程

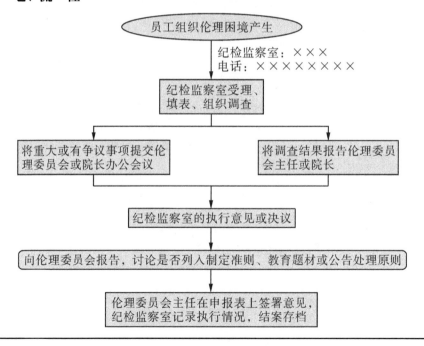

八、审 核			
部 门		核准主管	核准日期
主 办	纪检监察室	主 任:	
		院 长:	

参考文件四:《医学论文伦理审查制度》

类 别	全院制度-科教管理		编 号	I-1-17
名 称	医学论文伦理审查制度		生效日期	20××-××-××
制定单位	×××	责任人 ×××	修订日期	20××-××-××
定期更新	每一年	总页码 ×	版 本	第×版

一、目 的

为了更好地维护患者个人权益,保护其个人隐私,加强医学伦理道德建设,创建和谐的医患环境和宽松的科研环境,实现论文伦理审查工作的标准化。

二、范 围

全院任何涉及患者个人隐私的医学论文或资料。

三、定 义

无。

四、权 责

本制度由科教科负责制定。

五、参考文献

评鉴条文

1. 《三级综合医院评审标准实施细则》(2011年版),第四章"医疗质量安全管理与持续改进"(三、医疗技术管理)4.3.1.2、4.3.4。

2. 《JCI医院评审标准》(第5版),GLD.12。

六、政 策

1. 医院伦理委员会应对准备书写涉及患者个人隐私的医学论文实行伦理审核制度。

2. 所有涉及患者个人隐私的病案及一般资料的获取均需获得伦理委员会的同意。

3. 所有发表或汇报的医学数据均需符合相关的伦理道德制度,涉及患者个人隐私的姓名、详细住址、电话、肖像及身份证等资料非经患者本人(授权人)或法定监护人(针对未成年人)同意不得对外泄露;不得对患者的个人隐私进行不真实的改动,如因客观原因需进行适当调整须经由本人(授权人)或法定监护人同意(针对未成年人),特殊情况人员可由其直系或相近亲属同意。

七、流 程

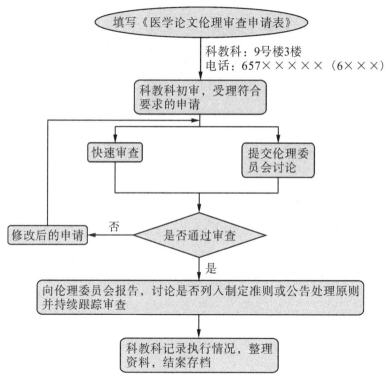

填写《医学论文伦理审查申请表》

科教科:9号楼3楼
电话:657×××××(6×××)

科教科初审,受理符合要求的申请

快速审查　　提交伦理委员会讨论

修改后的申请　否　是否通过审查　是

向伦理委员会报告,讨论是否列入制定准则或公告处理原则并持续跟踪审查

科教科记录执行情况,整理资料,结案存档

八、表单附件

1. 附 件

1.1 医学论文伦理审查申请表。

1.2 知情同意书。

九、审 核

部　门		核准主管	核准日期
主　办	科科科	主　任:	
		院　长:	

参考文件五:《患者的权利和义务》,见PFR.1。

参考文件六:《延迟诊疗告知制度》,见ACC.1.2。

参考文件七:《出院制度》,见ACC.4.3.2。

参考文件八:《转院制度》,见ACC.5.3。

标准　GLD.13/13.1

标准　GLD.13/13.1　医院领导建立、实施、监控和采取措施改善医院安全文化的行动。

标准解读　医院安全文化是员工个人和员工群体的价值观、态度、认知、能力和行为模式的体现,可以决定员工投身于医院健康和安全管理的态度和参与程度。医院若有正向的安全文化,可以看作具有相互信任的沟通基础,能使员工对安全的重要性达成共识以及对预防措施的效力有信心。

　　医院领导应建立并支持促进非惩罚和透明的医院安全文化,鼓励不良事件上报。应制定行为准则,确定和纠正不可接受的行为(零容忍事件)。应为医院的员工提供与医院安全文化相关的教育和信息,并明确如何识别和管理与医院安全文化相关的问题;应提供充足资源来促进和支持医院安全文化。

　　医院领导需使用诸如正式调查、小组讨论、员工面谈和数据分析等多种方法来定期评估安全文化。医院领导应鼓励团队合作,建立可以促进文化积极繁荣发展的结构、流程和项目。医院领导必须遏制医院各级工作人员(包括管理层、临床和行政人员、获得许可的独立从业者及管理机构成员)的不良行为。

参考文件:《质量促进和患者安全(文化)管理计划》(见QPS.1)。

标准 GLD.15

标准 GLD.15 当在医院内进行对人体受试者的研究时,应遵循法律法规和医院领导的指导。

标准解读 医院领导应认识到在保护医院承诺诊断和治疗患者的前提下,推动科学研究需要承诺水平和个人参与水平的提高,并且无论该研究的发起方是谁,均须充分认识到其保护患者的义务。

参考文件:《开展临床研究管理规定》

类　　别	全院制度-科教管理		编　　号	I-1-18
名　　称	开展临床研究管理规定		生效日期	20××-××-××
制定单位	×××	责任人　×××	修订日期	20××-××-××
定期更新	每一年	总页码　　×	版　　本	第×版

一、目　的

1. 规范临床研究的研究行为,保护人的生命和健康,维护人的尊严,尊重和保护患者的合法权益,促进涉及临床研究的健康发展。
2. 开展的临床研究必须符合科学和伦理要求。
3. 如发生与研究相关的损害,受试者可以获得治疗和相应的补偿。

二、范　围

1. 所有在医院内开展的临床研究。本院开展的临床研究仅限于数据和(或)标本采集类的非干预性研究。
2. 已获得卫生行政部门批准,其安全性、有效性确切且不涉及伦理问题的临床应用新技术不在本范围之列。
3. 本单位未开展的药物临床试验、医疗器械临床试验及体外诊断试剂临床试验等。

三、定　义

数据和(或)标本采集类的非干预性研究是指采用临床实践常规的非侵入性手段,收集生物学标本(如头发、指甲、唾液、痰液及血液等),或利用既往收集的材料(数据、文件、记录或标本),以及采用流行病学、社会学及管理学等方法收集、记录、引用、报告或贮存有关人的样本、医疗记录、行为、思想及意见等进行的研究活动。

四、权　责

管理权责:由科教科科长负责,由医务科科长协助。

流程相关人员职责如下。

部门名称	职称/职务	权　责
科教科	科长	临床研究管理
伦理委员会	主任委员 副主任委员 委员 秘书	科教科科长对拟开展的临床研究进行初审;初审后对需要进行伦理审查的项目进行伦理审查(会议或快速审查)
学术委员会	主任委员 副主任委员 委员 秘书	临床研究的科学性审查
外部机构:卫生行政部门和科技主管部门	相关部门负责人	对临床研究进行规范管理和监督检查,引导临床研究规范、有序开展

五、参考文献

1. 法律法规
   1.1 《医疗卫生机构开展临床研究项目的管理办法》,国卫医发〔2014〕80号,2014年10月16日发布实施。
   1.2 《中华人民共和国执业医师法》,中华人民共和国主席令第5号,1999年5月1日起实施。
   1.3 《中华人民共和国科学技术进步法》,中华人民共和国主席令第82号,2008年7月1日起实施。
2. 其他参考文献
   2.1 Ethics and Research on Human Subjects. International Guidelines (1993), CIOMS. in collaboration with WHO.
   2.2 Biomedical Research Ethics: Updating International Guidelines: A Consultation (2000年), CIOMS. in collaboration with WHO.

六、政　策

1. 开展临床研究的管理部门为科教科,责任人是科教科科长。

2. 临床研究的管理部门应有相应人员进行临床研究的管理工作。医院有开展临床研究的设备设施和具有一定规模的实验室。

3. 临床研究的上级管理部门制定临床研究的立项、实施、评估和应用等管理办法。

4. 伦理委员会对拟开展的临床研究进行科学和伦理审查。对于临床研究中的科学性问题,主要由伦理委员会具有医师资格且有相同或相关研究背景的委员进行科学性审查。若伦理委员会无上述相关研究背景的医生委员,经伦理委员会主任委员确认后,也可将研究项目的科学性问题提交医院学术委员会进行全面审查。

5. 临床研究的研究者应具备下列资格或条件:具有中级以上(含中级)专业技术职称或硕士以上(含硕士)学位和执业医师资格;具有研究方案中所要求的专业知识和经验;具有丰富经验或者能得到本单位有经验的研究者在学术上的指导;熟悉与临床研究有关的资料与文献;有权支配参与该项研究和使用该项研究所需设备的人员。

6. 医院必须对参加临床试验的受试者的权益给予充分保障,确保试验的科学性和可靠性,对受试者的权益、安全和健康的考虑必须高于对科学和社会利益。对发生与试验相关的损害或死亡的受试者,应承担其治疗费用及提供相应的经济补偿,医疗事故所致者除外。伦理委员会与知情同意书是保障受试者权益的主要措施。

七、审　核

部　门		核准主管	核准日期
主　办	科教科	科　长:	
		院　长:	
协　办	医务科	科　长:	

GLD.16/GLD.17/GLD.18

标准　GLD.16　应告知患者及家属如何参加涉及人体受试者的临床研究、临床调查或临床试验。

标准　GLD.17　患者和家属应了解选择参与临床研究、临床调查或临床试验的患者可获得何种保护。

标准　GLD.18　患者参与临床研究、临床调查或临床实验之前,应获得其知情同意。

标准解读　开展涉及人体受试的临床研究、临床调查或临床试验的医院,应向患者和家属提供相关信息以告知其如何参加与患者治疗需求相关的活动。应告知患者他们可以拒绝参与或中途退出,且这不会影响其接受医院提供的服务。当要求患者参与时,需向其提供可作为其决策依据的信息。这些信息包括:预期效益;潜在的不适和风险;对其有所帮助的替代选择;必须遵守的程序。为协助制定参与临床研究、临床调查或临床试验的决策,医院应告知患者及其家属的内容包括:研究本身内容和患者在研究中担任的角色;相关风险和患者可获得的好处;患者有权在参与研究的过程中选择退出;患者有要求保证信息的机密性和安全性的权利;需征得患者参与研究的同意。当患者和家属决定参与临床研究、临床调查或临床试验时,可认为已经获得其知情同意。在决定参与时医院所提供的信息应作为知情同意的基础。病历中应注明提供信息和获得知情同意的个人。医院需清楚保障患者的健康是其首要责任。

参考文件:《开展临床研究知情同意书规定》

	类 别	全院制度-科教管理	编 号	I-1-17
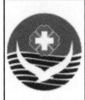	名 称	开展临床研究知情同意书规定	生效日期	20××-××-××
	制定单位	×××	责任人	×××	修订日期	20××-××-××
	定期更新	每一年	总页码	×	版 本	第×版

一、目 的

1. 当患者被邀参加研究时,必须告知以下的信息,并让其有充分的时间考虑是否愿意参加研究。这些信息包括为什么要进行这项研究?将有多少人参与这项研究?本研究包括哪些内容?这项研究会持续多久?参加本项研究的风险/获益是什么?是否一定要参加并完成本项研究?参加研究的费用和补偿是什么?参加该项研究是否可获得报酬?发生相关伤害的处理?我的信息会被保密吗?如果我有问题,该与谁联系?

2. 当患者决定参与临床研究时,所提供的有关详细情况即是知情同意的一部分。

3. 将所提供的有关详细情况和获得知情同意的过程记录在病历中。

二、范 围

1. 所有在医院内开展的临床研究。本院开展的临床研究仅限于数据和(或)标本采集类的非干预性研究。

2. 已获得卫生行政部门批准,其安全性、有效性确切且不涉及伦理问题的临床应用新技术不在本范围之列。

3. 本单位未开展的药物临床试验、医疗器械临床试验及体外诊断试剂临床试验等。

三、定 义

1. 数据和(或)标本采集类的非干预性研究:采用临床实践常规的非侵入性手段,收集生物学标本(如头发、指甲、唾液、痰液及血液等),或利用既往收集的材料(数据、文件、记录或标本),以及采用流行病学、社会学及管理学等方法收集、记录、引用、报告或贮存的有关人的样本、医疗记录、行为、思想及意见等进行的研究活动。

2. 知情同意:向患者/受试者告知一项研究项目的各方面情况后,患者/受试者自愿确认其同意参加该项研究的过程,须有签名和注明日期的知情同意书作为文件证明。

3. 知情同意书:每位患者/受试者表示自愿参加某项研究的文件证明。

四、权 责

管理权责:由科教科科长负责,由医务科科长协助。

相关人员职责如下。

部门名称	职称/职务	权　责
科教科	科长	研究项目管理
伦理委员会	主任委员 副主任委员 委员 秘书	科教科科长对拟开展的研究项目进行初审；初审后对需要进行伦理审查的项目进行伦理审查
外部机构：卫生行政部门和科技主管部门	相关部门负责人	对研究项目进行规范管理和监督检查，引导研究项目规范、有序地开展

五、参考文献

1. 法律法规
   1.1 《医疗卫生机构开展临床研究项目的管理办法》，国卫医发〔2014〕80号，2014年10月16日发布实施。
   1.2 《中华人民共和国执业医师法》，中华人民共和国主席令第5号，1999年5月1日起实施。
   1.3 《涉及人的生物医学研究伦理审查办法（试行）》（2007年），卫科教发〔2007〕17号，2007年3月26日发布实施。
2. 评鉴条文
   《JCI医院评审标准》（第5版），GLD.16、GLD.17和GLD.18。
3. 其他参考文献
   3.1 DECLARATION OF HELSINKI—Ethical Principles for Medical Research Involving Human Subjects, The World Medical Association.
   3.2 Ethics and Research on Human Subjects. International Guidelines (1993), CIOMS. in collaboration with WHO.
   3.3 Biomedical Research Ethics: Updating International Guidelines: A Consultation（2000年）, CIOMS. in collaboration with WHO.

六、政　策

1. 研究者或其指定的代表必须确认患者，并向患者和家属说明有关项目的详细情况。
2. 需告知的事项包括以下几个方面。
   2.1 为什么要进行这项研究？
   2.2 将有多少人参与这项研究？
   2.3 本研究包括哪些内容？
   2.4 这项研究会持续多久？
   2.5 参加本项研究的风险/获益是什么？

2.6　是否一定要参加并完成本项研究?

2.7　参加研究的费用和补偿是什么?

2.8　参加该项研究是否可获得报酬?

2.9　发生相关伤害如何处理?

2.10　我的信息会被保密吗?

2.11　如果我有问题,该与谁联系?

3. 在患者决定参加研究之前,研究者或其指定的代表应取得患者的知情同意书。

4. 由患者或其法定代理人在知情同意书上签字并注明日期,执行知情同意过程的研究者也需在知情同意书上签署姓名和注明日期。

5. 知情同意的过程如下。

5.1　知情同意应符合完全告知、充分理解、自主选择的原则。

5.2　知情同意的表述应通俗易懂,适合该参与对象群体的理解水平。

5.3　对如何获得知情同意有详细的描述,包括明确由谁负责获取知情同意,以及签署知情同意书的规定。

5.4　在研究过程中听取并答复患者或其法人代表的疑问和意见的规定。

6. 应将患者签名同意书记录在患者的病历中,并注明日期。

七、流　程

1. 知情同意流程图

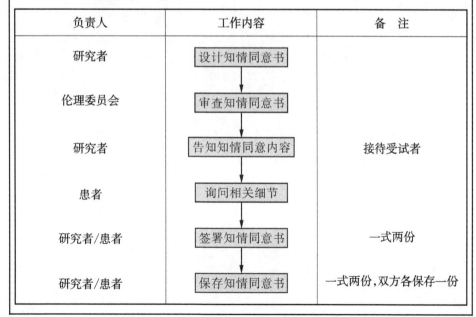

负责人	工作内容	备　注
研究者	设计知情同意书	
伦理委员会	审查知情同意书	
研究者	告知知情同意内容	接待受试者
患者	询问相关细节	
研究者/患者	签署知情同意书	一式两份
研究者/患者	保存知情同意书	一式两份,双方各保存一份

八、表单附件

1. 附 件

1.1 知情同意书模板。

1.2 免除知情同意的情形。

九、审 核

部 门		核准主管	核准日期
主 办	科教科	科 长：	
		院 长：	
协 办	医务科	科 长：	

标准 GLD.19

标准 GLD.19 医院设立委员会或采取其他方式来监督医院中涉及人体受试者的所有研究。

标准解读 医院在开展涉及人体受试者的临床研究、临床调查或临床试验时，应建立负责监督医院内所有此类活动的委员会或其他机构［如医院特定或公共的审查委员会(IRB)］。医院应制定监督活动的目标陈述。监督活动包括所有研究协议的审查流程、权衡受试者的相关风险和利益的流程，以及有关确保研究信息机密性和安全性的流程。

参考文件：《开展临床研究的伦理审查步骤和程序》

	类　　别	全院制度-科教管理	编　　号	I-1-19
	名　　称	开展临床研究的伦理审查步骤和程序	生效日期	20××-××-××
	制定单位	×××　责任人　×××	修订日期	20××-××-××
	定期更新	每一年　总页码　×	版　　本	第×版

一、目 的

1. 医院应设立机构内部审查委员会——伦理委员会，负责审查医院内开展的临床研究。
2. 伦理委员会应有从事医药相关专业人员、非医药专业人员和法律专家等人员，由7～19人组成，并有不同性别的委员。
3. 伦理审查包括：审查研究方案，维护和保护患者的尊严和权益；确保研究不会将患者暴露于不合理的危险之中；同时对已批准的研究进行监督和检查，及时处理患者的投诉和不良事件。
4. 伦理委员会主要承担伦理审查、政策建议、咨询和培训任务，对所在机构中涉及人的临床研究和相关技术应用活动进行伦理审查和全过程监督。

5. 伦理委员会建立相关工作程序和审查方法。

二、范 围

1. 所有在医院内开展的临床研究。本院开展的临床研究仅限于数据和（或）标本采集类的非干预性研究。
2. 已获得卫生行政部门批准,其安全性、有效性确切且不涉及伦理问题的临床应用新技术不在本范围之列。
3. 本单位未开展的药物临床试验、医疗器械临床试验及体外诊断试剂临床试验等。

三、定 义

1. 数据和（或）标本采集类的非干预性研究指采用临床实践常规的非侵入性手段,收集生物学标本（如头发、指甲、唾液、痰液及血液等）,或利用既往收集的材料（数据、文件、记录或标本）,以及采用流行病学、社会学及管理学等方法收集、记录、引用、报告或贮存的有关人的样本、医疗记录、行为、思想及意见等进行的研究活动。
2. 伦理委员会是由从事医药相关的专业人员、非医药专业人员及法律专家等人员组成的独立组织。

四、权 责

管理权责:由科教科科长负责,医务科科长协助。

相关人员职责。

部门名称	职称/职务	权 责
科教科	科长	研究项目管理
伦理委员会	主任委员 副主任委员 委员 秘书	科教科科长对拟开展的研究项目进行初审;初审后对需要进行伦理审查的项目进行伦理审查
学术委员会	主任委员 副主任委员 委员 秘书	研究项目的科学性审查
外部机构:卫生行政部门和科技主管部门	相关部门负责人	对研究项目进行规范管理和监督检查,引导研究项目规范、有序地开展

五、参考文献

1. 法律法规
   1.1 《医疗卫生机构开展临床研究项目的管理办法》,国卫医发〔2014〕80号,2014年10月16日发布实施。

1.2 《执业医师法》,中华人民共和国主席令第5号,1999年5月1日起实施。

1.3 《涉及人的生物医学研究伦理审查办法(试行)》(2007年),卫科教发〔2007〕17号,2007年3月26日发布实施。

2. 评鉴条文

《JCI医院评审标准》(第5版),GLD.19。

3. 其他参考文献

3.1 DECLARATION OF HELSINKI—Ethical Principles for Medical Research Involving Human Subjects, The World Medical Association.

3.2 Ethics and Research on Human Subjects. International Guidelines (1993), CIOMS.in collaboration with WHO.

3.3 Biomedical Research Ethics: Updating International Guidelines: A Consultation(2000年), CIOMS.in collaboration with WHO.

六、政　策

1. 医院建立伦理委员会以审查在医院内进行的所有临床研究。

2. 伦理委员会应遵循伦理基本原则,对拟开展的临床研究(研究方案和知情同意书)进行伦理审查,并指导实施知情同意过程。

3. 凡需提交会议审查的事项,由申请者呈报科教科,科教科提交伦理委员会秘书。会议的议题事前由伦理委员会主任、副主任商议确定。

4. 提交伦理委员会讨论/审查的议案,伦理委员会主任委员认为有必要时,可由其或者其指定1名或几名主审委员提出初审意见后交全体会议审议。

5. 对于预期损害或不适的发生概率和程度不超过受试者日常生活或者常规治疗可能发生的概率和程度的项目(即小于最低风险的项目),伦理委员会主任委员可由其或者由其指定几名委员(不少于3名,并至少有1名医药专业人员、1名非医药专业人员和1名非机构内人员)进行快速审查。

6. 对于临床研究的科学性问题,主要由伦理委员会具有医师资格且有相同或相关研究领域的委员进行科学性审查。若伦理委员会无上述相关研究背景的储备委员,经伦理委员会主任委员确认后,也可将研究项目的科学性提交医院学术委员会进行全面审查。

七、流　程

1. 初审流程图

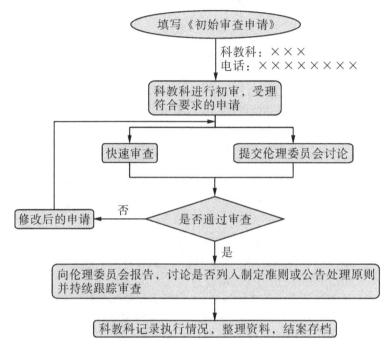

2. 伦理委员会会议审查流程

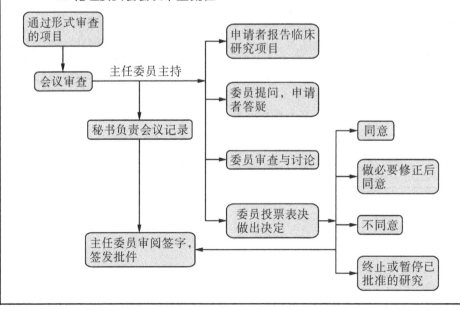

八、表单附件

    1. 附 件

        1.1 临床研究伦理审查办法。

        1.2 快速审查的标准。

        1.3 初始审查申请表。

        1.4 修正案审查申请表。

        1.5 研究进展报告。

        1.6 暂停/终止研究报告。

        1.7 研究完成报告。

九、审 核

部　门		核准主管	核准日期
主　办	科教科	科　长：	
		院　长：	
协　办	医务科	科　长：	

第十四章　设施管理与安全(FMS)

设施管理与安全(FMS)文件

标　准		英文(是/否)	文件名称
FMS.2	医院应制订和维护书面计划,针对患者、家属、探视者和员工可能面临的风险阐明相关的管理流程	是	安全与保卫管理计划
			有害物质管理计划
			医院紧急应变管理计划
			消防安全管理计划
			医疗器械管理计划
			公用设施管理计划
FMS.4	医院应规划和实施一个项目,通过检查和规划来提供安全的硬件设施,从而降低风险	否	安全与保卫管理计划
			公共设施设备检查维修制度
			用电安全管理制度
			医院保洁管理制度
			医院施工管理作业程序
			告知施工方安全卫生管理准则
			动火许可证管理制度

续　表

标　准		英文 (是/否)	文件名称
FMS.4.1	医院应制定制度并实施一个项目,为患者、家属、员工和探视者提供安全可靠的环境	否	安全与保卫管理计划
			门禁管理制度
			门锁管理制度
			患者财物代管制度
			交通和停车管理制度
			视频监控系统管理制度
			探视、陪伴管理制度
			身份识别与员工胸牌管理规定
			保卫科工作制度
			安保管理制度
			电焊、气焊安全使用管理制度
FMS.5	医院应针对有害物质的盘点、处理、存放和使用制订相应计划	否	有害物质管理计划
			危险化学品管理制度
			废弃物管理制度
			化学药品管理制度
FMS.5.1	医院应针对有害物质的控制和处置制订相应计划	否	有害物质管理计划
			危险化学品管理制度
			废弃物管理制度
			化学药品管理制度
			安全防护具及紧急应变器材管理制度

续　表

标　准		英文 (是/否)	文件名称
FMS.6	医院制定、测试和维护应急管理项目,以应对可能在社区发生的突发事件、流行病、自然灾害或其他灾害	否	医院紧急应变管理计划
			前瞻性风险管理计划
			灾害脆弱性分析报告
			医院紧急应变处理规范
			暴力事件应急预案
			火灾应急预案
			停电突发事件应急预案
			新发传染病应急预案
			急诊科大量伤员应急预案
			有害物质泄漏应急预案
			台风应急预案
			停水突发事件应急预案
			停气突发事件应急预案
			婴儿失窃应急预案
			水污染应急预案
			信息系统宕机应急预案
			孤立运作计划
			院外重大事故现场灾害应急预案
FMS.7	医院应制定和实施相应的方案,在设施中预防、早期检测、扑救、消除火灾以及提供安全出口,以应对火灾和非火灾突发事件	否	消防安全管理计划
			消防管理制度
			火灾应急预案
FMS.7.1	医院要定期检查火灾和烟雾安全方案,包括任何与早期检测、扑救相关的设备,并记录检测结果	否	消防安全管理计划
			消防管理制度
			火灾应急预案

标　准		英文 (是/否)	文件名称
FMS.7.2	消防安全方案应包括吸烟限制,仅允许员工和患者在指定的非治疗区域吸烟	否	禁烟制度
FMS.8	医院应规划和实施一项方案,用于检查、测试和维护医疗器械并记录结果	否	医疗器械管理计划
			医疗设备管理制度
			医疗器械召回程序/医疗设备风险评估作业程序
			巡检及预防性保养制度
			医疗设备及卫生材料供应链管理作业程序
			医疗设备安全操作使用管理制度
FMS.8.1	医院应配备用于检测医疗器械危险警报、召回可报告事件、问题和故障并采取相应措施的系统	否	医疗器械管理计划
			医疗器械不良事件监测和报告制度
			医疗器械召回程序
			医疗设备报修/维修程序

标准　FMS.2

标准　FMS.2　医院应制订和维护书面计划,针对患者、家属、探视者和员工可能面临的风险阐明相关的管理流程。

标准解读　应对患者治疗环境中的风险进行管理,并且需要就员工的工作环境来制定计划。医院应制定一项总计划或多项分计划,涵盖以下几个方面的内容。

(1)安全与保卫:

安全:医院的建筑物、地面和设备不会给患者、员工和探视者造成伤害或带来风险的程度。

保卫:防止丢失、破坏、篡改或未经授权进入或使用的保护手段。

(2)有害物质:放射性及其他物质的处理、存放和使用应得到控制,有害废弃物要得到安全处置。

(3)应急管理:制定应对流行病、灾难和突发事件的计划并能有效实施。

(4)消防安全:保护财产和人员远离烟火。

(5)医疗技术:应能降低技术的选择、使用和维护风险。

(6)公用系统:维护电、水及其他公用系统,将运行故障的发生风险降到最低。

这些计划应以书面的形式记录并不断更新,以体现医院环境中的当前或近期状况。应具备对这些计划进行审查和更新的流程。如果医院要在调查的医疗场所中设有非医疗实体(如独立的咖啡店或者礼品店),那么医院有义务确保这些独立实体能遵守设施管理及安全计划。

参考文件一：《安全与保卫管理计划》

类　　别	全院计划	编　　号	O-1-10
名　　称	安全与保卫管理计划	生效日期	20××-××-××
制定单位	×××　责任人　×××	修订日期	20××-××-××
定期更新	每一年　总页码　×	版　　本	第×版

一、标　准

1. 医院应制订和维护书面计划，针对患者、家属、探视者和员工可能面临的风险阐明相关的管理流程。（FMS.2）
2. 医院应规划和实施一个项目，通过检查和规划来提供安全的硬件设施，以降低风险。（FMS.4）
3. 医院应规划和实施一个项目，为患者、家属、员工和探视者提供安全可靠的环境。（FMS.4.1）
4. 根据设施检查结果和相关法律法规的要求，医院应制定用于升级或更换关键系统、建筑物或组成部分的计划和预算。（FMS.4.2）

二、目　的

1. 确保医院大楼地面设备系统对于本院人员没有使用上的危害。
2. 降低公共设施设备故障意外的发生率。
3. 提高公共设施设备的妥善率。
4. 保证患者、家属、访客和工作人员的环境安全与人身安全。
5. 确保工作人员具备专业证照及专业程度。

三、范　围

适用范围：全院。

四、定　义

1. 安全：医院的建筑物、地面和设备不会给患者、员工和探视者造成伤害或带来风险的程度。
2. 保卫：防止丢失、破坏、篡改或未经授权进入或使用的保护手段。

五、权　责

本计划制订、修改及废止均由后勤保障部提出，经设施管理与安全委员会审核实施。

六、参考文献

1. 法律法规
   1.1 《中华人民共和国建筑法》，主席令第46号，2011年4月22日第十一届全国人大常委会第二十次会议修正，2011年7月1日起施行。

1.2 《中华人民共和国安全生产法》,主席令第13号,2014年8月31日第十二届全国人民代表大会常务委员会第十次会议通过,全国人民代表大会常务委员会修正,2014年12月1日起施行。

1.3 《中华人民共和国电力法》,主席令24号,2015年4月24日第十二届全国人民代表大会常务委员会第十四次会议修正,自公布之日起施行。

1.4 《中华人民共和国水法》,主席令第74号,2002年8月29日第九届全国人民代表大会常务委员会第二十九次会议修正,2002年10月1日起施行。

1.5 《中华人民共和国防洪法》,主席令第23号,2015年4月24日第十二届全国人民代表大会常务委员会第十四次会议修正,自公布之日起施行。

1.6 《中华人民共和国节约能源法》,主席令第48号,2016年7月2日第十二届全国人民代表大会常务委员会第二十一次会议修正,2016年9月1日起施行。

1.7 《中华人民共和国环境保护法》,主席令第9号,2014年4月24日第十二届全国人民代表大会常务委员会第八次会议修订通过,2015年1月1日起施行。

1.8 《中华人民共和国固体废物污染环境防治法》,主席令第23号,2015年4月24日第十二届全国人民代表大会常务委员会第十四次会议修订,自公布之日起施行。

1.9 《城镇燃气管理条例》,国务院令第583号,2011年3月1日起施行。

1.10 《特种设备安全管理条例》,国务院令第549号,2009年5月1日起施行。

1.11 《特种设备作业人员监督管理办法》,国家质量监督检验检疫总局令第140号,2011年7月1日起施行。

1.12 《浙江省特种设备安全管理条例》,浙江省人民代表大会常务委员会公告第11号,2013年12月19日浙江省第十二届人民代表大会常务委员会第七次会议修正,自公布之日起施行。

1.13 《建设项目环境保护管理条例》,国务院令第253号,1998年11月29日起施行。

1.14 《中华人民共和国治安管理处罚法》,主席令第67号,2012年10月26日十一届全国人大常委会第二十九次会议通过修正,2013年1月1日起施行。

1.15 《浙江省社会治安综合治理条例》,浙江省第九届人民代表大会常务委员会公告第78号,2003年1月1日起施行。

2. 评鉴条文

2.1 《JCI医院评审标准》(第5版),FMS.4、FMS.4.1和FMS.4.2。

2.2 《三级综合医院评审标准实施细则》(2011版),第六章“医院管理”(八、后勤保障管理)6.8.5和6.8.6。

3. 其他参考文献

 3.1　《气瓶颜色标志色卡》,GB 7144—1999,2000年1月1日起实施。

 3.2　《饮食业油烟排放标准》,GB 18483—2001,2002年1月1日起实施。

 3.3　《综合医院建筑设计规范》,GB 51039—2014,2015年8月1日起实施。

 3.4　《安全防范工程技术规范》,GB 50348—2004,2004年12月1日起实施。

 3.5　《医院空气净化管理规范》,WS/T 368—2012,2002年8月1日起实施。

 3.6　《公共设施设备检查维修制度》。

 3.7　《用电安全管理制度》。

 3.8　《门禁管理制度》。

 3.9　《门锁管理制度》。

 3.10　《公用轮椅、平车借用制度》。

 3.11　《患者财物代管制度》。

 3.12　《交通和停车管理制度》。

 3.13　《视频监控系统管理制度》。

 3.14　《医院保洁管理制度》。

 3.15　《消防管理制度》。

 3.16　《安保管理制度》。

 3.17　《电焊气焊安全使用管理制度》。

 3.18　《暴力事件应急预案》。

 3.19　《婴儿失窃应急预案》。

 3.20　《急诊科大量伤员应急预案》。

七、计划发展

1. 风险评估

 1.1　为保证医院设施设备管理符合风险管理的要求,根据《前瞻性风险管理计划》确认潜在风险并予以改善。对于鉴别出来的各项危害项目,依发生频率、事故严重性的影响范围,按评分表予以客观评核。

 1.2　依据HVA分析报告,评估预测本院设施设备相关风险事项,并且依据管理80/20法则,将风险排序前20%的,作为年度优先改善重点事项(排序在前20%且风险积分＞60%者,需规划预案,且需要执行演习;排序在前20%～40%且风险积分＞40%者,需要制定预案)。经评估可发现,人为风险方面,以暴力袭击与婴儿失窃为高风险事项。

2. 降低风险策略

 2.1　预防如下。

  2.1.1　依据《公共设施设备检查维修制度》,执行全院建筑物与设施设备安全检查。若在检修过程中或现场使用中发现设施被损坏,依据本制度进行报修。(该制度内容包含检查频率与报修作业程序)

      2.1.2　依据《安保管理制度》,执行全院安全维护。

      2.1.3　依据《门禁管理制度》,落实执行门禁管理。

      2.1.4　依据《医院施工管理作业程序》,落实执行施工安全管理。

2.2　关于安全与保卫的年度预算计划,依据后勤设施设备来改善年度预算执行。

2.3　应变如下。

      2.3.1　紧急事件处理:当发生重大风险事件时,应立即启动相应紧急事件应急预案。执行计划与预案依据医院紧急应变管理计划和设施设备与安全计划办理。

      2.3.2　应急预案:为防范突发事件对医院所造成的伤害,制定如下相应应急预案。

        a　暴力事件应急预案。

        b　医院信息系统宕机应急预案。

        c　电梯意外事件应急预案。

        d　婴儿失窃应急预案。

        e　急诊科大量伤员应急预案。

3. 目　标

年度计划目标依据前一年计划执行结果拟定,内容如下。

3.1　当月设施设备修缮完成率的平均值达到×以上。

3.2　设施设备查检完成率达到×%以上。

3.3　依据2015年度灾害脆弱度分析执行预防性改善计划。

      3.3.1　提高用电安全,更换高风险区域(宿舍楼)电缆线。

      3.3.2　在大楼高风险区域增加防跳楼安全网。

      3.3.3　提升锅炉使用的安全性,改善锅炉标准作业程序,监测药剂(磷酸三钠、氢氧化钠)投放落实度。

      3.3.4　改善电梯安全性,计划更换门诊大楼×台电梯,降低电梯困人或故障发生的次数。2014年全年平均每台电梯故障发生次数为×次/(月·台),2015年平均每台电梯故障发生次数降为×次/(月·台)(分子:全院2015年电梯故障发生总次数;分母:全院电梯总数)。

      3.3.5　在全院公共区域厕所装设急救铃。

      3.3.6　在落实施工前,进行安全评估;施工中持续检查。完成率达×%。

      3.3.7　安保服务满意度,每月评值≥×分。

      3.3.8　每日保安巡查完成率达到×%。

      3.3.9　保安业务知识培训,每年至少×次。

      3.3.10　暴力事件应变教育训练,每年至少×次。

八、组织与流程

1. 组织架构

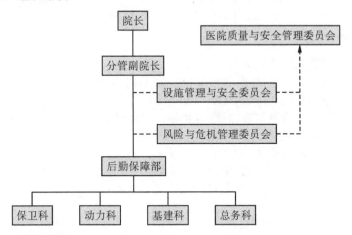

2. 岗位职责

2.1　院长:审核年度计划及执行情况。

2.2　医院质量与安全管理委员会:负责确认每年度设施设备安全与管理计划。

2.3　分管副院长权责如下。

　　a　审核年度计划与执行情况。

　　b　每季度向医院质量与安全管理委员会汇报公用设施设备安全的工作情况、风险评估情况及改进项目。

2.4　设施管理与安全委员会:审核医院设施设备管理与安全相关制度和设施设备管理计划,并监督与核查,确保设施设备与安全计划的有效落实。

2.5　后勤保障部:负责制订设施设备与安全计划,并负责监督管理动力科、总务科、基建科和保卫科四个部门,开展全院有关服务、安全保障以及应急支援,并处理各项行政业务。

　　a　动力科:负责医院电、水、医用气体、空调、锅炉及电梯等设备维护,以及各项设施设备扩展、更换工程的开展和监督;设施设备的巡检及计划拟订;外包单位维保工作按计划开展。

　　b　总务科:负责全院清洁卫生、地面保养、收集废物和为患者提供饮水;供应印刷品、五金、电脑耗材、办公用品及被服等物资;管理全院固定资产;为全院员工、患者提供就餐;全院污水处理工作;全院工作服、手术布类、患者被服、窗(床)帘、擦手小毛巾的收发和洗涤质量监督。

　　c　基建科:建设项目的立项审批、征地拆迁、招标投标、施工管理、资料归档及竣工验收结算。

d 保卫科:负责监督保安人员巡视院内安全、疏导院内道路交通、全院门锁钥匙管理、监控设施及应急情况下保安人员的调度等各项工作;负责消防安全管理、车辆监督管理、检查安全设施及制订培训安全管理计划。

九、教育训练

1. 新进人员教育训练

培训内容包括:医院整体环境介绍,院内感染管制从业相关法规介绍,动力系统介绍,医院基础安全知识,消防训练,危机处理原则,加强员工治安安全宣教力度,对新职工上岗前进行治安岗前培训,掌握基本治安防盗措施,提高员工安全意识。

2. 全院员工教育

2.1 各类公用设施操作使用、供应与中断。

2.2 管理教育培训。

3. 教育训练目标

3.1 暴力演练:≥×次/年。

3.2 婴儿失窃演练:≥×次/年。

3.3 消防专业知识培训:每年每人一次,授课率达×%。

3.4 保安业务知识培训:每季度一次,以提高保安业务水平及专业技能,完成率达×%。

4. 后勤科室内部教育训练

4.1 职前训练:新进员工应接受×小时训练课程,内容包括医院公用设施、设备巡查、设备维护、设备位置、岗位职责、修缮标准及应变处理等,并有相应考核。

4.2 年度训练:

4.2.1 保卫科每人每季执行1小时内部教育训练,并有签到记录。

4.2.2 每年参与院内科教科安排的教育训练内容。

4.3 外部人员教育训练:依据《外包人员工作规范》,管理外包工作人员身份,并要求外包商依据本院要求对外包人员进行院内工作规范培训。

5. 2015年院内教育训练与演习计划表

5.1 教育训练课程:

月份 课程名称	1	2	3	4	5	6	7	8	9	10	11	12
用电安全教育								√	√	√		
消防知识培训		√	√	√	√	√	√	√	√	√	√	√
外包人员消防卫生知识考核							√					

(其中,消防知识培训、演习计划安排:2—9月,临床科室门急诊;10—11月,医技科室;12月,行政后勤科室、外包单位。)

5.2　实地演练：

演练名称＼月份	1	2	3	4	5	6	7	8	9	10	11	12
婴儿失窃演练					✓							
急诊暴力演练							✓					✓

十、质量管理

1. 本院后勤保障部各科室依据各工作区域、组件查检表,制定检查频率,详细记录内容,定期送后勤保障部存查报告。
2. 为完善本院后勤保障部质量管理,除了对各项设施设备保养频率开展监测外,亦制定监测指标,每季度送至设施管理与安全委员会,并做报告总结;如有异常,则送医院质量与安全管理委员会审核。

控制重点/指标	衡量、验证、监督、改善
当月设施设备维修完成率	分子/分母:每月维修完成率之和/月数之和 目标值:
每月设施设备查检完成率	分子/分母:实际检查月数/计划检查月数 目标值:
安保服务满意度	分子/分母:个数之和/月数 目标值:
每日保安巡查完成率	分子/分母:巡查次数/巡查总数 目标值:
保安业务知识培训完成率	分子/分母:实际培训次数/总培训次数 目标值:
暴力事件应变教育完成率	分子/分母:实际演练次数/计划演练次数 目标值:

十一、审　核

部　门		核准主管	核准日期
主　办	设施管理与安全委员会	主　任:	
		院　长:	

参考文件二:《有害物质管理计划》

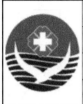

类　　别	全院计划		编　　号	O-1-11
名　　称	有害物质管理计划		生效日期	20××-××-××
制定单位	×××	责任人　×××	修订日期	20××-××-××
定期更新	每一年	总页码　×	版　　本	第×版

一、标　准

1. 医院应制订和实施书面计划,针对患者、家属、来访者和员工可能面临的风险阐明相关的管理流程。(FMS.2)
2. 医院应针对有害物质的盘点、处理、存放和使用制订相应计划。(FMS.5)
3. 医院应针对有害物质的控制和处置制订相应计划。(FMS.5.1)

二、目　的

保障员工与患者的安全,预防和减少安全事故,消除或降低在使用、处置有害物质过程中的潜在危险。

三、范　围

适用范围:全院所有科室和部门。

四、定　义

1. 有害物质是指人类在生产条件下或日常生活中所接触的,能引起疾病或使健康状况下降的物质。有害物质可以分为以下三类。
   1.1 危险化学品:是指具有毒害、腐蚀、爆炸、燃烧及助燃等性质,对人体、设施和环境具有危害的剧毒化学品和其他化学品。
   1.2 化疗药物:是指具有基因毒性/细胞毒性的药物,具有杀死或阻止特定细胞生长的性能,被应用于对抗癌症的化学疗法中。
   1.3 废弃物:是指在生产、生活和其他社会活动中产生的,在一定时间和空间范围内基本或者完全失去使用价值,无法回收和利用的排放物。
2. 废弃物在我院共分为三大类。
   2.1 一般性事业废弃物:生活垃圾。
   2.2 医疗废弃物:
      2.2.1 感染性废弃物。
      2.2.2 病理性和解剖性废弃物。
      2.2.3 尖锐性废弃物。
      2.2.4 基因毒性废弃物。
      2.2.5 药品废弃物。
   2.3 化学性废弃物:至少含有毒性、腐蚀性、易燃性、易反应性(爆炸、与水反应、对震动敏感)等特性中的一种。

五、权　责

由医院设施管理与安全委员会制订有害物质管理计划,每年对该计划实施的有效性进行一次评估。评估的内容包括相关制度的更新,重大事件,意外事件,对存在危害患者、来访者或员工安全的隐患采取的措施及其有效性。

六、参考文献

1. 法律法规
   1.1 《危险化学品安全管理条例》,国务院令第591号,2011年12月1日起实施。
   1.2 《医疗废物管理条例》,国务院令第380号,2003年6月16日起实施。
2. 评鉴条文
   1.1 《JCI医院评审标准》(第5版),FMS.2、FMS.5和FMS.5.1。
   1.2 《三级综合医院评审标准实施细则》(2011版),第六章"医院服务"(八、后勤保障管理)6.8.7.3。
3. 其他参考文献
   联合国《全球化学品统一分类和标签制度》,2014年12月4日更新。

七、计划发展

1. 对危险化学品的管理,依据《危险化学品管理制度》开展管理。
2. 对化疗药物的管理,依据药学部《化疗药物管理制度》开展管理。
3. 对废弃物的管理,依据后勤保障部《废弃物管理制度》开展管理。
4. 应变计划:本院安全防护具及紧急应变器材由防保科批准后购置,放置于各护理站、检验科、静脉配制中心、废弃物回收贮存及供应中心等处,用于员工个人防护和有害物质泄漏时应急使用。具体参照《有害物质泄漏应急预案》和《安全防护具及紧急应变器材管理制度》。

八、组织与流程

1. 组织架构

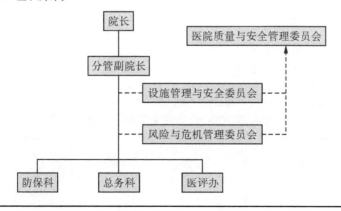

2. 岗位职责

科　室	管理职责
总务科	1. 化学废弃物回收,交由宁波枫林特种废弃物处理有限公司处理 2. 医疗废弃物回收与暂存
药剂科	1. 化疗药物购买、使用、存储管理(药库存储) 2. 化疗药物配置、使用 3. 过期药品交由总务科处理
防保科	1. 审批由科室领用的有害物质,核对出入库量,及时更新有害物质清单 2. 根据清单对各科室有害物质的使用、储存和处理进行检查 3. 对各有害物质使用科室相关规章制度及落实的检查 4. 对全院洗眼器、淋浴器及溢出包等防护设备进行检查 5. 对员工有害物质和废弃物知识开展培训 6. 制定SDS及有害物质标识,提供给各单位进行张贴
医评办	1. 汇总整理有害物质泄漏等不良事件报告 2. 分析调查不良事件报告,提出改进建议 3. 督办相关部门质量改进
各科室主管或护理长	1. 核对科室内有害物质清单 2. 张贴悬挂有害物质标识及其SDS 3. 规范执行有害物质储存、使用以及废弃物的处理 4. 检查洗眼器、溢出包等防护器材的完好性 5. 提报有害物质防护器材的需求 6. 对有害物质泄露做好紧急处置及通报应变

九、教育训练

1. 新进员工的教育训练

   本院新进员工须完成以下有害物质相关管理课程。

   1.1 医院有害物质的种类及潜在健康危害。

   1.2 有害物质标识的介绍。

   1.3 SDS的含义及查阅方式。

   1.4 预防危害的方法,包括安全防护具使用方法和紧急应变措施。

2. 在职员工的安全卫生教育训练

   2.1 有害物质安全管理与操作规范。

   2.2 医院有害物质的领取、使用登记。

   2.3 有害物质泄漏的处理步骤。

   2.4 预防危害的方法,包括安全防护具使用方法和紧急应变措施。

3. 年度安全培训课程的计划表

培训部门	计划培训时间	培训对象	培训地点
防保科	×××	实验室全体员工	×××
防保科	×××	病理科全体员工	×××
防保科	×××	各科室有害物质专管员	×××
防保科	×××	新进员工集中培训(后续新进员工则单独培训)	×××

十、质量管理

控制重点/指标	衡量、验证、监测、改善
各科室有害物质使用申报完成率	分子/分母:实际完成申报的科室数/使用有害物质的总科室数 目标值:
在职员工有害物质教育培训率	分子/分母:实际参加教育培训的人数/全院在职员工人数 目标值:
有害物质管理与安全操作基础课程新职工岗前培训率	分子/分母:实际参加培训人数/新职工人数 目标值:
作业人员的健康检查完成率	分子/分母:实际完成检查人数/作业人员总人数 目标值:
全院洗眼、冲淋设备完好率	分子/分母:检查结果正常的设备数量/接受检查的设备总数 目标值:
全院使用有害物质科室的使用登记率	分子/分母:开展危险化学品使用登记的科室数/使用危险化学品的科室数 目标值:
病理科作业环境监测完成率	分子/分母:病理科实际作业环境监测次数/一年12次(规定每个月一次) 目标值:

十一、风险管理

1. 根据本院紧急灾害应变计划开展管理,有害物质的泄漏属于医院紧急灾害事件。为杜绝有害物质泄漏与暴露意外,依据灾害脆弱性(HVA)分析报告制作危害弱点分析表,依据重大风险项目执行年度医院紧急应变计划管理。

2. 在发生有害物质泄漏时,除按照泄漏处理流程处置外,还应根据不良事件通报作业程序的规定进行不良事件通报。防保科先行协助单位妥善处理,并依据泄漏单位填写的《不良报告单》内容提供改善建议,并留存复印件记录以备查。

3. 依据HVA分析,评估预测本院有害物质和废弃物相关风险事项,并且依据管理80/20法则,将风险排序前20%的,作为年度优先改善重点事项。经评估可发现,有害物质内部小规模外泄为高风险事项。

十二、表单附件

1. 附　件
   1.1 《危险化学品管理制度》。
   1.2 《化疗药物管理制度》。
   1.3 《废弃物管理制度》。
   1.4 《有害物质泄漏应急预案》。
   1.5 《安全防护具及紧急应变器材管理制度》。
   1.6 《化疗药物泼洒处理规范》。

十三、审　核

部门		核准主管	核准日期
主　办	设施管理与安全委员会	主　任: 院　长:	

参考文件三:《医院紧急应变管理计划》

类　别	全院计划	编　号	O-1-12
名　称	医院紧急应变管理计划	生效日期	20××-××-××
制定单位	×××　责任人　×××	修订日期	20××-××-××
定期更新	每一年　总页码　×	版　本	第×版

一、标　准

1. 医院应制订和维护书面计划,针对患者、家属、探视者和员工可能面临的风险阐明相关的管理流程。(FMS.2)

2. 医院制定、测试和维护应急管理方案,以应对可能在社区发生的突发事件、流行病、自然灾害或其他灾害。(FMS.6)

二、目　的

为加强医院对紧急灾害及大量伤员的应变处置能力,使全体员工均能熟悉医院紧急事件逃生与紧急伤病处理的作业程序及规定,并使医院在紧急灾难发生时保持动员应变及处置能力,以保障病患、家属的安全,使灾害损失减至最低程度,特制订紧急应变管理计划,以达成下列目的。

1. 确保可能影响医院的紧急灾害事件、传染病及灾害应变能被有效管理及执行。
2. 确认危险、威胁和事件的类型、可能性及后果。
3. 辨识医院在紧急事件发生时的任务。
4. 建立医院紧急事件发生时的沟通机制。
5. 建立医院紧急事件发生时的资源管理流程和过程,包括替代资源管理。
6. 建立医院紧急事件发生时的医疗行动管理程序,包括替代的医疗照顾。
7. 分配及指派员工在紧急事件发生时的角色及职责。

三、范　围

适用范围:全院所有科室和部门。

四、定　义

医院紧急灾害是指严重破坏医疗环境的自然或人为事件(例如:大风、暴雨或地震对医疗机构建筑物和地面造成的破坏),严重扰乱护理和治疗的自然或人为事件(例如:因洪水、社会骚乱、意外事故或医疗机构或附近社区发生的紧急事件造成的公用设施,如电力、供水和电话连接中断),或对医疗机构造成突发性、明显变化的或需要医疗机构扩大服务的自然和人为事件(例如:医疗机构所在社区发生生物恐怖袭击、建筑物坍塌或飞机坠落)。一些紧急事件被称为"灾难"或"潜在伤害引发事件"。

五、权　责

本计划制订、修改、废止均由综合办提出,经风险与危机管理委员会审核实施。

六、参考文献

1. 法律法规
《中华人民共和国突发事件应对法》,主席令第69号,2007年11月1日起施行。
2. 评鉴条文
2.1 《JCI医院评审标准》(第5版),FMS.6
2.2 《三级综合医院评审标准实施细则》(2011版),第一章"坚持医院公立性"(四、应急管理)。
3. 其他参考文献
3.1 《暴力事件应急预案》。
3.2 《火灾应急预案》。

3.3 《停电突发事件应急预案》。

3.4 《新发传染病应急预案》。

3.5 《急诊科大量伤员应急预案》。

3.6 《有害物质泄漏应急预案》。

3.7 《台风应急预案》。

3.8 《停水突发事件应急预案》。

3.9 《停气突发事件应急预案》。

3.10 《婴儿失窃应急预案》。

3.11 《水污染应急预案》。

3.12 《信息系统宕机应急预案》。

3.13 《院外重大事故现场灾害应急预案》。

七、计划发展

1. 风险评估

本院为能在灾害发生时予以应变,特制订前瞻性风险管理计划,使用灾害脆弱度分析(HVA)进行风险评估及风险管理分级与分类。本院将风险分为自然灾害、技术灾害、人为灾害和危害物质灾害四大类,并且依据前瞻性风险管理计划,予以评估与分级。另外,针对高风险事项及风险事项(风险积分≥40%,风险排名前20%~40%)进行改善、预案规划或演习。

1.1 全院风险与灾害脆弱性评估结果。

1.1.1 自然风险

序号	危害因子	可能性	严重度						风险
			人命危害	财产损失	营运损失	准备程度	内部应变	外部应变	相对威胁
		发生概率	死亡受伤	硬件损失	服务中断	事先准备	时间/效率/资源	小区互助资源共享	
	分值	0=不适用;1=低;2=中等;3=高	0=不适用;1=低;2=中等;3=高	0=不适用;1=低;2=中等;3=高	0=不适用;1=低;2=中等;3=高	0=不适用;1=高;2=中等;3=低或无	0=不适用;1=高;2=中等;3=低或无	0=不适用;1=高;2=中等;3=低或无	0~100%
1	流行病	3	3	2	3	2	2	2	78%
2	台风	3	2	2	2	1	1	1	50%
3	水灾	1	2	2	3	2	2	3	26%

续　表

序号	危害因子	可能性	严重度						风险
			人命危害	财产损失	营运损失	准备程度	内部应变	外部应变	
		发生概率	死亡受伤	硬件损失	服务中断	事先准备	时间/效率/资源	小区互助资源共享	相对威胁
	分　值	0＝不适用；1＝低；2＝中等；3＝高	0＝不适用；1＝低；2＝中等；3＝高	0＝不适用；1＝低；2＝中等；3＝高	0＝不适用；1＝低；2＝中等；3＝高	0＝不适用；1＝高；2＝中等；3＝低或无	0＝不适用；1＝高；2＝中等；3＝低或无	0＝不适用；1＝高；2＝中等；3＝低或无	0～100%
4	剧烈雷暴	2	1	1	3	1	1	2	33%
5	降雪	1	1	2	2	2	2	2	20%
6	极端温度	2	2	1	1	1	1	3	33%
7	海啸	1	3	3	3	3	3	3	33%
8	冰雹	1	1	2	1	3	3	3	24%
9	地震	1	3	1	1	2	2	2	20%
10	旱灾	1	1	1	1	1	1	1	11%
11	龙卷风	0	0	0	0	0	0	0	0
12	暴风雪	0	0	0	0	0	0	0	0
13	野火	0	0	0	0	0	0	0	0
14	山崩	0	0	0	0	0	0	0	0
15	洪水	0	0	0	0	0	0	0	0
16	火山爆发	0	0	0	0	0	0	0	0
	平均得分	1.00	1.19	1.06	1.25	1.13	1.13	1.38	20.5%

1.1.2 技术风险

序号	危害因子	可能性	严重度						风险
			人命危害	财产损失	营运损失	准备程度	内部应变	外部应变	
		发生概率	死亡受伤	硬件损失	服务中断	事先准备	时间/效率/资源	小区互助资源共享	相对威胁
	分　值	0=不适用；1=低；2=中等；3=高	0=不适用；1=低；2=中等；3=高	0=不适用；1=低；2=中等；3=高	0=不适用；1=低；2=中等；3=高	0=不适用；1=高；2=中等；3=低或无	0=不适用；1=高；2=中等；3=低或无	0=不适用；1=高；2=中等；3=低或无	0~100%
1	停电	3	2	3	3	2	2	3	83%
2	内部火灾	3	3	3	3	2	2	2	83%
3	信息系统故障	1	1	2	3	1	1	3	20%
4	发电机故障	1	3	3	3	1	1	3	26%
5	停水	3	1	2	3	1	1	1	50%
6	接触危害物质伤害	2	3	3	3	1	1	2	48%
7	燃料不足	2	1	2	3	2	2	2	44%
8	通讯故障	1	3	1	3	1	1	3	22%
9	气体供应故障	2	3	3	3	1	1	3	52%
10	火警警报器故障	2	2	2	2	1	1	1	33%
11	天然气故障	2	2	1	2	1	1	1	30%
12	内部水灾	1	2	3	3	2	2	2	26%
13	建筑结构损坏	1	2	2	3	2	2	2	24%

续　表

序号	危害因子	可能性	严重度						风　险
			人命危害	财产损失	营运损失	准备程度	内部应变	外部应变	
		发生概率	死亡受伤	硬件损失	服务中断	事先准备	时间/效率/资源	小区互助资源共享	相对威胁
	分　值	0=不适用；1=低；2=中等；3=高	0=不适用；1=低；2=中等；3=高	0=不适用；1=低；2=中等；3=高	0=不适用；1=低；2=中等；3=高	0=不适用；1=高；2=中等；3=低或无	0=不适用；1=高；2=中等；3=低或无	0=不适用；1=高；2=中等；3=低或无	0~100%
14	物资缺货	1	2	1	2	2	2	2	20%
15	排水系统故障	1	1	1	2	2	2	2	19%
16	蒸汽机故障	1	1	1	2	2	2	1	17%
17	电流不稳	1	2	1	2	1	1	1	15%
18	运输系统故障	0	0	0	0	0	0	0	0
平均得分		1.56	1.89	1.89	2.50	1.39	1.39	1.89	34.0%

1.1.3　人为风险

序号	危害因子 分　值	可能性 发生概率 0=不适用；1=低；2=中等；3=高	严重度						风　险 相对威胁 0～100%
			人命危害 死亡受伤 0=不适用；1=低；2=中等；3=高	财产损失 硬件损失 0=不适用；1=低；2=中等；3=高	营运损失 服务中断 0=不适用；1=低；2=中等；3=高	准备程度 事先准备 0=不适用；1=高；2=中等；3=低或无	内部应变 时间/效率/资源 0=不适用；1=高；2=中等；3=低或无	外部应变 小区互助资源共享 0=不适用；1=高；2=中等；3=低或无	
1	大量伤患（外伤）	3	3	1	2	2	2	3	72%
2	大量伤患（化学性/感染性）	1	3	3	2	2	2	2	26%
3	法律事件	2	2	2	2	2	2	3	48%
4	暴力袭击事件	3	3	3	3	2	2	3	89%
5	婴儿失窃	2	3	2	2	3	2	2	52%
6	爆炸袭击事件	1	3	3	3	2	2	1	26%
7	人质挟持事件	1	3	1	3	2	2	3	26%
8	员工罢工	2	1	1	2	1	1	1	26%
9	内乱	0	0	0	0	0	0	0	0
平均得分		1.56	2.33	1.78	2.11	1.78	1.67	2.00	40.6%

1.1.4 危害物质

序号	危害因子	可能性	严重度						风　险
			人命危害	财产损失	营运损失	准备程度	内部应变	外部应变	
		发生概率	死亡受伤	硬件损失	服务中断	事先准备	时间/效率/资源	小区互助资源共享	相对威胁
	分　值	0=不适用；1=低；2=中等；3=高	0=不适用；1=低；2=中等；3=高	0=不适用；1=低；2=中等；3=高	0=不适用；1=低；2=中等；3=高	0=不适用；1=高；2=中等；3=低或无	0=不适用；1=高；2=中等；3=低或无	0=不适用；1=高；2=中等；3=低或无	0～100%
1	内部小规模外泄	3	2	2	3	1	1	3	67%
2	大规模危害物质伤害(就诊患者>5人)	2	3	1	2	1	1	2	37%
3	小规模危害物质伤害(就诊患者<5人)	2	2	1	2	1	1	2	33%
4	外部放射线泄漏	1	3	3	3	3	3	1	30%
5	化学恐怖伤害	1	3	3	3	2	2	1	26%
6	内部放射线泄漏	1	3	2	3	2	2	1	24%
7	大规模的内部外泄	1	3	2	3	1	1	2	22%
8	外部化学物品泄漏	1	2	1	1	1	1	3	17%
9	放射性恐怖伤害	0	0	0	0	0	0	0	0
平均分		1.33	2.33	1.67	2.22	1.33	1.33	1.67	28.4%

1.2 依据HVA分析,评估预测本院设施设备相关风险事项,并且依据管理80/20法则,将风险排序前20%的,作为年度优先改善重点事项。经评估可发现,高风险及风险事项如下。

风险等级	事　　件	应对措施
高风险	1. 暴力袭击事件 2. 内部火灾 3. 停电 4. 新发传染病 5. 大量伤患 6. 有害物质小规模外泄(接触危害物质伤害)	制定应急预案 实际演习 降低风险确认
中等风险	1. 台风 2. 停水 3. 气体系统故障 4. 燃料不足 5. 婴儿失窃	制定应急预案 视情况执行实际演习

2. 降低风险策略

2.1 本院为应对各项重大灾害,制定相应预案。

风险事项	应急预案
暴力袭击	暴力事件应急预案
内部火灾	火灾应急预案
停电	停电突发事件应急预案
新发传染病	新发传染病应急预案
大量伤患	急诊科大量伤员应急预案
内部小规模外泄(接触危害物质伤害)	有害物质泄漏应急预案
台风	台风应急预案
停水	停水突发事件应急预案
气体供应故障	停气突发事件应急预案
燃料不足	停电突发事件应急预案
婴儿失窃	婴儿失窃应急预案

2.2 应变组织各组动员人数及执掌。
2.2.1 领导指挥团队

职　别	任务分配	责任人
指挥官	组织并领导医院紧急应变指挥中心进行紧急应变行动和复原决策,必要时撤离全部人员,管理灾害时期医院整体运筹,解除灾害警报,督导灾后重建	×××
副指挥官	协助总指挥官指挥医院紧急救护行政、后勤支援事宜	×××
副指挥官	协助总指挥官指挥医院紧急救护医疗支援事宜	×××
医院应急办公室	协助及建议指挥中心或医疗照护组处理医院紧急突发事件	×××

2.2.2 后勤组

职　别	任务分配	责任人
组长	管理并参与紧急应变行动计划中的所有维持服务及事件应变行动计划得以进行的资源保障工作,包括物资、食物、饮水、供应品等	×××
医学装备部主任	管理紧急突发事件所需的医疗设备,将医疗设备配送到医疗照护区,确保医疗设备功能完整性和最佳使用状态,确保数量足够以能满足医疗照护组所有治疗及抢救工作	×××
材料仓库主管(医学装备部主任兼)	在进行紧急应变时,负责医疗照护所需材料的采购及配送工作	×××
总务科科长	管理紧急突发事件时维持任务进行所需员工、患者及家属的膳食、清洁被服准备和供应,并安排保洁公司人员维持抢救治疗区域及医院环境的清洁	×××
总务仓库主管(总务科科长兼)	在进行紧急应变时,负责非医疗所需材料的采购及配送工作	×××
基建科科长	管理医院基础设施的维持和维修,并维护医院建筑物结构的完整,必要时提供临时医疗站或紧急避难场所	×××
动力科科长	在管理紧急突发事件时,维持任务进行所需的电力、医疗气体、燃料、饮水及照明设备的供应,确保现有供水与污水处理的通畅,必要时执行污水处理替代方案	×××

续　表

职　别	任务分配	责任人
保卫科科长	保障在发生紧急突发事件时员工、患者及家属的人身安全,预防暴力冲突事件发生,指挥抢救及运输车辆及时到达有效地点	×××
信息科科长	协助信息持续运作或重置,保障医院计算机信息通畅,并在需要时提供计算机硬件、软件及周边设备	×××

2.2.3　计划组

职　别	任务分配	责任人
组长	管理及配合紧急突发事件发生时各部门资源的整合,含人员、运输工具、现场处理及协调沟通。综观所有事件相关信息,根据事件执行及相关信息所做的分析,建立替代执行方案,主持会议,并为每个执行周期建立执行计划	×××
综合办主任	管理维持任务进行所需的各部门间的协调及配合,管理及调派运输工具,负责医院内部及外部信息协调与沟通并担任医院发言人的角色	×××
人力资源部主任	协调召募员工及志愿者至人力集合点,并储备足够医疗人员及非医疗人员,以利于人员轮替	×××
综合服务中心主任	对全院病床的状态、位置及数量,包括临时场所进行统筹安排,监控并记录患者在住院期间及离院后的动向	×××
院感科科长	确认医院环境的清洁及得到正确的消毒,对可能存在院感暴发的场所进行有效管理及监控,以有利于伤员、患者在安全环境中得到救治	×××
防保科科长	指挥新发传染病、危害物质的应变行动,制订突发公共卫生事件及危害物泄漏现场的应变计划	×××

2.2.4 财务组

职别	任务分配	责任人
组长	管理紧急突发事件发生时的财务、资金、物资及药品	××××
财务部主任	监督财务管理、资金进出及损害求偿的业务,接受并调查所有损害赔偿的申请,提供事件发生时所有支出记录	××××

2.2.5 医疗照护组

职别	任务分配	责任人
组长	管理并参与应变行动计划所有的医疗行动	××××
医务部主任	管理紧急应变时医疗服务[包括门(急)诊、住院]、医疗行动及医疗辅助工作的运作,提供最佳效率的医疗	××××
护理部主任	管理应变行动计划中的所有医疗护理工作,紧急调用护理人员参与医疗行动运作	××××
急诊科主任	确保急诊服务的持续运作	××××
各临床科室主任	参与患者紧急救治,为住院患者提供有效治疗	××××
各护理单元护士长	确保患者得到持续照护,管理住院病区并为适合的患者办理出院手续	××××
药剂科主任	管理和配送紧急突发事件时所需的药品	××××

2.3 人力动员模式

2.3.1 当发生火灾时,依据火灾应急预案,进行广播及通过手机短信的方式向全院工作人员发送人力动员信息。

2.3.2 当有大量伤员时,应依据大量伤患应急预案,进行广播及通过手机短信的方式向全院工作人员发送人力动员信息。

2.3.3 当发生婴儿失窃时,应依据婴儿失窃应急预案,进行广播及通过手机短信的方式向全院工作人员发送人力动员信息。

2.3.4 当有急救任务时,应依据院内紧急救护预案,进行广播及通过手机短信的方式向全院工作人员发送人力动员信息。

2.3.5 当发生暴力事件时,应依据院内暴力事件处理应急预案,进行广播及通过手机短信的方式向全院工作人员发送,动员保安人力与保安负责科室前往处理。

2.3.6 当发生其他紧急灾害状况时,应依据《×××医院紧急应变处理规范》,由行政总值班为第一通报人,经其确认后必要时成立应变组织,由保卫科联系四大任务组组长及总指挥官,并由各组组长依据现场状况需要,通知所属人员,动员物力与人力进行支援。

2.3.7 必要时召回宿舍人员支援灾害应变。

2.4 通讯系统

2.4.1 总值班室紧急联络电话×××。

2.4.2 保卫科(监控中心)紧急联络电话×××。

2.4.3 后勤保障部紧急联络电话×××。

2.4.4 医学装备部紧急联络电话×××。

2.4.5 手机可以弥补一般电话系统的不足。目前,各单位人员大部分能使用自用手机于信号良好处与外界通讯联络;本院员工通讯录放于医院内网,并由院办公室保存纸本(每3年更新一次)。

2.4.6 紧急灾害通报电话:

灾难事件	日间通报科室/电话	夜间通报科室/电话
火灾	(消控中心)	
停水	(动力科)	
停电	(动力科)	
停气	(液氧站)	
暴力事件	(监控中心)	
急救事件	(监控中心)	
	公共区域,×××告知需急救地点	
婴儿失窃	(监控中心)	
资讯系统宕机	(综合服务中心) (信息科)	
急诊大量伤员	(监控中心) (急诊科)	
有害物质泄漏	(防保科) (虚拟网)	
新发传染病	(防保科) (虚拟网)	

续　表

灾难事件	日间通报科室/电话	夜间通报科室/电话
其他	消控中心(紧急广播)	
	总值班室	
	综合服务中心	

2.4.7　紧急事件广播：

事件名称	广播代码
火灾	楼号＋地点＋全院绿色,支援人员集合地点
急救事件	地点＋999
大量伤患	急诊＋333
婴儿失窃	楼号＋全院666
暴力事件	楼号＋地点＋状态红色

2.5　灾害发生时的资源管理,包含替代/备用资源。

2.5.1　依据急诊科大量伤员应急预案：当急诊有大量伤员时,药剂科、医学装备部及后勤保障部依据急诊大量伤员支援药品、设备、卫材、被服,送至预定地点支援。

2.5.2　依据生命支持及高风险医疗设备的储备及调度方案进行设备调拨：依据本院医学装备部所制定的设备应急调拨作业程序,办理设备支援与调拨。

2.5.3　如遇重大灾害事件,且在周边医院已经无法支援的情况下,执行场外替代医疗站,我院在南门和北门各有一停车场,南门停车场靠近急诊楼,可临时规划作为场外医疗站使用。

2.5.4　人力集结与召回：

灾害名称	人员调度机制
火灾	火灾科室的上二楼、下一楼科室不动,其余科室各支援1名医生
大量伤患	骨科、胸外科、外一科、外二科和外三科各支援1~2名医生;若人员仍不足,则由医务科或总值班调派其他科室医生支援
暴力事件	院内巡逻保安,就近原则迅速赶到事件发生科室,同时联系保卫科紧急调动全院保安赶往。如需警察支援,可拨打110
急救	依就近原则由区域性急救小组迅速赶到需进行急救的部门

续　表

灾害名称	人员调度机制
婴儿失窃	发生科室所在大楼立刻安排保安封锁所有出口,同时联系保卫科紧急调动全院保安赶往协助盘查
其他灾害事件	由院办公室(灾害应变办公室)进行人力调度,视情况召回休假人员

2.6　院内患者的安置工作如下。

　2.6.1　依急诊检伤分类办法接受转送患者,并且尽快分类诊察后即分送各区域收容安置。

　2.6.2　如遇紧急情况,如大量伤员,伤员数量超出本院可容纳范围,依据急诊科大量伤员应急预案,启动留观病床加床措施,并于×××院等设置临时安置区,由医务部立即通知上级医院及协同医院,协助患者进行转院。

　2.6.3　上级医院及协同医院:

医院名称	×××医院
地　　址	
联络电话	

医院名称	×××卫生院
地　　址	
联络电话	

3. 目　标

年度计划目标依据前一年计划执行结果拟订,内容如下。

3.1　举办全院级消防防灾训练(×次/年)。

3.2　全院临床科室火灾演习率达到×%。

3.3　医院防灾教育训练受训率达到×%以上。

3.4　大量伤患演习(×次/年)。

3.5　消防防灾培训(×次/年)。

3.6　全院各单位风险评估达到×%。

3.7　ICU停气演习(×次/年)。

3.8　ICU火灾演习(×次/年)。

八、组织与流程

1. 组织架构

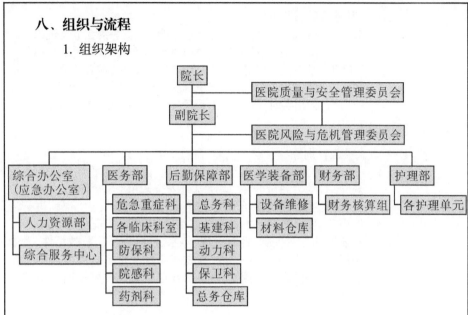

2. 岗位职责

2.1 院长:统筹医院紧急事件应变管理决策。

2.2 分管副院长:协助医院紧急事件应变管理指挥。

2.3 风险与危机管理委员会:针对医院紧急灾害事件、传染病及灾害应变管理计划,进行监督与管控及相关委员会安全资料分析收集与安全计划报告规划,以降低紧急事件对医院造成的危害及冲击。

2.4 后勤保障部:参与并管理紧急应变行动计划中的所有维持服务及事件进行的资源保障工作,包括物资、食物、饮水及供应品等。

2.5 财务部:监督财务管理、资金进出及损害求偿的业务,接受并调查所有损害赔偿的申请,提供事件发生时所有支出记录。

2.6 医学装备部:管理紧急突发事件所需的医疗设备,将医疗设备配送到医疗照护区,确保医疗设备功能完整性并处于最佳使用状态,确保数量足够以能满足医疗照护组所有治疗及抢救工作。

2.7 医务部:负责医院紧急事件医疗行动的规划、医护资源调配与医生人力支援指派。

2.8 急诊科:负责大量伤员医疗抢救与支援处理。

2.9 防保科:负责社区及医院内部流行病、传染病防疫策略规划控制与指导,对危害物质的管理及泄漏紧急处理。

2.10 护理部:负责紧急事件期间院内及院外患者的医疗照护协助及人力支援。

2.11 科教科:负责医院危机管理倡导与教育训练规划。

2.12 应急办:汇总各单位风险评估表,分析与统计高风险优先管理项目,建议向风险与危机管理委员会报告,并制订紧急应变管理计划及灾害事件应变的侦测、预防、分工及演练等规划。

2.13　其他全院各科室:

2.13.1　科室主管:各单位内业务、空间、人员等潜在危害辨识与风险评估,风险控制及危机管理措施的规划、制定与执行。

2.13.2　基层员工:包括医疗人员、护士、医疗技术人员及行政人员等,可在第一时间辨识医院危机及紧急召回支援人力,并做出实时、适当处理,避免事件后续扩大与处置成本支出。

九、教育训练

1. 新进人员教育训练

1.1　一般性教育训练:医院整体环境介绍,院内感染管制从业相关法规介绍,动力系统介绍,医院基础安全知识,消防训练,灾害应急处理原则,加强员工治安安全宣教力度,对新职工上岗前进行治安岗前培训,掌握基本治安防盗措施,提高员工安全意识。

1.2　专业性的教育训练:针对火灾、停水、停电、停气、急救事件、大量伤患、婴儿失窃、暴力事件、新发传染病及危害物质泄漏等突发事件进行教育,保证新进员工熟知这些突发性事件的应急预案及紧急操作。

2. 全院员工教育

针对火灾、停水、停电、停气、急救事件、大量伤患、婴儿失窃、暴力事件、新发传染病及危害物质泄漏等突发事件进行教育,不断加强员工对突发事件的了解及应急处理能力。

3. 教育训练目标

3.1　消防防灾演习(×次/年),至少每季度×次。

3.2　大量伤患演习(×次/年),至少每半年×次。

3.3　消防防灾培训(×次/年),至少每季度×次。

3.4　ICU 停气演习(×次/年),至少每年×次。

3.5　ICU 火灾演习(×次/年),至少每年×次。

3.6　全院临床科室火灾演习率达到×%。

3.7　医院防灾教育训练受训率达到×%以上。

4. ××××年院内教育训练与演习计划表

4.1　教育训练计划表:

月份 课程名称	1	2	3	4	5	6	7	8	9	10	11	12
医院紧急应变处理	✓											
HVA 风险评估		✓										
火灾应变培训		✓		✓				✓			✓	
停电、停水应变			✓									
暴力事件处理			✓									

续 表

月份 课程名称	1	2	3	4	5	6	7	8	9	10	11	12
网络故障应变				✓								
有害物质泄漏					✓							
院感暴发						✓						
婴儿失窃							✓					
公共卫生事件								✓				
急诊大量伤患									✓			

4.2 实地演练计划表：

月份 演练名称	1	2	3	4	5	6	7	8	9	10	11	12
消防防灾演习	✓				✓		✓			✓		
暴力事件演练							✓					✓
大量伤患演练							✓			✓		
婴儿失窃演练									✓			
ICU火灾演习						✓						
ICU停气演习						✓						

十、质量管理

1. 本院各部门记录详细内容，定期送应急办存查报告。
2. 为完善本院紧急应变质量管理，制定监测指标，每季度送至风险与危机管理委员会报告总结。如有异常，则送医院质量与安全管理委员会审核。

控制重点/指标	衡量、验证、监督、改善
举办消防防灾训练次数	分子/分母：当年举办消防演习次数/当年消防演习要求完成次数 目标值：
全院临床科室火灾演习率	分子/分母：当年参加火灾演习临床科室数/全院临床科室总数 目标值：

续 表

指标名称	监督与测量
医院防灾教育训练受训率	分子/分母:当年参加防灾教育训练人数/当年在职员工总人数 目标值:
大量伤患演习(×次/年)	分子/分母:当年举办大量伤患演习次数/当年大量伤患演习要求完成次数 目标值:
消防防灾培训(×次/年)	分子/分母:当年全院消防防灾培训次数/当年全院消防防灾培训要求完成次数 目标值:
全院各单位风险评估	分子/分母:当年完成风险评估单位数/全院单位总数 目标值:
ICU停气演习(×次/年)	分子/分母:当年举办ICU停气演习次数/当年举办ICU停气演习要求完成次数 目标值:
ICU火灾演习(×次/年)	分子/分母:当年举办ICU火灾演习次数/当年举办ICU火灾演习要求完成次数 目标值:

十一、审 核

部 门		核准主管	核准日期
主 办	风险与危机管理委员会	主 任:	
		院 长:	

参考文件四:《消防安全管理计划》

	类 别	全院计划	编 号	O-1-13
	名 称	消防安全管理计划	生效日期	20××-××-××
	制定单位	××× 责任人 ×××	修订日期	20××-××-××
	定期更新	每一年 总页码 ×	版 本	第×版

一、标　准

1. 医院应制订和维护书面计划,针对患者、家属、探视者和员工可能面临的风险阐明相关的管理流程。(FMS.2)
2. 医院应制定和实施相应的方案,在设施中预防、早期检测、扑救、消除以及提供安全出口,以应对火灾和非火灾突发事件。(FMS.7)
3. 医院要定期检查火灾和烟雾安全方案,包括任何与早期检测和扑救相关的设备,并记录检测结果。(FMS.7.1)
4. 消防安全方案应包括吸烟限制,仅允许员工和患者在指定的非治疗区域吸烟。(FMS.7.2)

二、目　的

1. 确保医院能及早预防紧急火灾事件及其他消防灾害可能发生的因素。
2. 确保人员和财产安全,避免烟、火等突发紧急事件所造成的损害。
3. 确保医院消防设备、安全计划及预防机制能得到有效管理。

三、范　围

适用范围:全院所有科室和部门。

四、定　义

消防安全:保护财产和人员安全,远离烟火。

五、权　责

本计划制订、修改及废止均由后勤保障部提出,经设施管理与安全委员会审核实施。

六、参考文献

1. 法律法规
   1.1 《中华人民共和国消防法》,主席令第6号,2009年5月1日起施行。
   1.2 《浙江省消防条例》,浙江省人大常务委员会第52号,2010年5月28日起实施。
   1.3 《机关、团体、企业、事业单位消防安全管理规定》,公安部令第61号,2001年11月14日起实施。
2. 评鉴条文
   2.1 《JCI医院评审标准》(第5版),FMS.7、FMS.7.1和FMS.7.2。
   2.2 《三级综合医院评审标准实施细则》(2011版),第六章"医院管理"(八、后勤保障管理)6.8.7.1。
3. 其他参考文献
   3.1 《禁烟制度》。
   3.2 《医院施工管理作业程序》。
   3.3 《消防管理制度》。
   3.4 《动火许可证管理制度》。
   3.5 《火灾应急预案》。

七、计划发展

1. 风险评估

  1.1 为保证医院设施设备管理符合风险管理的要求,根据《前瞻性风险管理计划》,确认潜在风险并做好改善工作。对各项鉴别出的危害项目,依据发生频率、事故严重性的影响范围,按评分表予以客观评核。

  1.2 依据HVA分析报告,评估预测本院设施设备相关风险事项,并且依据管理80/20法则,将风险排序前20%的,作为年度优先改善重点事项(对排序前20%且风险积分＞60%者,需规划预案,且需要执行演习;对排序前20%～40%且风险积分＞40%者,需要制定预案)。经评估可发现,火灾风险为高风险事项。

2. 降低风险策略

  2.1 消防设施、设备检查、测试、维修和保养。

    2.1.1 消防设施:

      a 火情探测设备:

- 烟感火灾探测器:当发生火情,区域内探测器自动侦测到一定浓度烟雾时,即发出火警信号至消防报警主机。
- 温感火灾探测器:当发生火情,区域内感温探测器受热超过温度设定值时,即发出火警信号至消防报警主机。
- 火警传感器:利用烟气传感器或温度传感器配合微电子判断电路驱动报警器或电磁继电器以达到对火灾预警作用的一种报警器,当达到报警条件时,即发出火警信号至消防报警主机。
- 手动报警器:当火灾发生,现场人员手动按下报警器时,即发出火警信号至消防报警主机。

      b 减灾设备:

- 防火卷帘门:当有防火区的区域发生火灾时,烟雾传感器震动,自动垂降防火卷帘门阻隔火势蔓延。
- 消防栓:当发生火灾时,由火灾发生区域工作人员操作消防栓内消防水带,以水雾灭火。
- 喷淋灭火系统:当发生火灾时,火灾发生区域的喷淋头因受热熔断止水栓而自动洒水灭火。
- 灭火器:全院各区域配置的灭火器包括手提式干粉、二氧化碳以及推车式干粉灭火器等,提供给各单位义务消防队人员灭火用。
- 消防应急箱:在全院消防单元设置火灾应急箱,内容物如下。

        I 防烟逃生面罩:供灭火人员在灭火时使用。

Ⅱ 活性炭口罩：供医护人员、病患、家属及民众疏散时使用。

Ⅲ 其他设备：扩音喇叭、指挥棒、哨子、手电筒及灭火毯。

2.1.2 根据《消防管理制度》，对消防设施进行定期检查保养。

a 每季度对防火卷帘门进行定期检查保养，并填写《防火卷帘门定期检查保养表》。

b 每月对消防栓进行定期检查保养并将保养情况记录于现场保养卡中，保卫科每季度检查并填写《消防栓定期检查保养表》。

c 每月对灭火器进行定期检查保养并将保养情况记录于现场保养卡中，保卫科每季度检查并填写《灭火器定期检查保养表》。

d 每季度对火警传感器进行定期检查保养，并填写《火警传感器定期检查保养表》。

e 每季度对消防泵进行定期检查保养，并填写《消防泵定期检查保养表》。

f 每季度对消防主机进行定期检查保养，并填写《消防主机定期检查保养表》。

g 每季度对紧急广播系统进行定期检查保养，并填写《紧急广播系统定期检查保养表》。

h 每月对公共区域安全指示灯、应急灯进行定期检查保养，并填写《公共区域安全指示灯、应急灯、照明系统检查表》。

i 每季度对烟感温感火灾探测器进行定期检查保养，并填写《烟感温感火灾探测器定期检查保养表》。

j 每季度对手动报警器进行定期检查保养，并填写《手动报警器定期检查保养表》。

k 每季度对消防喷淋灭火系统进行定期检查保养，并填写《消防喷淋灭火系统检查保养表》。

2.2 施工安全策略如下。

2.2.1 对于需要动用明火作业的施工，基建科须与施工单位一起到保卫科办理动火证，现场由保卫科每日进行动火安全检查。

2.2.2 施工过程中，基建科施工项目负责人、保卫科、院感科根据风险等级进行检查，并填写《施工安全监测表》。

2.2.3 施工现场消防管理参照消防风险评估和相应等级防护措施说明执行。参照《建筑工程医院消防风险评估表》。

2.2.4 施工现场须配备一定数量的灭火设施，由保卫科监督执行，否则禁止施工。

2.2.5 施工现场须合理布局,设置用火作业区、材料堆放区、工具存放区、废料及建筑垃圾堆放区等专门区域,严禁物料垃圾随地放置,由基建科负责监督执行。

2.2.6 严禁堵塞消防安全通道。

2.2.7 施工现场禁止吸烟。

2.2.8 明火作业时,按照院内动火许可证相关查核内容执行。

2.2.9 对于违法使用明火作业或无证上岗的电焊、气焊操作人员,一经查实,则按《消防法》相关规定处罚相关施工单位和个人。

2.2.10 依据施工管理作业程序完善施工消防安全策略。

2.3 其他降低火灾风险策略如下。

2.3.1 各部门要保持室内整洁,周围通道及安全出口畅通,应及时清除各种杂物。

2.3.2 非紧急情况下,禁止擅自动用消防器材和各种报警设备。

2.3.3 控制易燃易爆危险物品的存放数量,认真做好该类危险物品的安全管理工作。

2.3.4 严格用火、用电管理。若动用明火,必须经过批准,在指定的范围内使用,未经审批,一律禁止使用。

2.4 加强全院电器安全作业。

2.4.1 检测红外线热成像仪器的电路是否有过热情况发生。

2.4.2 依据《公共设施设备检查维修制度》,对电器安全进行定期检查。

2.5 年度消防安全整改计划预算表。

2.6 医院禁烟管理:根据《禁烟制度》,医院内全面禁烟,禁止任何人员在所有场所吸烟。由全体保安、保洁和服务台人员组成禁烟巡查员,负责院内巡查,及时劝阻和纠正违规行为,发现烟头及时处理。

2.7 应变计划如下。

2.7.1 火灾应急处理流程依据《火灾应急预案》进行火场应变。

2.7.2 科室具备火灾应变计划表。

2.7.3 科室消防编组,并由科室主管进行排班编组。

3. 目 标

年度计划目标依据前一年计划执行结果拟定,内容如下。

3.1 举办消防培训课程达×%(×次/年)。

3.2 全院火灾疏散演习达×%(×次/年)。

3.3 重点科室(ICU、急诊、手术室及血透室)举办消防演习次数达×%(×次/年)。

3.4 全院各科室举办消防演习次数达×%(×次/年)。

3.5 消防教育训练合格率≥×%。

3.6 员工消防培训率达×%。

3.7 员工消防演习参与率≥×%。

　　3.8　年度消防设施检查完成率达×%。

　　3.9　通过消防队医院消防安全督查考核。

　　3.10　执行高能耗电器使用安全管理规范。

八、组织与流程

1. 组织架构

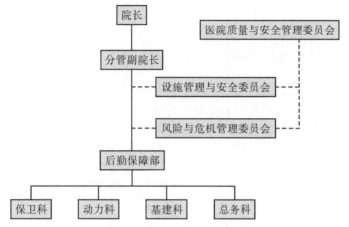

2. 岗位职责

　　2.1　院长:医院消防法人,负责医院防火管理决策。

　　2.2　分管副院长:医院消防管理人,规划与督导医院内消防安全管理的各项业务。

　　2.3　设施管理与安全委员会:监督日常的消防安全工作,对保卫科上报的消防安全趋势和改进建议做出审批并组织实施。

　　2.4　保卫科:为全院所有员工提供消防安全方面的指导、协调和培训;评估所收集的数据,向设施安全管理委员会报告安全趋势和提出改进建议;负责对消防系统进行定期检查、测试、维护,确保医院环境符合消防安全要求。

　　2.5　各病区:按照保卫科制定的消防演习预案,自行组织演习。

　　2.6　全院员工个人:积极配合参与消防培训、讲座、演习,并能通过消防知识考核。

九、教育训练

1. 新进人员教育训练

　　1.1　消防应急预案。

　　1.2　灭火器类型和正确使用。

　　1.3　火灾发生时如何报警。

　　1.4　消防应急四步骤(即RACE,R指救援,A指报警,C指限制,E指灭火)。

2. 全院员工教育
    2.1 每年举办四次消防培训课程,员工可以选择任意一次参加培训,每个员工每年至少参加一次培训。
    2.2 保卫科联合消控中心主动与各科室、部门预约。根据各科室不同情况进行现场实际演习教学,每个科室每年至少一次,学习火灾报警、灭火器使用、疏散逃生、消防编组、消防应急四步骤(即RACE,R指救援,A指报警,C指限制,E指灭火)及消火栓使用等,并进行演习。

3. 对消控中心员工的培训
    3.1 消防管理制度。
    3.2 消防应急预案。
    3.3 灭火器、消防栓的使用。
    3.4 灭火器、消防栓的检查和保养。
    3.5 广播系统的使用及代码。

4. 消防演习与培训计划表
    4.1 消防培训计划表如下。

日 期	时 间	课程名称	讲课者	上课地点	学员对象
3/20	18:30—20:30	消防安全知识培训	保卫科、消防大队	医院礼堂	医院所有员工(包括外包服务人员)
6/20	18:30—20:30	消防安全知识培训	保卫科、消防大队	医院礼堂	医院所有员工(包括外包服务人员)
8/20	18:30—20:30	消防安全知识培训	保卫科、消防大队	医院礼堂	医院所有员工(包括外包服务人员)
12/10	18:30—20:30	消防安全知识培训	保卫科、消防大队	医院礼堂	医院所有员工(包括外包服务人员)
6/1—9/30	1小时	消防安全知识培训	保卫科、消防大队	各科室	医院所有员工(包括外包服务人员)

    4.2 消防演习计划表:举办四次全院性消防演习;另外,每个科室举办一次科室消防演习。

日 期	3/17	8/20	9/20	11/20	全年
地 点	内六科	急诊科	骨科	手术室	各科室

十、质量管理

1. 本院后勤保障部各科室依据各工作区域、组件查检表,制定检查频率,
   详细记录内容,定期送后勤保障部存查报告。
2. 为完善本院后勤保障部质量管理,除了监测各项设施设备保养频率
   外,亦制定监测指标,每季度送至设施管理与安全委员会报告总结。
   如有异常,则送医院质量与安全管理委员会审核。

控制重点/指标	衡量、验证、监督、改善
消防培训课程完成率	分子/分母:消防培训课程次数/消防培训课程计划次数 目标值:
全院性消防演习完成率	分子/分母:全院性消防演习次数/全院性消防演习计划次数 目标值:
重点科室举办消防演习完成率	分子/分母:重点科室演习完成数/重点科室总数 目标值:
全院各科室举办消防演习完成率	分子/分母:全院举办消防演习科室数量/全院科室总数 目标值:
消防教育训练合格率	分子/分母:消防教育训练合格人数/消防教育训练总人数 目标值:
员工消防培训率	分子/分母:员工消防培训人数/员工总人数 目标值:
员工消防演习参与率	分子/分母:员工消防演习参与人数/员工总人数 目标值:
年度消防设施检查完成率	分子/分母:消防检查表单完成数/消防检查表单总数 目标值:

十一、审 核

部 门		核准主管	核准日期
主 办	设施管理与安全委员会	主 任: 院 长:	

参考文件五:《医疗器械管理计划》

	类　　别	全院计划	编　　号	O-1-14
	名　　称	医疗器械管理计划	生效日期	20×× -×× -××
	制定单位	×××	责任人	×××	修订日期	20×× -×× -××
	定期更新	每一年	总页码	×	版　　本	第×版

一、标　准

1. 医院应制订和实施书面计划,针对患者、家属、来访者和员工可能面临的风险阐明相关的管理流程。(FMS.2)
2. 医院应制订并实施计划,用于检查、测试和维护医疗器械并记录结果。(FMS.8)

二、目　的

1. 建立医疗器械管理工作计划的目的,是为了确保医疗设备与卫生材料的申请、采购、验收、使用及处置等整个生命周期均能得到良好的规范和监管,保证医疗设备可靠运行、发挥正常功能,保证卫生材料的安全有效。我们将进行医疗设备的风险评估,并据此开展保养工作,定期检查与测试设备功能;及时响应报修请求,严格要求维修质量;关注医疗器械召回事件,记录权威机构发布的医疗器械危险警报、召回等事件,制定相应措施;开展教育培训活动,提高医院职工的安全意识和工作技能。通过以上工作,确保全院医疗设备得到可靠的维护和持续的监控,各类计划得以切实的执行和追踪、有认真的讨论和改进。
2. 管理议题内容包含计划结构、风险评估、供应链评估与管理、执行监测与追踪改进、员工教育训练、年度总结、设备处置与更新评估,以及资金规划与新年度目标的拟定。

三、范　围

适用范围:本院医疗设备及卫生材料。

四、定　义

医疗器械:直接用于对患者进行诊断、治疗、监测和护理的固定或便携式医疗设施和设备,包括医疗设备和卫生材料。

五、权　责

本计划制订、修改和废止均由医学装备部提出,经医学装备委员会审核实施。

六、参考文献

1. 法律法规
   1.1 《医疗器械监督管理条例》,国务院令第650号,2014年6月1日起实施。

1.2 《医疗器械分类目录》,国家食品药品监督管理总局,实时更新。

1.3 《国家重点监管医疗器械目录》,食药监械监〔2014〕第235号, 2014年9月30日起实施。

1.4 《浙江省医疗机构药品和医疗器械使用监督管理办法》,浙江省人民政府令第238号,2007年12月1日起实施。

1.5 《象山县医疗机构医疗器械监督管理办法》,象山食药监〔2011〕第10号,2011年3月1日起实施。

1.6 《中华人民共和国强制检定的工作计量器具明细目录》,国家质量监督检验检疫总局,2002年12月27日起实施。

1.7 《医疗器械不良事件监测工作指南(试行)》,国食药监械〔2011〕第425号,2011年09月16日起发布实施。

1.8 《医疗器械不良事件监测和再评价管理办法(试行)》,国食药监械〔2008〕第766号,2008年12月29日起发布实施。

1.9 《医疗器械临床使用安全管理规范》,卫医管发〔2010〕第4号, 2010年1月18日起发布实施。

2. 评鉴条文

2.1 《JCI医院评审标准》(第5版),FMS.2、FMS.8和FMS.8.1。

2.2 《三级综合医院评审标准实施细则》(2011版),第六章"医院管理"(九、医学装备管理)。

3. 其他参考文献

3.1 《医疗设备管理制度》。

3.2 《医疗器械召回程序》。

3.3 《医疗计量仪器矫正制度》。

3.4 《医疗器械不良事件监测和报告制度》。

3.5 《医疗设备风险评估作业程序》。

3.6 《巡检及预防性保养制度》。

3.7 《医疗设备报修、维修制度》。

3.8 《大型医疗设备管理制度》。

3.9 《医疗设备安全操作使用管理制度》。

3.10 《医疗设备报废报损程序》。

3.11 《植入与介入性材料管理制度》。

3.12 《体外诊断试剂管理程序》。

3.13 《医疗设备、植入性器械使用人员培训考核制度》。

3.14 《医疗设备及卫生材料供应链管理作业程序》。

七、计划发展

1. 风险评估内容如下。

1.1 本院为提高医疗设备使用安全性,依据The University of Vermont技术服务方案制定《医疗设备风险评估作业程序》并执行。

1.1.1 每年针对本院医疗设备进行风险评估。

1.1.2 在对新购医疗设备验收时进行风险评估。

    1.2   医疗设备风险评估于本院的功能如下。

        1.2.1   确保新购与在用医疗设备功能质量良好。

        1.2.2   作为制定医疗设备维护周期的依据。

        1.2.3   作为评估设备的使用年限、处置或更新的依据。

2. 降低风险策略内容如下。

    2.1   依据风险评估结果制订预防性保养计划。若原厂或说明书所建议的保养频率要求高于风险评估要求,则依据原厂建议或说明书;若原厂或说明书所建议的保养频率要求低于本院风险评估规范要求,则以本院风险评估结果确定预防性保养频率。

    2.2   依据《巡检及预防性保养程序》开展巡检工作,并执行周期性医疗设备预防性维护计划,做好记录,成册备查。委外保养与维修记录均存放于医学装备部,留底备查,可作为风险评估的依据。

    2.3   依据《巡检及预防性保养程序》,每月由医学装备部主动进行全院医疗设备巡检。

    2.4   依据《医疗计量仪器矫正程序》执行计量医疗仪器的检定与矫正。

    2.5   对第三方保修的医疗设备进行定期保养或校正,其报告或记录由医学装备部索取并保管。

3. 依据《医疗设备供应链管理作业程序》,在新进设备交机测试时,对设备功能、安全进行验收,并且依据《医疗设备、植入性器械使用人员培训考核制度》做好新进设备的使用培训,确保使用人员能正常操作。

4. 由医学装备部工程师根据专业与经验,在参考原厂说明书的基础上,制定操作规程,供操作人员随时查阅。

5. 设备维修依据《医疗设备报修、维修程序》办理,医学装备部24小时有人员响应。如遇异常状况,现场人员应立即停用,挂牌禁用,联络医学装备部人员进行修理。

6. 若医疗器械损坏,其使用年限已到且无修复价值时,则由医学装备部门依据《医疗设备报废报损程序》进行报废。

7. 依据《医疗器械不良事件监测和报告制度》监测医疗器械不良事件,进行院内不良事件通报,并上报至国家药品不良反应监测系统医疗器械网页(网址:http://211.103.186.220/)。

8. 医学装备部由专人每周定期查看国家食品药品监督管理局的医疗器械召回栏目与医疗器械不良事件信息通报,寻找是否有我院在用的设备。(网址:http://www.sfda.gov.cn/WS01/CL1129/,http://www.sfda.gov.cn/WS01/CL0438/)并订阅美国FDA Medical Device Safety通告邮件与ECRI通告邮件,关注国际医疗器械召回事件。

9. 若医疗器械厂商发函告知医院存在问题产品时,将依据厂商提供的文件进行查核。如该器械需更换或更新,则立即通知使用科室停用,上报院方,并对问题器械进行处理。

10. 依据《医疗卫材应急物资清单》《生命支持设备/抢救用医疗设备的储备及调度方案》《血液透析用水检测不合格应急作业程序》,执行紧急事件处理预案。

11. 如医疗设备停用时,本院无替换设备,则立刻通知医务部。如因设备问题导致患者治疗或诊断延误,将由医务部告知患者并安排予以转院,避免延误。如医疗设备需要召回,则依据本院《医疗器械召回程序》执行医疗设备召回流程,并填写《医疗器械召回事件报告表》。

12. 依据《医疗设备、植入性器械使用人员培训考核制度》,做好医疗器械使用人员的培训与考核工作。

八、组织与流程

1. 组织架构

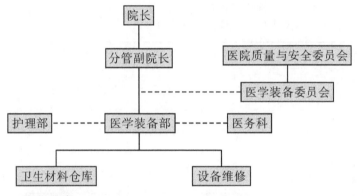

2. 岗位职责

2.1 院长:审议年度计划及执行情况。

2.2 医院质量与安全委员会:负责确认每年度公用设施管理计划。

2.3 分管副院长的权责如下。

2.3.1 审议年度计划及执行情况。

2.3.2 每季度向医院质量与安全管理委员会汇报医疗器械管理的工作情况、风险评估情况及改进项目。

2.4 医学装备委员会的权责如下。

2.4.1 贯彻落实国家法律法规及卫生行政部门的规章、管理办法及标准要求,履行医学装备管理职责。

2.4.2 组织审定年度医疗器械管理工作计划和医疗用品、设备管理专项制度。

2.4.3 负责对院内大型医疗设备报废进行审核。

2.4.4 审核本年度医疗设备采购计划的执行情况及下一年度大型医疗设备与物资的采购计划。

2.4.5 根据需要不定期召开会议,讨论急需添置的医疗设备。

2.4.6 对5万元以上的医疗设备及物资的采购进行需求性和可行性讨论。

2.4.7 讨论、评估和确定需要购买的设备,报院长办公室,经会议批准后执行。

2.4.8 审核大型医用设备成本效益分析报告结果。

2.4.9　负责医疗设备相关业务知识的培训。

2.4.10　每季度召开一次会议,总结分析医疗设备管理工作,总结经验,查找不足,提出改进建议,并予以落实,同时将会议有关决定整理成文上报院长办公室会议。

2.5　医学装备部:负责制订医疗器械管理工作计划,并负责监督卫生材料仓库和设备维修两个部门,开展全院有关服务工作,处理行政业务。

2.5.1　卫生材料仓库:负责全院卫生材料的采购、供应与使用管理。

2.5.2　设备维修:负责全院的医疗设备的采购、使用管理,预防性维护(PM)、维修。

2.6　单位人员专业证照清单如下。

证照名称	姓　名	证照编号	职务名称	发证日期	有效期
医疗器械中级职称	×××	×××	主任	20××年×月×日	永久有效
医疗器械初级职称	×××	×××	初级工程师	20××年×月×日	永久有效
医疗器械中级职称	×××	×××	中级工程师	20××年×月×日	永久有效
档案管理资格证书	×××	×××	档案管理员	20××年×月×日	永久有效
会计中级职称证书	×××	×××	会计师	20××年×月×日	永久有效
副主任护师职称	×××	×××	采购员	20××年×月×日	永久有效
中级护师职称	×××	××××	保管员	20××年×月×日	永久有效

九、教育训练

1. 医学装备部新员工入职训练
   1.1　行政组织结构及环境。
   1.2　科室管理制度、工作范围、岗位职责及法律法规。
   1.3　质量改进。
   1.4　环境设备及安全条例。
   1.5　办公软件。
   1.6　应急处理。
2. 临床科室医疗器械使用人员的培训
   2.1　对新购入医疗器械的使用培训:科室新安装医疗器械时,医学装备部要求厂家工程师随器械安装验收时对使用人员进行培训。

　　2.2　岗前培训:新增人员使用科室医疗器械的岗前培训由科室自行组织,或者按需通过医学装备部联系厂家工程师到场培训。

　　2.3　生命支持设备/抢救用医疗设备的再培训:医学装备部将对全院使用生命支持设备/抢救用医疗设备的人员进行再培训,以巩固操作技能。

3. 授课计划

日　期	时　间	课程名称	讲　师	上课地点	学员对象
×月×日 ×月×日 ×月×日 ×月×日	×小时	医院内网通报当季医疗器械不良事件及警讯	×××	医院内网在线学习	医师、护士、医技
×月×日	××:×× —××:××	医疗仪器日常保养教育训练	×××	学术报告厅	护士、医技
×月×日	××:×× —××:××		×××	学术报告厅	医师、护士、医技

十、质量管理

控制重点/指标	衡量、验证、监测、改善
医疗设备当月报修完修率	分子/分母:每月已完成维修的件数/每月所有报修件数 目标值:
医疗设备风险评估率	分子/分母:已经评估的医疗设备/所有应当评估的医疗设备 目标值:
生命支持设备/抢救用医疗设备的可用率	分子/分母:每月正常状态时间/每月自然日时间 目标值:
计量设备周检率	分子/分母:周期内设备实际计量台次/周期内设备计划计量台次 目标值:
卫生材料验收入库合格率	分子/分母:每月所有批次入库材料验收合格数/每月所有批次入库材料总数 目标值:
卫生材料仓库常用物品的周转率	分子/分母:材料仓库每月出库金额/材料仓库每月平均在库金额 目标值:

十一、审　核			
部　门		核准主管	核准日期
主　办	医学装备委员会	主　任：	
		院　长：	

参考文件六：《公用设施管理计划》

	类　别	全院计划	编　号	O-1-15
	名　称	公用设施管理计划	生效日期	20××-××-××
	制定单位	×××　责任人　×××	修订日期	20××-××-××
	定期更新	每一年　总页码　×	版　本	第×版

一、标　准

1. 医院应制订和维护书面计划，针对患者、家属、探视者和员工可能面临的风险阐明相关的管理流程。(FMS.2)
2. 医院应制定和实施一项方案，确保所有公用设施系统有效及高效运转。(FMS.9)
3. 应检查、维护和改善公用设施系统。(FMS.9.1)
4. 医院公用设施系统计划应确保饮用水和电力始终可用，建设替代性水电来源，以便在系统中断、污染或故障期间使用。(FMS.9.2)
5. 医院应测试其紧急供水和电力系统，并记录测试结果。(FMS.9.2.1)

二、目　的

1. 确保医院电力、饮用水、医用气体和各类动力系统可以持续每日24小时连续每周7日供应，满足病患需求。
2. 提供及维护不间断的医疗用水、清洁饮水与电力供应计划。
3. 在发生水、电、气中断及污染等情况下提供紧急处理，保障设施的使用。

三、范　围

适用范围：全院。

四、定　义

公用设施:指整个机构范围的系统和设备,能支持如下几个方面,即电力分配;紧急用电;水;垂直和水平运输;热力、通风和空调;管道工作,锅炉和蒸汽;管道气体;真空系统;通讯系统,包括数据交换系统。也可包括生命支持系统,感染的监测、预防和控制,以及环境支持。

五、权　责

本计划制订、修改和废止均由后勤保障部提出,经设施管理与安全委员会审核实施。

六、参考文献

1. 法律法规
    1.1 《中华人民共和国安全生产法》,主席令第13号,2014年8月31日第十二届全国人民代表大会常务委员会第十次会议修正,2014年12月1日起施行。
    1.2 《中华人民共和国电力法》,主席令第24号,2015年4月24日第十二届全国人民代表大会常务委员会第十四次会议修订,自公布之日起施行。
    1.3 《中华人民共和国水法》,主席令第74号,2002年8月29日第九届全国人民代表大会常务委员会第二十九次会议修正,2002年10月1日起施行。
    1.4 《中华人民共和国节约能源法》,主席令第48号,2016年7月2日第十二届全国人民代表大会常务委员会第二十一次会议修正,2016年9月1日起施行。
    1.5 《城镇燃气管理条例》,国务院令第583号,2011年3月1日起施行。
    1.6 《特种设备安全管理条例》,国务院令第549号,2009年5月1日起施行。
    1.7 《特种设备作业人员监督管理办法》,国家质量监督检验检疫总局令第140号,2011年7月1日起施行。
    1.8 《浙江省特种设备安全管理条例》,浙江省人民代表大会常务委员会公告第11号,2013年12月19日浙江省第十二届人民代表大会常务委员会第7次会议修正,自公布之日起施行。
    1.9 《中华人民共和国水污染防治法》,主席令第87号,2008年6月1日起施行。
    1.10 《建设项目环境保护管理条例》,国务院令第253号,1998年11月29日起施行。
    1.11 《中华人民共和国消防法》,主席令第6号,2009年5月1日起施行。
2. 评鉴条文
    2.1 《JCI医院评审标准》(第5版),FMS.2、FMS.9、FMS.9.1、FMS.9.2和FMS.9.2.1。

2.2 《三级综合医院评审标准实施细则》(2011 版),第六章"医院管理"(八、后勤保障管理)。

3. 其他参考文献

3.1 《生活饮用水卫生标准》GB 5749 – 2006,2007 年 7 月 1 日起实施。

3.2 《二次供水设施卫生规范》GB 17051 – 1997,1998 年 12 月 1 日起实施。

3.3 《气瓶颜色标志色卡》GB 7144 – 1999,2000 年 1 月 1 日起实施。

3.4 《污水综合排放标准》GB 8978 – 1996,1998 年 1 月 1 日起实施。

3.5 《综合医院建筑设计规范》GB 51039 – 2014,2015 年 8 月 1 日起实施。

3.6 《安全防范工程技术规范》GB 50348 – 2004,2004 年 12 月 1 日起实施。

3.7 《建筑设计防火规范》GB J16 – 87,1988 年 5 月 1 日起实施。

3.8 《公共设施设备检查维修制度》。

3.9 《发电机作业程序》。

3.10 《供水系统安全操作管理制度》。

3.11 《停电突发事件应急预案》。

3.12 《停水突发事件应急预案》。

3.13 《停气突发事件应急预案》。

3.14 《水污染应急预案》。

七、计划发展

1. 风险评估

1.1 为保证医院公用设施管理符合风险管理的要求,根据《前瞻性风险管理计划》,确认潜在风险并做好改善工作。各项鉴别出的危害项目,依发生频率、事故严重性的影响范围,按评分表予以客观评核。经由评估,本院最高风险事项分别为停电、停水和停气等三大公用系统风险事项。

2. 降低风险策略与改善成效确认

2.1 定期查检:依据年度公用设施管理计划执行全院公用设施保养,加强对公用设施的定期保养查检,确保公用系统正常。

2.1.1 依据公共设施设备检查维修制度,对供水设备进行定期查检并记录,查检频率为 2 次/月。

2.1.2 依据公共设施设备检查维修制度,对供电设备(配电房变压器)进行定期查检并记录,查检频率为 2 次/天。

2.1.3 依据公共设施设备检查维修制度,对供电设备(各终端配电柜)进行定期查检并记录,查检频率为 2 次/月。

2.1.4 依据公共设施设备检查维修制度,对全院一、二级氧气箱进行定期查检并记录,查检频率为 1 次/周。

2.1.5 依据消防管理制度,对医院建筑物的含楼梯间、安全门、消防设备、紧急照明、逃生路线、一般照明及环境安全(如瓷砖破裂、墙壁破损)等进行查检,并记录,查检频率为 1 次/季。

2.1.6 依据公共设施设备检查维修制度,对电梯安全进行维护检查并记录,查检频率为1次/季。

2.1.7 依据公共设施设备检查维修制度,对煤气使用安全进行定期检查并记录,查检频率为2次/年。

2.1.8 依据公共设施设备检查维修制度,对污水处理流放水质进行查检并记录,查检频率为1次/季。

2.1.9 依据公共设施设备检查维修制度,对锅炉设备进行定期检查并记录,查检频率为2次/月。

2.1.10 依据公共设施设备检查维修制度,对水池、水箱、茶水箱、洗眼器、冷却水塔、终端水水质进行查检并记录,查检频率为1次/季。

3. 应变计划

为避免公用设施损坏或意外发生时造成医院运作中断或患者伤害,对本院高风险事项制定以下紧急预案(以下列出与公用设施相关的应急预案,例如,停水、停电、停气、电梯故障、水污染、信息系统故障和煤气泄漏等)。

3.1 停电应急预案标准规范。

3.2 停水应急预案标准规范。

3.3 停气应急预案标准规范。

3.4 水污染应急预案标准。

3.5 电梯意外事件应急预案。

3.6 信息系统故障应急预案标准规范。

4. 降低重大风险策略

依据HVA风险评估结果,针对公用系统高风险事项加强应变计划。

5. 应变措施

5.1 紧急发电系统

5.1.1 替代方案:电力局对医院有双路10kV供电系统可互为备用,确保电力供应稳定。

5.1.2 紧急支援机制:遇两路10kV供电同时故障时,由发电机组供电系统向全院急重症单元供电,可持续供给柴油燃料,以延长供电时间;当发电机发生故障时,应由供电局发电车进行支援。

5.1.3 紧急应变措施依据《停电突发事件应急预案》。

5.2 供水系统

5.2.1 替代方案

a 当一个水池供水用完时,开始实施限制性供水。

b 优先满足手术室、全院各监护室、血透中心、检验科及放射科等区域的供水需求。

5.2.2 紧急支援机制

a 请求自来水公司允许接入市政消防管道(公司名称:××××自来水公司;电话:××××)。

        b 请自来水公司出车支援(公司名称:××××自来水公司;电话:××××)。

        c 请瓶装水供应商支持(公司名称:××××公司;电话:××××)。

5.2.3 紧急应变措施

    a 依据《停水突发事件应急预案》。

    b 水质被污染的替代优先顺序方案如下。

- 当水源被污染时,立即停止供水,并通知附近消防水车或自来水公司支持,支持水源仅供医疗使用和生活饮用。
- 污染水源仅用于冲洗马桶,并立即联系水箱清洗消毒单位对水箱进行清洗消毒,以供干净水源注入,恢复正常供水。

5.3 医用气体系统

5.3.1 替代方案:当遇停气时,立即切换至瓶装氧气供气系统,或将足量氧气钢瓶运送至急重症监护室及需要用氧的科室,并立即检查备用氧气存量后,停止供应商支持。

5.3.2 紧急支援机制:请供应商提供足量瓶装氧气或移动式供氧系统支援。

5.3.3 紧急应变措施:依据《停气突发事件应急预案》。

6. 目　标

依据前一年度计划总结结果,制订以下目标。

6.1 停电演练≥4次,至少每季度1次。

6.2 停水演练≥4次,至少每季度1次。

6.3 停气演练≥1次,至少每年度1次。

6.4 紧急情况下,氧气阀门操作教育训练的完成率达×%。

6.5 落实UPS、EPS定期保养测试,完成率达×%。

6.6 依据年度公用设施管理计划,执行全院公用设施检查保养。

6.7 强化医院三大公用系统(水系统、电力系统、气体系统)及其他公用设施的安全性与完好性,改善日常查检表格式,细化各项安全组件的查核。

八、组织与流程

1. 组织架构

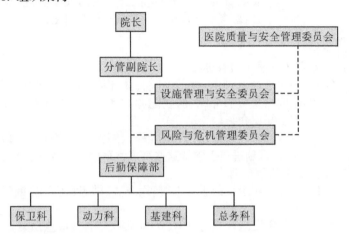

2. 岗位职责

2.1 院长:审核年度计划及执行情况。

2.2 医院质量与安全管理委员会:负责确认每年度公用设施管理计划。

2.3 分管副院长:

    2.3.1 审议年度计划与执行情况。

    2.3.2 每季度向医院质量与安全管理委员会汇报公用设施安全的工作情况、风险评估情况及改进项目。

2.4 设施管理与安全委员会:审核医院公用设施管理相关制度和公用设施管理计划,并监督与核查,确保公用设施管理计划的有效落实。

2.5 后勤保障部:负责制订公用设施管理计划,并负责监督管理动力科、总务科、基建科和保卫科四个部门,开展全院有关服务以做好安全保障以及应急支援,并处理各项行政业务。

    2.5.1 动力科:负责医院电、水、医用气体、空调、锅炉、电梯等设备维护,以及各项设备扩展、更换工程的开展和监督;公用设施的巡检及计划拟订,按计划开展外包单位维保工作。

    2.5.2 总务科:负责全院清洁卫生、地面保养、收集废物和为患者提供饮水;供应印刷品、五金、电脑耗材、办公用品及被服等物资,管理全院固定资产;为全院员工、患者提供就餐;全院污水处理工作;全院工作服、手术布类、患者被服、窗床帘及擦手小毛巾的收发和洗涤质量监督。

    2.5.3 基建科:建设项目的立项审批、征地拆迁、招标投标、施工管理、资料归档及竣工验收结算。

2.5.4　保卫科:负责监督保安人员巡视院内安全、疏导院内道路交通、全院门锁钥匙管理、监控设施,以及应急情况下保安人员的调度等各项工作;消防安全管理、车辆管理监督、检查安全设施及培训安全管理计划。

九、教育训练

1. 医院新入职员工教育训练
   1.1　一般性教育训练:包括医院整体环境介绍、建筑功能划分介绍、院内科室分布介绍、医院能源和动力供应系统介绍及医院基础安全知识介绍。
   1.2　专业性教育训练:对停水、停电、停气及火灾的突发事件进行教育,保证新进员工熟知这些突发性事件的应急预案及紧急操作。
2. 全院员工的教育训练
   2.1　各类公用系统的重要性、使用方法、供应和使用中断时的影响及范围。
   2.2　与公用设施有关的停电、停水、停气等各类应急预案。
3. 后勤保障部新进员工教育训练
   3.1　依据相关法律法规要求取得职业资格证书。
   3.2　公用设施设备的安置、维护和修缮等工作内容的教育。
   3.3　停水、停电及停气应急预案的培训。
4. 后勤保障部维修人员教育训练
   4.1　定期复审职业资格证。
   4.2　定期为员工培训公用设施的巡查路线、巡查内容及事件处理等流程。
   4.3　停电、停水及停气应急预案的定期教育。
   4.4　引进新设备后对设备的熟悉和操作培训。
5. 年度院内教育训练与演习计划表
   5.1　教育训练课程

月份 课程名称	1	2	3	4	5	6	7	8	9	10	11	12
停电应急教育			✓			✓			✓			✓
停水应急教育			✓			✓			✓			✓
停气应急教育 (手术室、ICU、液氧站)							✓	✓	✓	✓		
紧急关闭氧气阀门							✓	✓	✓	✓		

5.2　实地演练

月份 演练名称	1	2	3	4	5	6	7	8	9	10	11	12
停电演练			✓			✓			✓			✓
停水演练			✓			✓			✓			✓
停气演练							✓					

十、质量管理

持续的性能监视可以帮助公共系统维持在一个稳定、安全和高效节能的水平。目前,选择的监控指标如下。

控制重点/指标	衡量、验证、监测、改善
1. 停电演练完成率	分子/分母:停电演练实际次数/停电演练计划次数 目标值:
2. 停水演练完成率	分子/分母:停水演练实际次数/停水演练计划次数 目标值:
3. 停气演练完成率	分子/分母:停气演练实际科室数/计划中应参与演练的科室数 目标值:
4. 紧急情况氧气阀门操作教育训练完成率	分子/分母:教育训练实际科室数/计划中应教育训练的科室数 目标值:
5. EPS有载测试完成率	分子/分母:EPS每季度测试完成件数/全院EPS的个数 目标值:

关于根据监控指标所做出的改进活动,每季度至少要向设施管理与安全委员会汇报一次。

十一、审　核

部　门		核准主管	核准日期
主　办	设施管理与安全委员会	主　任: 院　长:	

标准　FMS.4

标准　FMS.4　医院应规划和实施相应项目,通过检查和规划提供安全的硬件设施,降低风险。

标准解读　安全指的是确保建筑物、财产、医疗和信息技术、设备以及系统不会给患者、家属、员工和探视者带来风险。防护指的是保护机构的财产以及患者、家属、探视者和员工远离危害。预防和规划对于创造安全和支持性患者医疗设施至关重要。有效规划要求医院关注设施中存在的所有风险。目标是:预防事故和伤害;为患者、家属、员工和探视者保证安全可靠的环境;降低和控制危害与风险。

特别提到,医院建筑物的建造或翻新阶段也非常重要,要注意安全与防护。建造和翻新会给患者、家属、探视者和员工的安全带来风险,包括与感染控制、通风、人员流动、垃圾/废弃物相关的风险以及其他风险。建造或翻新前风险评估有助于确定这些潜在风险以及建造项目给提供的服务所带来的影响。风险评估应在建造或翻新的所有阶段执行。

参考文件一:《公共设施设备检查维修制度》

类　别	全院制度-后勤保障	编　号	K-1-01
名　称	公共设施设备检查维修制度	生效日期	20××-××-××
制定单位 ×××	责任人 ×××	修订日期	20××-××-××
定期更新 每一年	总页码 ×	版　本	第×版

一、目　的

医院工作的正常运行离不开安全可靠的公共设施设备,为保障医院公共的设施设备能安全、稳定地运行,明确全院公共设施设备的检查、维修周期,规范检查作业程序,特制定本检查程序。

二、范　围

适用范围:全院有使用到公共设施设备的区域。
流程范围:发现问题→上报问题→处理问题→维护记录。

三、定　义

1. 公用设施系统:支持安全医疗所需的基本服务系统和设备。此类设施包括配电、水、通风和通气、医用气体、管道、供暖、废弃物以及通讯和数据系统。
2. 照明系统:包括走廊灯、厕所灯、吸顶灯、LED灯及路灯。
3. 弱电系统:包括电话、电视。
4. 供水系统:包括生活用水、茶水缸及水龙头。

四、权　责

责任科室:后勤保障部。

五、参考文献

1. 法律法规
   1.1 《中华人民共和国特种设备安全法》,主席令第4号,2014年2月1日起实施。
   1.2 《特种设备安全监察条例》,国务院令第549号,2009年5月1日起实施。
   1.3 《特种设备作业人员监督管理办法》,质检总局第140号令,2011年7月1日起实施。
   1.4 《浙江省特种设备安全管理条例》,2003年9月1日起实施。
2. 评鉴条文
   1.1 《JCI医院评审标准》(第5版),FMS.4。
   1.2 《三级综合医院评审标准实施细则》(2011版),第六章"医院服务"(八、后勤保障管理)6.8.1和6.8.2.1。

六、政　策

1. 动力科负责全院照明系统、高低配电房、弱电系统、供水系统、新风机组、热泵机组、污水处理、锅炉设备及中央空调系统的日常维护和检查。
2. 公共设施设备故障维修流程如下。
   2.1 各科室若发现照明系统、供水系统、中央空调系统或弱电系统发生异常,应立即拨打综合服务中心电话(××××),并告知具体信息。
   2.2 综合服务中心通知动力科所需维修的地点及内容。
   2.3 动力科维修人员根据情况到总务仓库领取相应耗材,并记录。
       2.3.1 若仓库无存货,则动力科维修人员需向申请维修的科室报告具体情况,并由仓库联系商家及时补充材料,在材料补充后应及时维修。

2.3.2 若该材料不是仓库日常配备,则需联系采购员采购相应材料,并通知申请维修科室延后维修。当材料买到后,应及时维修。

2.4 动力科工作人员赶往现场解决异常情况。

2.5 处理完毕后,在维修单上写明维修地点、维修时间、维修内容,并由双方签字。

3. 公共设施设备检查内容如下。

3.1 动力科值班人员每日巡查配电房变压器2次,需检查高压进线变压器电压、低压侧变压器电压等,并填写《配电房变压器工况记录表》。

3.2 动力科值班人员每月巡查各终端配电柜2次,需检查电源导线是否过热、是否烧焦等,并填写《医院各终端配电柜巡查维护记录表》。

3.3 动力科值班人员每月记录各科室用电量1次,并填写《电抄表》。

3.4 动力科值班人员每月对520kW发电机组和1000kW发电机组进行动态测试并检查柴油箱情况2次,填写《520kW发电机组运行及试启动保养记录》《1000kW发电机组运行及试启动保养记录》《柴油检查使用表》。

3.5 动力科值班人员每季度对520kW发电机组和1000kW发电机组进行有载测试1次,并填写《520kW发电机组运行及试启动保养记录》《1000kW发电机组运行及试启动保养记录》《柴油检查使用表》。

3.6 动力科值班人员每季度巡查公共照明设备1次,需检查区域是否明亮、外观是否破损,并填写《公共区域安全指示灯、应急灯、照明系统检查表》。

3.7 动力科值班人员每季度巡查应急灯1次,需检查外观是否破损,做断电测试,并填写《公共区域安全指示灯、应急灯、照明系统检查表》。

3.8 动力科值班人员每季度巡查安全指示灯1次,需检查安全指示灯是否掉落、外观是否破损等,并填写《公共区域安全指示灯、应急灯、照明系统检查表》。

3.9 动力科值班人员每季度巡查全院EPS 1次,对其性能进行检测,将检测结果记录在《EPS系统巡检表》中。

3.10 动力科值班人员每年巡查固定插座和移动插座2次,并贴上电气检查合格标签。

3.11 每年由送变电建设公司对高配房的绝缘手套、绝缘靴、验电器及接地线进行安全检测,由动力科保留检测报告。

3.12 每年由送变电建设公司对10kV配电系统进行电气预防性试验,由动力科保留检测报告。

3.13 动力科值班人员每月巡查全院供水系统2次,需检查各大楼供水系统,并填写《供水系统巡查维护记录表》。

3.14　动力科值班人员每月记录各科室用水量1次,并填写《水抄表》。

3.15　动力科值班人员每季度巡查污水泵、生活水泵1次,需检查运转电压、电流及水泵运转是否有杂音等,并填写《水泵定期检查保养记录表》。

3.16　动力科值班人员每年巡查移动式水泵2次,需检查水泵运转是否有杂音、外观是否破损等,并填写《水泵定期检查保养记录表》。

3.17　动力科值班人员每周更换新风机组新风过滤网1次,每月更换初效过滤网1次,每季度更换中效过滤网1次,每年请第三方公司更换高效过滤网1次,并填写《新风机组日常维护记录表》。

3.18　保洁公司在中央空调未开启状态下对中央空调出风口、过滤网每月清洗1次,并将清洗情况记录在《中央空调清洗过滤网记录表》。

3.19　保洁公司在中央空调开启状态下对中央空调出风口、过滤网每月清洗2次,并将清洗情况记录在《中央空调清洗过滤网记录表》。

3.20　锅炉房值班人员每2小时对生活水泵水压、锅炉的蒸汽压力、水位及排污情况等检查1次,并将检查情况记录在《锅炉、生活水泵运行记录表》中。

3.21　锅炉房值班人员在热空调开启状况下,每2小时对热中央空调的电压、热交换器水温等检查1次,并将检查情况记录在《热中央空调运行记录表》中。

3.22　锅炉房值班人员在冷空调开启状况下,每2小时对冷水机组的电压、冷冻水温度及冷却水温度等检查1次,并将检查情况记录在《冷水机组运行记录表》中。

3.23　锅炉房值班人员每天检查锅炉水pH值,依据pH值加适量磷酸三钠、氢氧化钠,并将操作记录在《锅炉加药记录表》中。

3.24　锅炉房值班人员每周对安全疏散、灭火器等进行1次检查,并将检查情况记录在《日常消防巡查记录表》中。

3.25　锅炉房值班人员每月对锅炉、中央空调机组进行设备维护保养2次,并将保养情况记录在《后勤设备使用定期保养记录表》中。

3.26　锅炉房值班人员每季度需将锅炉水、离子交换器出水口水送到当地质量监督局进行水质检测1次,并保存检测报告。

3.27　锅炉房值班人员每年需请特种设备研究院工作人员对锅炉内部进行检查、清洗1次,并保存检测报告。

3.28　锅炉房值班人员每年需将锅炉压力表送到当地质量监督局进行检测、校正2次,并保存检测报告。

3.29　锅炉房值班人员每年需将锅炉安全阀送到特种设备研究院进行检测、校正1次,并保存检测报告。

3.30　冷却设备公司工作人员每年对冷却水塔进行保养1次,并由锅炉房保存检查报告。

3.31　每6年对锅炉房中央空调压缩机组等压力容器进行保养检查1次,并由后勤保障部保存检查报告。

3.32　液氧站值班人员每日巡查液氧站设备3次,需检查液氧容量、贮液罐压力等,并将检查情况记录在《中心供氧运行记录表》中。

3.33　液氧站值班人员每月对液氧站设备保养维护2次,并将保养情况记录在《贵重设备使用保养记录表》中。

3.34　液氧站值班人员每年需将液氧压力表送到当地质量监督局进行2次检测、校正,并保存检测报告。

3.35　液氧站值班人员每年需将液氧安全阀送到特种设备研究院进行1次检测、校正,并保存检测报告。

3.36　每6年对液氧站5立方液氧槽进行保养检查,并由后勤保障部保存检查报告。

3.37　电梯值班人员每日对电梯的门锁、开关、照明等进行检查,并将检查情况记录在《电梯日常维护记录表》中。

3.38　电梯生产公司每月对电梯进行2次卫生清洁、门锁检查等,并保存检测报告。

3.39　电梯生产公司每季度对电梯的钢丝张力、安全开关及缓冲器等进行1次检查,并保存检测报告。

3.40　电梯生产公司每年对电梯进行1次全面检查,并保存检测报告。

3.41　特种设备研究院每年对电梯进行1次全面检查,并保存检测报告。

3.42　污水站值班人员每日检测废水浓度、投药记录及废水日处理量2次,并将结果记录在《污水处理日常检查记录表》中。

3.43　污水站值班人员每日对各个吸料阀、直通阀、污水泵、水泵及鼓风机等设施检查1次,并将检查情况记录在《污水处理日常检查记录表》中。

3.44　污水站值班人员每日记录盐酸使用量,并将相关数据记录在《污水处理盐酸使用登记表》中。

3.45　疾控中心每季度对污水站水质进行检测,由污水站保留检测报告。

3.46　总务科每季度抽取水池、水箱、茶水箱、洗眼器、冷却水塔及终端水水质,交疾控中心进行水质检测,将结果记录在《水质检测记录表》,并保存检测报告。

3.47　有安装洗眼、冲淋设备的科室需每周对洗眼器、冲淋设备检查1次,并将检查情况记录在《洗眼器检查表》中。

3.48　医学装备部、信息科值班人员每季度请第三方公司对各自负责的UPS进行1次性能检测,并保存检测报告。

3.49　动力科维修人员每季度对电焊、气焊设备进行1次检查,并将检查情况记录在《电焊气焊使用记录表》中。

3.50　消防维保单位每季度对烟雾探测器进行1次检测,并将检测结果记录在《烟感温感定期检查保养表》中。

3.51　若巡查人员在检查时发现设施设备故障,应及时排除,并将结果记录在巡查表中;若故障原因较为复杂,无法立即排除,应及时上报给上级领导。

3.52 液氧站工作人员每周对全院一、二级氧气箱进行1次检查,并将检查结果记录在《气体系统各科室巡检表》中。

3.53 燃气公司每半年对燃气设备及管道进行1次检查,并将检查结果记录在《燃气公司安检单》中。

3.54 物业安保公司每日巡逻全院3次,并将情况记录在《治安巡逻登记表》中。

3.55 物业安保公司每月对全院消火栓箱进行1次检查,并将检查结果记录在《消火栓箱定期检查保养表》中。

3.56 物业安保公司每月对灭火器进行1次检查,并将检查结果记录在《灭火器定期检查保养表》中。

3.57 消防维保单位每季度对防火卷帘门进行1次检测,并将检测结果记录在《防火卷帘门定期检查保养表》中。

3.58 消防维保单位每季度对火警传感器进行1次检测,并将检测结果记录在《火警传感器定期检查保养表》中。

3.59 消防维保单位每季度对消防泵进行1次检测,并将检测结果记录在《消防泵定期检查保养表》中。

3.60 消防维保单位每季度对消防主机进行1次检测,并将检测结果记录在《消防主机定期检查保养表》中。

3.61 消防维保单位每季度对紧急广播系统进行1次检测,并将检测结果记录在《紧急广播系统定期检查保养表》中。

七、流 程

1. 流程图

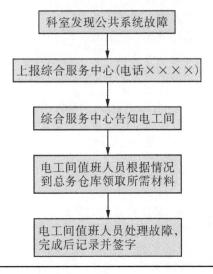

2. 流程步骤

步　骤	流程说明
（1）发现问题	科室工作人员发现公共系统故障
（2）上报问题	科室上报综合服务中心（电话××××）
（3）处理问题	综合服务中心将问题告知电工间 电工间工作人员根据情况到总务仓库领取材料 电工间工作人员到现场排除故障
（4）维护记录	电工间工作人员写明维护内容，并签字保存

八、教育训练

对　象	具体做法
1. 新进对象	岗前培训
2. 在职人员	无

九、表单附件

1. 表　单

　　1.1　后勤设备管理检查周期表。

　　1.2　各终端配电柜巡查维护记录表。

　　1.3　公共区域安全指示灯、应急灯、照明系统检查表。

　　1.4　供水系统巡查维护记录表。

　　1.5　水泵定期检查保养记录表。

　　1.6　污水处理日常检查记录表。

　　1.7　污水处理盐酸使用登记表。

　　1.8　新风机组日常维护记录。

　　1.9　520kW发电机组运行及试启动保养记录。

　　1.10　1000kW发电机组运行及试启动保养记录。

　　1.11　锅炉、生活水泵运行记录。

　　1.12　中心供氧运行记录。

　　1.13　冷水机组运行记录。

　　1.14　热中央空调运行记录。

　　1.15　配电房变压器工作状况记录表。

　　1.16　中央空调过滤网清洗记录表。

　　1.17　锅炉加药记录表。

　　1.18　柴油检查使用表。

　　1.19　水质检测记录。

　　1.20　EPS检查表。

　　1.21　气体系统各科室巡检表。

1.22　水池水箱清洗记录表。

1.23　紧急洗眼冲淋设备定期检测表。

十、审　核

部　门		核准主管	核准日期
主　办	后勤保障部	主　任：	
		院　长：	
协　办	动力科	主　任：	

参考文件二：《用电安全管理制度》

	类　别	全院制度-后勤保障	编　号	K-1-02
	名　称	用电安全管理制度	生效日期	20××-××-××
	制定单位	×××　责任人　×××	修订日期	20××-××-××
	定期更新	每一年　总页码　×	版　本	第×版

一、目　的

为保证全院用电安全,预防电器火灾事故。

二、范　围

适用范围:本院内使用电器及延长线的区域。

三、定　义

1. 多功能插座:使用外接非固定插座电源的电源延长线。

2. 高能耗电器:功率在1000kW以上的电器用品。

3. 触电:人体直接接触电源,一定量的电流通过人体,致使组织损伤和功能障碍甚至死亡。触电时间越长,人体所受的电损伤越严重。

四、权　责

责任科室:后勤保障部。

五、参考文献

1. 法律法规

　1.1　《中华人民共和国电力法》,主席令第24号,1996年4月1日起实施。

1.2 《中华人民共和国电力供应与使用条例》,国务院令第196号,1996年9月1日起实施。
2. 评鉴条文
2.1 《JCI医院评审标准》(第5版),FMS.9.2和9.2.1。
2.2 《三级综合医院评审标准实施细则》(2011版),第六章"医院服务"(八、后勤保障管理)6.8.2。
3. 参考文献
3.1 《建筑物电器装置600问》,2013年出版。
3.2 CNS 10917 - 1996电源线组总则。

六、政　策

1. 多功能插座的安全使用及使用注意事项
   1.1 多功能插座的使用要求如下。
       1.1.1 符合电器安全标准。
       1.1.2 地线符合国家要求。
       1.1.3 外观应完整,应固定于墙面,无脱落,无烧毁痕迹。
       1.1.4 动力科应每半年对全院所有插座进行一次检查测试,保证全院插座使用安全,并在插座上方张贴检查合格标志。
   1.2 多功能插座使用注意事项如下。
       1.2.1 所有医疗机构必须使用三相多位电源转换器。
       1.2.2 设备上的多用三线输出口应被视为该设备的一部分进行检查,而不应将其作为电源延长线。
       1.2.3 多功能插座的评估及购买。
           a 多功能插座购买前应由动力科审核评估线径大小、承载电流的能力,确保多功能插座质量的可靠性及用电安全性。
           b 总务仓库采购的多功能插座应从正规渠道购买。
   1.3 多功能插座的使用如下。
       1.3.1 多功能插座只有在不会造成火灾、电击或绊倒时可使用。
       1.3.2 多功能插座必须符合国家认证标准,本院范围内使用的多功能插板应从总务仓库统一采购领取,不得私带。
       1.3.3 所使用的多功能插座应注意电器负荷。同一插座,切记不可插接多个用电器设备,以免因负荷过大而造成电线烧损,甚至因而发生火灾。因此,所用电器功率之和不应大于2200W,对电器功率的核定可向动力科咨询。
       1.3.4 多功能插座之间不得相互套接,多功能插座电源延长线须靠墙延伸,避免绊倒。
       1.3.5 多功能插座延长线未经动力科认可不得使用。
       1.3.6 在使用小家电后,不可贪图方便,直接拉扯电线拔出插头,极易造成该插头内导线损伤,不但造成家电无法使用,甚至可能造成触电危险。

1.3.7　延长线要有保险丝设置、过载自动跳脱的功能。

1.3.8　多功能插座不可捆绑：由于电线经捆绑后将导致电流无法顺畅流通而产生高温，容易将表皮劣化、融解，导致电线短路的现象，造成电线着火。

1.3.9　不可将多功能插座置于炉具上方：炉火高温将塑料融解，造成电线短路着火。

1.3.10　有发烫或异味：为避免超负荷现象，应立即停止使用该高电量电器。

1.3.11　养成随手拔出插头或关闭延长线电源开关的习惯。

1.3.12　多功能插座不可紧贴家具，若因多功能插座使用不当而产生火警，可能会加剧火势扩大。因此，在摆放延长线时，应保留适当空间使其散热，且不可放在潮湿的地方，以免触电。

1.3.13　在使用电器时，千万不可因事分心、突然离开而忘了关闭，很容易造成火灾。

1.3.14　多功能插板不应直接置于地面，应固定于可靠安全位置，如墙面、桌。

1.3.15　严禁将多功能插座置于水源附近，应视具体情况使插座与水源保持安全距离。

1.3.16　使用过久的电器，如内部尘埃厚积，很容易使绝缘劣化，发生漏电；或因虫鼠咬伤，将配线破坏，发生火花引起燃烧或爆炸，应特别注意维护及检查。

1.3.17　电器插头务必插牢，不使其发生松动，以免产生火花而引燃近旁物。

1.3.18　电器在使用时切勿靠近玩弄，以免触电或引起火灾；离开时，应将室内电器关闭，以免发生火警。

1.3.19　当在电器使用中产生火花或故障不动时，应立即切断开关或拔下插头。

1.3.20　不要将延长线放置于容易踏压的场所，如有磨损破皮，应立即加以处理或更新，以防漏电。

1.3.21　不应在公共区域及病房永久使用多功能插板，只有在下列情况时才可临时使用。

　　a　突然停电。

　　b　需要暂时向某处供电。

1.3.22　对多功能插座使用实行登记制度，即在本院范围内使用的多功能插座要向仓库统一领取，并在动力科登记备案，插座要有编号以方便核查。凡检查发现未登记在册的多功能插座，一律做没收处理。

2. 便携式电器使用规定

2.1　便携式电器包括以下几种。

2.1.1　个人护理用品(电吹风、剃须刀)。

2.1.2 娱乐用品(电视机、收音机)。

2.1.3 个人舒适设备(电热毯、电风扇及电暖器)。

2.1.4 准备食物用具(电茶壶、微波炉、咖啡壶、电炉、电饭锅及电压力锅)。

2.2 无论是属于患者、员工还是医院的电器,其使用都必须遵循以下规定。

　　2.2.1 电器应符合如下几点。

　　　　a 达到国家标准且外观完整。

　　　　b 仅可连至常规220V交流电源出口。

　　　　c 禁止在富氧环境下使用,并应距氧气出口至少30厘米。

　　　　d 在电器元件可能受潮的环境下禁止使用。

　　2.2.2 禁止乱接、乱拉电线。

　　2.2.3 所有电器在第一次使用前都应经过部门负责人的许可和检查。

　　2.2.4 所有低电压电器,如剃须刀和收音机,只有在无法使用电池供电或经变压器转换后电压小于30V时,方可使用。

2.3 禁用电器有以下类别。

　　2.3.1 个人禁止携带、使用电器包括电饭锅、电压力锅、电炉、微波炉、电热毯、电视机和影碟机等。

　　2.3.2 各科室禁止使用的电器有电饭锅、电压力锅及电炉等。如各科室有特殊需要,应由科室向院办提出申请,经动力科核定载荷批准后,方可购买使用。

　　2.3.3 个人可以使用的电器包括电吹风、剃须刀及收音机等小功率电器。

2.4 对可能造成特定危险的电器,应注意下列几点。

　　2.4.1 禁止使用拥有开放式加热元件的电器。这些电器温度可超过212华氏度,有造成火灾的危险。

　　2.4.2 便携式电风扇应符合以下要求。

　　　　a 符合电器安全标准。

　　　　b 地线符合国家要求。

　　　　c 有风扇防护罩。

　　2.4.3 微波炉应符合以下要求。

　　　　a 使用三相插头,并符合国家要求。

　　　　b 备有正确的使用说明书。

　　　　c 在第一次使用前,经过维修部的检查。

　　　　d 除非批准有其他特定用途,否则只可用于加热食物。

　　　　e 不要使用封闭容器。

　　　　f 在给液体加热时,请使用广口容器。因为封闭容器内食物加热产生的热量不易散发,容器内压力过高,易引起爆破。

g　煮带壳食物时，需先用筷子将壳刺破，以免加热后引起爆裂、飞溅。

h　不可直接将密封包装食品放于微波炉中，以避免爆炸。

i　不可用于油炸食品，因为油遇高温会飞溅而导致火灾。若万一不慎引发微波炉起火，应注意：

- 关闭电源。
- 不可立即开门。
- 火熄后开门降温。
- 不要长时间在微波炉前工作，人员应远离微波炉至少一公尺。

2.4.4　电暖器使用注意事项。

a　电暖器在使用时应注意电线粗细。另外，是否有倾倒或过热时自动断电、定时与多段式温控等功能，也是其安全性的基本考量。

b　医疗场所要使用电暖器时，应考虑有恒温设计及安全性较高的陶瓷式电暖器。

c　会耗氧的电暖器（如碳素灯式、卤素灯式）容易使空气变得干燥，需注意增加水杯以调节室内湿度。

d　在使用石英管电暖器时，必须谨慎小心，避免烫伤，也要留意翻倒可能引发的火灾危险。

e　电暖器不要与其他家电共用电源，也不宜在潮湿的场所使用，放置位置也要摆放稳固，以免倾倒发生危险；使用时，要与易燃物保持距离，以避免火灾意外。

3. 高耗能电器的安全使用

3.1　白炽灯泡

3.1.1　白炽灯泡使用时，应避免靠近窗帘等物品。

3.1.2　白炽灯泡除照明外，勿用于其他用途（如烘干衣物）。灯具在不使用时，请记得关闭以确保安全。

3.1.3　为响应政府节能减排的要求，以及考虑用电安全，本院将逐步把日常照明灯全部换为更节能、高效、安全的LED照明（现正逐步落实当中）。

3.2　电饭锅（个人禁止携带使用）

3.2.1　电饭锅的消耗电功率较大，应使用专用插座，勿与其他电器共享同一电源插座组。如需使用延长线插电，应注意该延长线上各电器消耗电功率（W）的总和勿超过延长线的功率容量，以免温度升高，引起火灾。

3.2.2　应将电饭锅放置于平坦稳固且无易燃物的空间上使用，以免因倾倒及高温而发生危险。

3.2.3　电饭锅在蒸煮过程中会散发大量热蒸气，请勿以抹布等物品覆盖，同时应注意避免触碰，以免烫伤。

3.2.4　在清洁保养时,应确认依照使用说明及注意事项,先将电源线插头拔离电源,并于清洁时慎防电饭锅本体浸泡在水中,并防止水渗入电饭锅内部,以避免触电危险。

3.2.5　若长时间不使用、外出或使用完毕时,应将插头拔离电源插座,电源线及插头有破损或松弛时,切勿使用,以避免发生短路或触电危险。

3.2.6　随时注意电饭锅状况,若有故障现象发生,应立即停止使用并送修,切勿自行更换零件或拆解修理。

3.3　电磁炉

3.3.1　电磁炉最忌水汽和湿气,应远离热气和蒸汽。炉内有冷却风扇,应放置在空气流通处使用,出风口要离墙和其他物品10厘米以上。

3.3.2　在电磁炉上不能使用诸如玻璃、铝、铜质的容器加热食品,因为这些非铁磁性物质不会升温。

3.3.3　在使用时,不要在电磁炉面板上放置小刀、小叉、瓶盖类的磁性对象,也不要将手表、录音磁带等易受磁场影响的物品放在电磁炉面板上或带在身上进行电磁炉的操作。

3.3.4　不要让锅具空烧、干烧,以免电磁炉面板因受热量过高而裂开。

3.3.5　在距离电磁炉3米以内的范围内,最好不要放置电视机、录音机、收音机等怕磁性的家用电器,以免受到不良干挠。

3.3.6　电磁炉使用完毕,应把功率控制器调到最小位置,然后关闭电源,再取下锅具。面板的加热范围圈内切忌用手直接触摸,以免烫伤。

3.3.7　要清洁电磁炉时,应待其完全冷却,可用少许中性清洗剂清洗,切忌使用强洗剂,也不要用金属刷子刷面板,更不允许直接用水冲洗。

4. 触电危害的预防

4.1　人员触电危害预防有以下几条。

4.1.1　带电作业时,应按照带电作业相关规定确认用安全护工具及充分掩蔽;工作场所负责人应将作业时间、作业内容、作业电路及接近此电路的其他电路系统,告知工作人员,并应确认负责指挥、监护。

4.1.2　在发变电设备或开关场实施部分停电作业时,应将该停电作业范围以蓝带或网加围,并悬挂"停电作业区"标志;有电部分以红带或网加围,并悬挂"有电危险区"标志,以兹警示。作业完成后,应先确认从事作业的员工已离开且无触电风险,才可拆除。

4.2　在使用电气设备装置时,应该注意下列事项。

4.2.1　使用移动式照明设备,应使用防护罩。

4.2.2　工作场所的配线,应依屋内线路装置规则规定装设。

4.2.3　配电设备或电路附近,不得悬挂或放置与工作无关的物品。

4.2.4　电动机具或试验台等外壳应予接地。

4.2.5　电气设备在不使用时,应切断电源。

4.2.6　对于潮湿及油渍处所使用的电气设备,其电源应加装漏电断路器。

4.2.7　从事停电作业时,应先检查电,待确认无电后,再正确装挂接地线。

4.2.8　从事停电作业时,在工作场所负责人要求恢复送电后,工作人员不得擅自接近带电体。

4.2.9　从事电气作业者,应穿着棉质工作服或防焰性工作服。

4.2.10　非指派人员不得任意接触或操作任何机具设备。

4.2.11　应定期对电气设备开展检查,并将检查结果做成记录,如有异常,应立即修复。

4.2.12　要求承包商负责人及工地负责人需确认督导其相关人员做好现场安全工安查核及防护具使用,并留存记录备查。

4.2.13　加强院内员工实施劳工安全教育训练。

4.2.14　潮湿区域,如营养室(厨房)、浴厕及配膳室等应经常保持干燥;如需清洁,则应避免用水冲刷电气设备及插座而导致触电危害。

4.3　用电设备接地注意事项包括以下几方面。

4.3.1　当用电设备因绝缘劣化而漏电时,提供漏电电流一条低阻抗回路,使断路器能跳脱以保护人员及设备安全。

4.3.2　非带电金属外壳因事故或静电感应等因素而产生电位升高或电荷积聚时,能经接地予以有效降低或将电荷疏导至大地,以防止人员碰触导致感电事故的发生。

4.4　应装置漏电断路器用电设备或线路的情况包括以下几方面。

4.4.1　建筑或工程兴建临时用电设备。

4.4.2　游泳池、喷水池等场所水中及周边用电设备。

4.4.3　公共浴室等场所过滤或给水电动机分路。

4.4.4　灌溉、养鱼池及池塘等用电设备。

4.4.5　办公处所、学校和公共场所的饮水机分路。

4.4.6　住宅、旅馆及公共浴室电热水器及浴室插座分路。

4.4.7　住宅阳台插座及离厨房水槽1.8米以内插座分路。

4.4.8　住宅、办公处所、商场沉水式用电设备。

4.4.9　装设在金属杆或金属构架的路灯、号志灯、广告招牌。

4.4.10　人行地下道、路桥用电设备。

4.4.11　庆典牌楼、装饰彩灯。

4.4.12　由屋内引至屋外装设插座分路。

4.4.13　游乐场所电动游乐设备分路。

4.4.14　对地电压超过150V路灯线路。

5. 维护和管理

    5.1 电气设备检查维护的注意事项如下。

        5.1.1 检查配电房变压器高压进线变压器电压,低压侧变压器电压、最大相电流、温度、功率因数及运行状况。如遇比较炎热的天气,则须开启换气扇,以保证其正常工作温度(一日两次)。

        5.1.2 检查电源导线是否过热、是否烧焦,配电柜是否生锈、外壳是否破损,接地线是否松动等(半月一次)。工具:热成象检测仪。

        5.1.3 对发电机组开展动态测试、空载测试(半月一次)、有载测试(一季度一次)。

        5.1.4 检查公共照明设备,区域是否明亮,外观是否破损(每季一次)。

        5.1.5 对应急灯开展断电测试,检查其外观是否破损;检查安全指示灯是否掉落、是否破损、是否不亮(每季一次)。

        5.1.6 检查EPS系统是否正常切换,应急电源电流、电压、电池电压(每季一次)是否正常。

        5.1.7 检查固定插座、移动插座外观是否完好,电气性能是否合格(一年两次)。

        5.1.8 检查10kV配电系统,如开展10kV电气预防性试验,由宁波送变电建设公司检测,并出具相关检测报告(年检)。

        5.1.9 绝缘手套、绝缘靴、验电器、接地线安全性检查,由宁波送变电建设公司检测,并出具相关检测报告(年检)。

        5.1.10 生活水泵、污水泵的运转电压和电流测试,水泵运转是否有杂音,阀门是否漏水,基础座是否松动,配电盘内线路是否松动等(一年两次)。

        5.1.11 移动式水泵运转是否有杂音,水泵外观是否有破损,电线是否有破损,软水管是否有破损。

        5.1.12 电梯日检、月检、季检、年检(外包,其中年检由象山县质量监督局委托宁波特种设备质量监督局进行相关检测,并出具检测报告)。

        5.1.13 对大功率电器开展巡查(一年两次),主要巡查私带大功率电器,容易造成用电隐患的电器,如科室未经批准擅自安装的即热式热水器。

6. 配电房操作规范

    6.1 汇兴线、银都线,当一路停电,切换到另一路来供电时操作规范详见《电气作业安全程序》。

    6.2 发电机操作程序规范详见《发电机作业程序》。

7. 当医院用电安全受到威胁

    当医院用电安全受到威胁后,处理步骤详见《宁波市第四医院停电应急预案标准规范》。

8. 电器日常管理

    8.1 科室管理:每月要进行一次自我检查,杜绝私带电器所造成的隐患,由动力科不定期抽查,如发现私带电器(主要指大功率电器),则须拍照,并将情况上报院办处理,由科室负责人承担相关责任。

    8.2 患者管理:如发现患者在使用大功率电器,则科室人员要及时制止;如屡次不听劝阻,则交由保卫科处理。

    8.3 大功率电器用电安全的注意事项如下。

        8.3.1 各科室严禁使用大功率电器。如需安装大功率电器及医疗设备,则需经动力科审核、医学装备部评估,要符合医院的用电安全。

        8.3.2 如因使用电器功率过大,且未经审核和评估而引发相应电气事故,则由科室负责人承担相应责任,科室负责人有义务规范监督各类电器的使用,避免火灾危险。

    8.4 为保证用电安全,动力科需做的工作:每半个月对全院电气柜进行巡查,并做好相关记录工作。

七、教育训练

对 象	具体做法
动力科	每年进行演练,双路电切换,发电机操作

八、表单附件

1. 附 件

    1.1 发电机作业程序。

    1.2 电气作业安全程序。

    1.3 多功能插座使用及电器用电安全管理制度。

    1.4 停电突发事件应急预案。

九、审 核

部 门		核准主管	核准日期
主 办	后勤保障部	主 任:	
		院 长:	

参考文件三:《医院保洁管理制度》

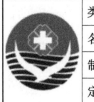

类　　别	全院制度-后勤保障	编　　号	K-1-26
名　　称	医院保洁管理制度	生效日期	20××-××-××
制定单位	×××	责任人 ×××	修订日期	20××-××-××
定期更新	每一年	总页码 ×	版　　本	第×版

一、目　的

为塑造医院品牌,不断维护、持续提升全院环境优化形象,辅助控制病源传播工作,符合5S规范,使就诊人员的环境服务达到安全、整齐、定位、干净、清洁的服务质量水平,营造舒适、和谐的就医环境。

二、范　围

适用范围:全院保洁服务。

三、定　义

无。

四、权　责

责任单位:总务科。
制度执行单位:象山县卫康物业公司。

五、参考文献

1. 评鉴条文
   1.1 《JCI医院评审标准》(第5版),FMS.4。
   1.2 《三级综合医院评审标准实施细则》(2011版),第二章"医院服务"(八、就诊环境管理)2.8.1.1和2.8.3.1。
   1.3 《三级综合医院评审标准实施细则》(2011版),第六章"医院管理"(八、后勤保障管理)6.8.5.1。

六、政　策

1. 保洁服务内容
   1.1 日常保洁内容
       1.1.1 清除全院内外环境肉眼可见的积灰、斑点、污垢、油渍、垃圾及废物等,用消毒剂对部分所清洁的物品进行消毒。
       1.1.2 在开展清洁工作的同时,发现室内建筑、家具及设施有所损坏、影响使用或有碍观瞻,应及时向有关部门报告。
       1.1.3 根据不同要求,处理生物垃圾、污染垃圾及其他垃圾。
       1.1.4 为患者送开水、开锁陪人椅等。
       1.1.5 外环境绿化养护。

1.2 定期保洁内容

    1.2.1 对住院楼、门诊楼及行政楼等建筑物楼房玻璃窗,应每月清洗一次。

    1.2.2 空调过滤网、空调出风口在运行期间,应每15天清洗一次;在不运行期间,应每月清洗一次。

    1.2.3 对门诊、病房、医技科室的窗帘,应每半年拆洗一次;对行政楼的窗帘,应每年拆洗一次;对病区(包括血透室、胃镜室)床帘,应每季度清洗一次;对特殊科室(ICU、分娩室)床帘,应每月清洗一次,此外,如有污染,则须及时清洗。

    1.2.4 对楼内地面,应打蜡保养、抛光,每年两次。

    1.2.5 全院天花板去尘至少每年一次,诊疗区、一楼一年两次,如发现蜘蛛网,应及时处理。

2. 保洁督查内容

    2.1 保洁人员在工作中服从院方监管人员及所在科室主任、护士长领导,团结协作,以礼相待,不与患者发生争吵,遵守劳动纪律,不准以任何借口扰乱工作秩序。

    2.2 督查范围包括:全院室内地面、走廊、墙面、屋顶、中央空调过滤网、出风口、玻璃、窗台、窗帘、床帘、灯具、家具、病房、病床单元、电器、宣传窗、卫生洁具、垃圾桶、楼梯、电梯等;室外路面、绿化、路灯、指示牌、屋顶,以及无乱挂衣物、无乱堆杂物等。

    2.3 不准私拿公物,私卖医疗废品。拾到财物,应及时归还失主或上交保卫部门。

    2.4 各科、各区域的保洁员定员定岗,相对固定。保洁员与护工的工作分开,不得顶替调换,确保在岗在位,各尽其职,服务规范符合卫生保洁等服务的质量标准。

    2.5 保持保洁用房清洁,保洁物品定位,保洁工具分开使用,拖把抹布专区专用,一床一巾一擦拭,使用对卫生洁具、物品及地面等无损坏的清卫用品。

    2.6 保洁员严格按照院感要求做好消毒隔离工作及自我防护工作。各种清洁剂、消毒剂必须妥善保管。各容器必须贴有标签及使用说明,根据规定要求进行稀释;各区拖把、抹布分区专用符合院感消毒隔离要求。

    2.7 废物与生活垃圾按本院制度办理。

    2.8 保洁公司必须严格落实区域保洁责任制,按照日程表、周保洁、月保洁执行,做到分管保洁区域内卫生整洁。

    2.9 保洁时间:ICU、手术室、急诊科、分娩室、NICU24小时服务保洁;输液室保洁时间为5:30—24:00;病区服务为5:30—17:00;门诊为6:30—17:00;血透室为6:30—18:30;夜间主要干道(公共走廊、病区楼梯)的保洁及突发事件后的清洁有相应值班人员负责(保洁总值班手机:×××××××××××)。

2.10 保洁公司必须对上岗人员进行岗前培训,并每季度对上岗人员进行职业道德教育、服务礼仪教育及操作流程的培训。上岗人员须遵守院方的各项规章制度及工作规范,维护医院形象。院方至少每年一次予以保洁人员院感知识及消防知识的培训。

2.11 患者对环境卫生及保洁人员服务态度的满意度。

2.12 在医院的应急事件中,保洁公司应积极配合院方采取相应的措施。

七、教育训练

对　象	具体做法
1. 新进对象	岗前培训
2. 在职人员	定期辅导、演练

八、表单附件

1. 附　件

1.1 宁波市第四医院保洁工作流程。

1.2 宁波市第四医院保洁工作计划。

九、审　核

部　门		核准主管	核准日期
主　办	总务科	主　任:	
		院　长:	
协　办	综合服务中心	主　任:	

参考文件四:《医院施工管理作业程序》

	类　别	全院制度-后勤保障	编　号	K-1-27
	名　称	医院施工管理作业程序	生效日期	20××-××-××
	制定单位	××× 　责任人　×××	修订日期	20××-××-××
	定期更新	每一年　总页码　×	版　本	第×版

一、目　的

1. 提供优良的医疗环境、设施,满足医院与科室的需求。

2. 加强监督管理,确保施工项目安全、高效、顺利地进行。

3. 协调设计、监理、施工三方的关系,及时处理建设过程中出现的各种技术问题。

4. 降低院内感染的可能性。

5. 降低火灾风险,确保施工安全零事故。

二、范 围

1. 适用范围:全院所有新建、维修改造等建筑施工的区域。

2. 流程范围:

2.1 医院申请新建、改造等建筑施工区域。

2.2 施工方案及安全防护措施的制定。

2.3 基建科负责组织协调会议,与使用科室、使用科室的主管职能科室、院感科、保卫科、信息中心、总务科和动力科等,会同项目施工承包单位共同协商讨论,确定施工方案和现场安全管理措施。

3. 施工前准备:

3.1 施工管理风险评估表

3.1.1 本院施工如为临床动线改变、正负压环境改变,则需要进行感染控制及消防安全的评估。

3.1.2 在施工方案协商会议前,基建科负责人、院感科及相关领导要先完成该项目《医院施工管理感染控制风险评估表》的填写;院感科审核此项目评估表后,再确认签字。

3.1.3 在施工方案协商会议前,基建科负责人、保卫科、相关领导要先完成该项目《医院施工管理消防风险评估表》的填写;保卫科审核此项目评估表后,再确认签字。

3.2 施工风险评估等级措施

3.2.1 根据《医院施工感染控制风险评估表》和《医院施工消防控制风险评估表》的结果,不同风险等级需采用相应的防护措施,由后勤保障部以书面形式通知施工承包单位。

3.2.2 以《施工感染控制预防措施监测表》为准进行巡查。

3.2.3 基建科项目负责人按感染控制风险评估等级,需核对以下项目措施,必须要求施工单位落实。

风险等级		降低风险措施	
		施工中	施工后
☐	I	1. 使用湿拖把以减少工程中产生的灰尘 2. 如需打开吊顶检查,应尽快复原 3. 工程垃圾应在有盖容器中保存直至被运走为止 4. 由专用车辆经专用通道运输 5. 对施工工地开展院感查核,至少查核一次;工期如超过1个月,应每月查核一次	1. 清洁施工区域

续　表

风险等级		降低风险措施	
		施工中	施工后
□	Ⅱ	1. 应使用实质的隔间以区隔工作区域。工作区域的出口必须能以Sticky mats（黏尘板）处理,避免灰尘向外扩散污染 2. 如需打开吊顶检查,应尽快复原,避免灰尘掉落 3. 采取积极措施减少粉尘 4. 在进行切割作业时,应洒水以减少灰尘 5. 用胶带封闭不用的门 6. 关闭通风口 7. 在出入口放置防尘垫 8. 工程垃圾应在有盖容器中保存直至被运走为止 9. 由专用车辆经专用通道运输 10. 对施工工地开展院感查核,至少查核一次;工期如超过1个月,应每月查核一次	1. 以消毒剂擦拭表面 2. 建筑垃圾应在有盖容器中保存直至被运走为止 3. 离开施工场所前,应以湿拖把拖地或吸尘
□	Ⅲ	1. 使用抽风机以保持工作室内相对负压;使用独立空调,防止粉尘污染其他区域 2. 移除或隔离空调系统,避免管道系统污染 3. 设置必要的隔离设施,以区分于非作业区域 4. 工程垃圾应在有盖容器中保存直至被运走为止 5. 由专用车辆经专用通道运输 6. 对施工工地开展院感查核,每周至少抽查1次 7. 施工前、后进行落尘检测	1. 完工后经由院感科和安全部门验收,并由环境清洁部门彻底清洁后,方能移除隔离物 2. 在工程结束拆除隔离设施时应小心,尽量避免扬起灰尘 3. 以消毒剂擦拭表面 4. 完工后,重新开启空调系统 5. 完工后执行落成检测以进行比对

续 表

风险等级		降低风险措施	
		施工中	施工后
□	Ⅳ	1. 使用抽风机以保持工作室内相对负压；使用独立空调，防止粉尘污染其他区域 2. 工作场所人员必须穿防护衣及鞋套执行工作 3. 移除或隔离空调系统，避免管道系统污染 4. 设置必要的隔离设施，以区分于非作业区域 5. 封住管道、洞及孔 6. 所有工作人员进入工作场所要穿鞋套，每次出入要更换鞋套 7. 对施工工地开展院感查核，每周至少抽查2次 8. 施工前、后进行落尘检测	1. 在工程结束拆除隔离设施时应小心，尽量避免灰尘和碎片的扩散 2. 建筑垃圾应在有盖容器中保存直至被运走为止 3. 由专用车辆经专用通道运输 4. 空气过滤 5. 用消毒剂擦拭表面 6. 完工后，重新开启空调系统 7. 完工后经由院感科和安全部门验收，并由环境清洁部门彻底清洁后，方能移除隔离物 8. 完工后执行落尘检测进行比对

3.3 基建科项目负责人施工安全查核

按消防风险评估等级，需核对以下项目措施，必须要求施工单位落实。

风险等级	降低风险策略
高风险(>80分)	1. 施工期间每日应有安全查核 2. 设立临时逃生标志 3. 设立临时逃生照明灯 4. 确认逃生疏散动线畅通 5. 动火期间清除周围可燃物品 6. 依据现场施工情况，由后勤单位配置足量灭火器
中风险(41~80分)	1. 每周至少安全查核两次 2. 依据现场施工情况，由后勤单位配置足量灭火器 3. 动火期间清除周围可燃物品 4. 设立临时逃生标志 5. 设立临时逃生照明灯 6. 确认逃生疏散动线畅通

续　表

风险等级	降低风险策略
低风险(≤40分)	1. 每周至少安全查核一次 2. 设立临时逃生标志 3. 设立临时逃生照明灯 4. 确认逃生疏散动线畅通 5. 动火期间清除周围可燃物品 6. 依据现场施工情况,由后勤单位配置足量灭火器

3.4　由保卫科和院感科审核施工方案是否符合消防与院感的要求,包括逃生动线、洁净—污染进出动线的规划。且必须到现场确认方案的可行性,如有意见,填写方案修正意见反馈单,并将其上交至基建科。

3.5　基建科将施工方案提交给医院各领导、院感科和保卫科,由各方签字审核通过后,方才确认施工方案与防护措施的可行性。

3.6　基建科负责人与相关行政机构联系,在办理施工项目的各项审批手续及招标后,需让有关领导对《宁波市第四医院经济合同会审单》签字,交由承包商签订合同。

3.7　如施工时需要动用明火作业,应取得动火许可证。
新建工程于消防局申请动火许可证,同时需要医院有关部门每日开展检查。医院局部改造工程应由基建科与施工方一起去保卫科办理动火许可证,现场由保卫科每日检查。动火许可证一周申请一次,每日查,且将动火许可证挂于施工入口处。

　　3.7.1　对于本院人员气焊、电焊等作业,不用申请动火许可证,但每次作业需检查。

　　3.7.2　工程施工方应得到医院给予的火灾风险控制指导。

　　3.7.3　对于施工区域、消防设施的拆装等,应通知后勤保障部协助进行。

　　3.7.4　如需停水、停电、停气,应通知后勤保障部进行处理,不得由施工单位自行停止。

　　3.7.5　后勤保障部依据施工范围与区域特性,配置足量灭火器。

3.8　施工单位根据实际工程内容和作业类别,须签署《施工作业安全告知单》,交后勤保障部备案,在施工时将此危害因素告知单张贴于现场。

3.9　应告知施工方安全卫生管理准则。

4. 施工中

4.1　在施工现场入口处放置"施工现场,请勿入内"等安全指示牌。

4.2 若施工区域有临时用电的需求,则应由施工单位项目负责人告知用电容量后,经动力科技术人员审核同意,方可在制定配电箱内进行施工临时用电的接线;接电完成后,需由基建科项目负责人和动力科配电间技术人员验收合格后,方可通电使用,施工用电安全由施工单位派专人负责。

4.3 动火管理应按照感控、消防安全制度中或风险分级所规定的频率去查核。

4.4 基建科施工负责人和消防负责人按风险评估等级来记录相应《施工消防安全持续监测表》,并上报后勤保障部主任。

4.5 基建科施工负责人和院感负责人按风险评估等级来记录相应《施工院感控制与安全持续监测表》,并上报后勤保障部主任。

4.6 检查发现如有任何未达到检查表单要求的标准,应立即要求施工方改进。

4.7 任何人员如发现施工行为没有采取适当的防护措施,都可立即上报后勤保障部、保卫科或院感科。

5. 工程项目清理和验收

5.1 施工后按照《施工感染控制预防措施监测表》评估,同时还要请专人来做落尘检查报告,确认环境和施工品质符合规范。

5.2 工程在初步完成后,由基建科通知医院院感科、保卫科、后勤保障动力科等相关科室进行工程现场初步验收。各科室验收汇总后,交基建科主任审核,并落实施工单位改进,完成改进后,方可进行封闭施工。

5.3 工程完毕后,必须由项目施工方负责施工区域内所有的垃圾和多余材料的清空,用高效空气过滤真空或湿拖把清理工作场所,完成管道清洁等,并要经检查后方能结束工作。

5.4 待工程区域清理完成后,由后勤保障部的基建科通知使用科室、医院院感科、保卫科、后勤保障部动力科等相关科室进行现场验收。

5.5 承包商要监测对比特殊区域施工前后的空气质量。现场验收完毕后,由各验收部门提交验收报告,后勤保障部基建科监督施工单位落实验收后整改项目。验收后如不合格,应进行二次装修和整改施工,需由施工方负责再次清理施工区域,做到工完场清。

5.6 在将工程场所回归医疗使用前,需先做环境消毒,使用医院统一消毒剂擦拭后方可使用。在空调系统恢复使用前,需独立消毒,重新设置空调系统后方可使用。

5.7 施工现场的防护屏障只有在施工方已将项目完成并且施工区域彻底打扫干净后,才能拆除。

三、定　义

施工:在我院范围内进行新建、维修改造等建筑施工项目。

四、权 责

1. 分管副院长:审议年度计划及执行情况,每季度向医院与安全管理委员会汇报公用设施安全的工作情况、风险评估情况及改进项目。

2. 后勤保障部:基建部组织施工方案的论证,协调施工项目的实施,监督施工单位的规范操作,做好施工的各项安全管理工作;动力部负责施工期间医院给排水、电气设施布局及供氧正常供应;总务部负责医院日常维护管理和环境卫生等。

3. 院感科:确保施工方案符合医院感染控制的要求。

4. 保卫科:监督施工单位严格按照消防相关规定施工。保安在施工区域巡逻。

5. 医学装备部:医疗设备布局。

6. 信息科:弱电设施整体布置。

7. 施工单位:严格按照施工方案和相关安全管理规定完成施工项目。

五、参考文献

1. 法律法规

   1.1 《建筑工程勘察设计合同条例》,国务院令第293号,2000年9月25日起实施。

   1.2 《中华人民共和国合同法》,主席令第15号,1999年3月15日起实施。

   1.3 《××县卫生局工程管理办法》。

2. 评鉴条文

   1.1 《JCI医院评审标准》(第5版),FMS.4。

   1.2 《三级综合医院评审标准实施细则》(2011版),第六章"医院管理"(八、后勤保障管理)6.8.1.1。

六、政 策

1. 总 则

   1.1 依据国家和地方政府有关方针、政策、法规,严格执行基建程序,组织开展医院的基建工作。

   1.2 加强基建队伍与人才建设,积极培训干部,提高基建干部政治素质和业务水平,选择懂业务、懂技术、事业心和责任心强、作风正、干劲足、能吃苦、廉洁奉公的同志从事基建工作,并保持人员相对稳定。

2. 建设程序管理

   2.1 建设程序是指建设项目从立项、设计、施工到竣工验收整个过程中的工作次序。

   2.2 根据本院基本建设需要和国家及当地政府有关政策规定,提出拟建建设项目,编制可行性研究报告,并报上级主管部门审批。

   2.3 可行性研究报告经正式批准后要严格执行,不得擅自更改变动。当必须更改变动时,须经原审批部门批准。

2.4　可行性研究报告经批准后,方可进行方案设计、初步设计和施工图设计,编制概(预)算报有关部门审批。

2.5　根据批准的初步设计文件和建设项目要求,办理有关工程建设手续。

2.6　进行工程招标工作,优选施工队伍,签订施工合同,委托质量监督,申请开工。

2.7　施工前期准备工作就绪,筹集建设资金,即可组织施工。

2.8　工程竣工后,编制竣工图、竣工决算报告,报有关部门审批,组织竣工验收,办理固定资产交付使用手续,建立健全工程技术档案。

3. 投资计划管理

3.1　凡属新建、扩建项目,均应列入基本建设投资计划。对现有房屋、建筑物的改造,则列入更新改造投资计划。

3.2　凡当年新开项目及以前年度结转续建项目,都要列入基本建设投资计划,严禁计划外工程。

4. 建设项目设计管理

建设项目可行性研究报告经批准后,要按建筑工程的等级要求,委托具有相应资质等级资格的设计单位编制设计文件。当委托设计时,应按照国家或当地有关工程设计招投标办法,按照"公开、公平、公正"的原则,择优选定设计单位,并根据有关规定签订委托设计合同,不得委托无证单位或个人进行设计。

4.1　设计文件的编制必须贯彻执行国家有关法律、法规和设计规范,严格贯彻以上级审批的可行性研究报告为依据,结合医院特殊要求,认真听取专业用户意见,及时与用户沟通设计方面的信息,采用先进技术,合理确定设计标准。对节约用地、节约能源、布局合理、结构安全、建筑防火及环境保护等要采取切实有效的技术措施,努力达到设计方案的最优化。

4.2　建设项目设计一般可分为三个阶段,即方案设计阶段、初步设计阶段和施工图设计阶段。

4.3　方案设计的总建筑面积和投资估算,不得超过建设项目可行性研究报告所确定的建筑面积和计划投资额。设计方案要通过公开招标,进行多种方案的比较筛选,以求得最佳的设计方案。方案设计经批准后,方可进行初步设计。

4.4　初步设计的内容包括建设的指导思想、总体部署、设备选型、主要建筑物、构筑物和公用设施、建筑规模、总占地面积、主要经济技术指标、建设工期及总概算等。初步设计经批准后,方可进行施工图设计。

4.5　施工图设计是建设项目的最后设计阶段。应把初步设计中确定的设计原则和建设方案,根据建筑安装工程的需要进一步具体化、精确化,用图样和文字加以确定。在设计内容上要求切合实际,安全适用,技术先进,经济合理。

5. 基本建设前期管理

遵守国家法律法规,做好规划、消防、环保、人防、交警、绿化、防疫、电力、通讯、市政、供水及供气等职能部门的申报审批工作。

6. 招投标管理

执行如《××县卫生局工程管理办法》等有关法规、法律。

7. 工程合同管理

7.1 根据各行的建筑项目的需要,依据《建筑工程勘察设计合同条例》《建筑安装工程承包合同条例》等规定和可行性研究报告、初步设计及施工图,分别与有关单位签订勘察设计合同、建筑工程施工合同、材料设备供应合同及其他有关合同,共同完成建设任务。

7.2 各种工程合同文本应使用国家工商局及建设部制定的统一版本。合同内容应符合实际情况,措辞准确严谨,并经公证部门公证认可。

7.3 工程合同内容应包括工程名称、范围、内容和施工期限,双方的权利、义务和责任,工程质量、工期要求、取费标准及优惠条件,材料设备等物资的供应方式及质量标准,资金的拨付形式和结算方式及奖惩条件等。

8. 概(预)算、决算管理

8.1 概(预)算是初步设计和施工图设计文件的组成部分。概(预)算应全面完整地反映建设项目自开工至建成的各单位工程造价,是控制和确定建设项目造价,编制基本建设投资计划,签订建筑安装工程合同和办理工程结算的依据。

8.2 概(预)算审查的主要内容包括如下几方面。

8.2.1 按定额计算规则确定工程量计算范围、核实工程量。

8.2.2 以定额综合项目的内容为依据,防止随意套项、增项、重项及生项。

8.2.3 正确套用定额单位估价表,审查定额单价和材料价差。

8.2.4 核实取费标准及其适用范围。

8.3 工程决算是反映基本建设项目实际造价和投资效果的文件,是办理交付使用资产的依据,是全面考核工程建设计划、概(预)算的执行情况,分析投资效果的依据。所有项目竣工后都要按照国家有关规定编制竣工决算,并填写施工图预(决)算审查表。

8.4 决算审查的主要内容包括如下几方面。

8.4.1 以经过审查的施工预算为基础,审查因设计变更增减的工程量,核实全部工程量。

8.4.2 核实套用定额和单位估价表。

8.4.3 核实材料用量、材差和调价系数是否符合有关规定和适用时限。

8.4.4 核实取费计算基础、适用范围。

8.4.5 核实自供设备、材料价格以及提供设施等折价以抵扣工程款。

8.4.6　按施工合同规定的工程质量和工期要求执行奖惩办法。

8.4.7　按规定比例扣留质量保证金。

9. 工程施工管理

9.1　施工管理中必须认真做好施工组织和技术管理工作,执行基本建设程序和工程施工程序。

9.2　组建施工管理班子。根据工程规模大小、工期长短配备相应的管理人员和专业工程技术人员,并明确分工;确保工程质量、工期和安全。

10. 工程质量管理

10.1　按照"百年大计,质量第一"的要求监督检查工程质量,监督检查的依据:国家颁发的施工及验收规范、技术操作规程、技术标准及质量检验评定标准等,施工图纸及说明书、图纸会审纪要、设计变更通知单、材料代用单、施工组织设计、有关技术文件和会议记录等。

10.2　在施工过程中,必须坚持按图施工的原则,规范操作流程,坚持建筑材料和预制构件、配件使用前的检验,监督检查每道工序、工种的质量。

10.3　监督检查的主要任务为熟悉施工图纸和各种施工及验收规范、规程、技术标准等。重点检查隐蔽工程和主要建筑结构,并按施工图纸和评定标准分段验收,合格后才能转入下道工序施工。参加给排水、暖通、电气和设备安装的试压、试水、试运转。

11. 建设工期管理

11.1　努力缩短建设工期,提高投资效益,在定额工期的基础上,要把工程规模的大小、难易程度,同当地的气候条件、施工现场及定额规定的工期情况结合起来考虑,经过甲、乙双方反复协商并征得当地政府主管部门认可,确定一个切实可行的合同工期。

11.2　认真审查施工单位的施工组织设计及计划进度表。审查施工单位在人力、物力的投入及组织管理上的措施是否能保证工期。建设单位应协助和监督日、周、月度工程计划的按期实现。

12. 工程价款管理

12.1　控制和掌握工程款的拨付、工程价款结算与支付,应依据施工合同、施工预算、工程进度、工程质量及工期等因素和有关规定办理。

12.2　工程价款的结算可采取按实结算和总包投资包干两种方式。但无论采取哪种结算方式,工程价款的拨付,应按工程进度分阶段结算付款。

12.3　坚持"先审后付"的原则。在付款之前,必须对施工队伍所报工程进度产值进行审核,扣除甲方所供材料、设备款后,余款拨付给施工单位。防止拨付过头款,造成竣工结算被动。

13. 工程材料管理

做好所供建筑材料、器材设备、装饰装潢材料及委托加工材料、成品半成品的采购、加工、运输、保管、出库和核销工作。严格把关各项手续,做好出入库材料数量、外形和质量的验收把关,及时发现和处理问题,避免损失、浪费。

14. 竣工验收

14.1 竣工验收的依据和范围:批准的可行性研究报告、初步设计、施工图和设备技术说明书、现行施工验收规范以及主管部门有关审批、修改、调整文件并按文件规定的内容所建成的建筑产品,达到合同要求,符合验收标准,应及时组织验收。

14.2 验收程序包括如下几方面。

14.2.1 初步验收:在施工单位自检的基础上,由建设单位组织设计、施工、质监等部门就工程内容对照验收规范进行初步验收,对不符合要求的部位、部件提出修整意见,并协助、督促设计和施工单位完成各自负责的竣工图及有关竣工资料的编制,并报送质监部门校核,确定正式验收日期。

14.2.2 正式验收:由建设单位组织设计、施工、质监等单位参加验收,并做好验收记录。凡施工中有设计变更的,要及时修改或补充。

14.3 对于验收合格的工程,其竣工图及全部竣工资料经质监部门校核、审定、签认合格后,建设单位和施工单位应办理竣工验收证书,并由参加验收的单位和部门签字盖章。对于验收不合格的工程,建设单位应督促施工单位限期返修直至保证结构安全,不影响使用功能。经设计和质监部门签字同意交付使用的,方可办理竣工手续;否则,不准交付使用。

14.4 在工程验收合格、交付使用后,建设单位应组织力量审核施工单位提出的工程结算,并按规定留足工程质量保修金。

15. 工程技术档案管理和建立

15.1 工程技术档案是工程建设、工程质量检查、交付使用后管理、工程维护和改建、扩建的重要依据。建设单位应自工程项目准备阶段起,即按有关规定的要求,做好建设项目文件、资料的形成、积累、整理、归档和保管工作。

15.2 档案主要内容包括:可行性研究报告;立项报告及批文;征地批文;投资计划批文;工程地质勘测;水文报告;设计任务书;规划、方案、施工图;建设投资许可证、用地规划许可证;招投标文件;开工报告;原材料、构件及设备产品合格证、出厂证明、质鉴书等;隐蔽工程及变更记录;设备试验记录;竣工验收报告;全部竣工图;概算、预算、竣工决算;工程质量评审材料;竣工验收证书,以及其他有留存价值的文件、资料。

15.3　工程技术档案资料,一般编制四套,于竣工验收合格后6个月内送城建档案馆一套、使用单位一套、质量监督管理站一套、施工单位一套,存档保管。

16.　工程财务管理

16.1　在批准的投资规模和计划指标内基本建设项目投资实行按财务计划、基建程序、施工进度和工程预算安排建设资金。

16.2　基建财务人员要严格执行各项财务纪律,严密手续,堵塞漏洞,监督保证基建资金的合理使用,防止和杜绝各种不合理开支。认真执行经济核算,努力提高资金使用效益。

16.3　建设项目竣工后,财会人员应及时做好结余资金、库存物资、债权及债务等方面的清算工作,做到工完账清。在编制建设项目竣工财务决算时,要检查摊付的各项费用是否合理,支付的工程费用是否符合规定。建设单位供应或代办的材料,应及时办清交接手续,结清价款。做到数字金额准确,内容真实完整,并做必要的文字说明。对竣工财务决算要逐级进行审核,并委托办理建设项目竣工决算审计。竣工决算经审批单位审核同意后,必须及时办理交付使用财产的转账手续,按资本保全原则将全部工程成本转入建设单位固定资产账户。未经审批同意的,不得办理固定资产交付使用手续。

16.4　实行建设项目竣工决算审计制度并接受审计部门的审计,由审计部门对被审建设单位已发生的财务收支和其他经济活动进行审查。建设项目竣工决算审计主要以基建程序、建设内容、建设标准、建设规模、资金来源和税收缴纳为重点,通过对会计凭证、账簿报表和其他资料进行审查,检验被审建设单位执行制度、财务状况和经济成果等方面的情况,以起到查错防弊的作用。

七、流程图

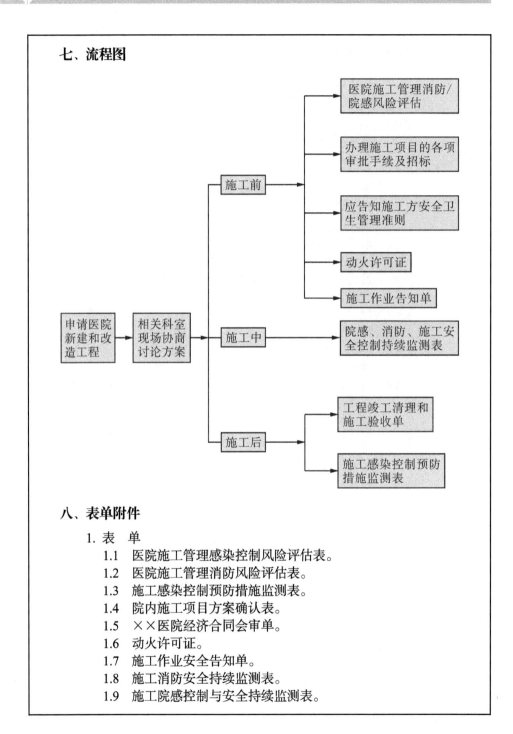

八、表单附件

1. 表 单

    1.1 医院施工管理感染控制风险评估表。

    1.2 医院施工管理消防风险评估表。

    1.3 施工感染控制预防措施监测表。

    1.4 院内施工项目方案确认表。

    1.5 ××医院经济合同会审单。

    1.6 动火许可证。

    1.7 施工作业安全告知单。

    1.8 施工消防安全持续监测表。

    1.9 施工院感控制与安全持续监测表。

九、审　核

部　门		核准主管	核准日期
主　办	基建科	主　任：	
		院　长：	
协　办	1. 院感科	科　长：	
	2. 保卫科	科　长：	

参考文件五：《告知施工方安全卫生管理准则》

	类　　别	部门制度	编　　号	ZW-3-14
	名　　称	告知施工方安全卫生管理准则	生效日期	20××-××-××
	制定单位	×××　　责任人　　×××	修订日期	20××-××-××
	定期更新	每一年　　总页码　　×	版　　本	第×版

一、目　的

保障施工作业人员的安全与健康,减少作业危害。施工方在施工前必须知晓院方的规定。

二、范　围

1. 适用范围
   - 1.1　区域范围:医院院内及周围区域。
   - 1.2　使用对象:工程项目签订的承包商、施工作业人员。

三、定　义

1. 危险因素:施工场所建筑物、设备、原料、材料、化学物品、气体、蒸汽、粉尘等或作业活动及其他职业原因引起施工人员疾病、伤害、残废或死亡等事情发生的因素。各承包商在承本院外包业务时,须明确各承揽业务可能遭受的危害因素。
   - 1.1　不安全环境:或称为不安全的状况,乃属于不安全的机械与物质的情况,以及未能符合各项安全卫生设施最低标准或构造的要求,因不安全的环境引起灾害的因素,大致可分为机器设备、个人防护装备以及工作环境。

　　1.2　不安全动作:或称为不安全行为,乃属施工人员不安全的操作所导致的灾害,可以说是由于施工人员的个人因素,尤其是常规与不良的工作习惯、不安全举动、身体功能障碍或情绪受损等情形。造成不安全动作的因素有很多,如不知、不能、不理、粗心、迟钝及失验等。

四、权　责

　　1. 基建科:监督承包商施工的规范化、安全措施。
　　2. 承包商:领有医院许可工作证件的承包商方可于院内施工,并按医院卫生管理准则标准化施工。

五、参考文献

　　1. 法律法规
　　　1.1　《建筑工程勘察设计合同条例》,国务院令第293号,2000年9月25日起实施。
　　　1.2　《中华人民共和国合同法》,主席令第15号,1999年3月15日起实施。
　　　1.3　《××县卫生局工程管理办法》。
　　2. 评鉴条文
　　　1.1　《JCI医院评审标准》(第5版),FMS.4。
　　　1.2　《三级综合医院评审标准实施细则》(2011版),第六章“医院管理”(八、后勤保障管理)6.8.1.1。

六、政　策

　　1. 承包商为施工人员提供安全防护
　　　1.1　安全帽:防止施工人员遭物品飞落或撞击其他物品。
　　　1.2　手套或防震把手:用于使用锤击工具工作。
　　　1.3　施工人员必须穿工作服。
　　　1.4　对于搬运、处置有刺角物品、腐蚀性物品、有毒物品时,应准备适当的手套、围裙、安全帽、安全鞋、口罩等,供员工使用。
　　2. 施工场所安全卫生作业
　　　2.1　非因工作需要不得逗留或徘徊于他人工作地区,并严禁打扰他人工作或分散他人工作注意力。
　　　2.2　在施工地点应设置明显警告标志及注意事项,以防止非工作人员进入。
　　　2.3　遵守院内禁止吸烟及相关饮食的规定。
　　　2.4　工作场所地面应保持干燥整洁;其地面墙壁如有洞穴或开口,应装置围栏或盖板。
　　　2.5　在工作场所通道、安全门、安全梯、电器开关箱或灭火器消防栓前等均应保持畅通,不可堆放工具、材料及机件等杂物。
　　　2.6　当电源开关发生故障时,需通知本院负责人,切忌自己动手。

2.7 对工作场所内的工具、材料及机件等,应按顺序放置,并预留一公尺以上宽度的安全通道。

2.8 操作人员上岗时,必须按规定穿戴防护用具。施工负责人和安全检查员应随时检查劳动防护用具的穿戴情况。不按规定穿戴防护用具的人员不得上岗。

2.9 严禁使用不合格的机具、设备和劳动保护用品。在施工中采用新技术、新工艺、新设备、新材料时,必须制定相应的安全技术措施。施工现场必须具有相关的安全标志牌。

2.10 若因修理调整而取下器械护罩等防护设施,则应于检修完毕后立刻恢复;否则,应采取警告标志等安全措施。

3. 消防安全须知

3.1 每位工作人员必须熟记工作场所附近的消防设备的放置地点及使用方式。当遇火灾发生时,应立即使用各类消防设备迅速灭火;倘火势扩大,应立即使用火警警报系统发出警报。

3.2 在设备周围禁止堆放物品,并须保持清洁。

3.3 溶剂及其他易燃液体,应用安全容器贮存或存放于防火安全柜内。

3.4 在工作场所内从事动火工作时,必须取得动火许可证后方可施工。

3.5 定期清除械器上和设备上的油脂及其他易燃物。易燃垃圾废物(如沾油破布等),应投入有盖金属桶内。

3.6 当遇火警疏散时,应走最近的安全门及安全梯,不可使用电梯,以免因停电被困在电梯内。

3.7 如被火场浓烟所困,应迅速使用湿毛巾,掩住口鼻,采取低位姿势,迅速逃生。

3.8 安全门及安全梯于工作时间内不得上锁,其通道不得堆置物品。

3.9 A类火灾:指一般可燃性固体(如木材、纸张、纺织品、塑胶等)所引起的火灾;B类火灾:指可燃性液体(如汽油、溶剂、燃料油、酒精及油脂类等)和可燃性气体(如液化石油气、溶解乙炔气等)所引起的火灾;C类火灾:通电电气设备所引起的火灾,必须使用不导电灭火剂扑灭,但电源切断后得视同A、B两类火灾处理。

4. 清洁整理与废弃物处理须知

4.1 凡施工区周围环境均为承包商清洁维护范围,应保持整洁。地面保持干燥,勿遗留水或油渍,避免行经人员滑倒。

4.2 施工剩下的物料及拆除的生产废料,应依本院监工人员指示放置于适当地点。

4.3 在工程完成后,于施工场所及附近因施工产生的废物、残屑、杂物、垃圾及土石等,承包商应负责予以清除干净。

4.4 承包商应于每日施工收工时,将施工区附近打扫整洁并检查场地安全妥善后才可离开。

4.5 承包商整理废弃物,包括一般废弃物、感染性废弃物、毒害性废弃物及放射性废弃物的处理,并注意区分不同的废弃物,同时利用处理机械或设备做合乎卫生的处理。垃圾应倾倒于公社垃圾掩埋场,不得任意倾倒以免污染环境。

4.6 为防止废弃物中的玻璃、铁钉或废弃针筒等尖锐物对施工人员产生手足切割或刺穿等危险，应叮嘱施工人员佩戴安全手套、口罩及穿安全鞋。

4.7 不具相溶性的废弃物不得混合清除。

4.8 在执行废弃物收集作业时，若发现地面有易滑、易致脚伤倾跌物品，应予以清除。

4.9 当遇强酸、强碱等腐蚀性废液时，应叮嘱作业人员穿戴必要的防护具。

5. 医院感染管理要求须知

5.1 承包商施工现场的感染控制，应按照感染控制分析、按评估和相应等级的防护措施说明执行。依据医院工程项目感控风险评估表进行评估分级，并且依据风险评估结果，分类相关查检频率，如风险评估为三四级的，必须要每日检查，去现场使用监测表检查，按照风险程度予以相应的施工措施。如风险评估为一级，可改为每周检查。如果工期小于一周，应该于施工当日或施工过程中至少有一次评估。如风险评估为二级，则至少每三天要有一次检查。

5.2 施工时，关闭与施工区域邻近的室内供气的进气阀，或者时常检查初效过滤装置，及时清洁或更换滤网，防止因积尘而阻塞进气。施工中须避免损坏水道系统，防止土壤与尘埃被污水污染。施工人员指定的入口、走廊和电梯，通过一些限制区域时，提供必要的跟人防护用品。

5.3 封闭邻近施工现场的窗户，或使用胶带条密封病房窗户的缝隙，防止外界含尘空气进入病房。若施工区域有空调回风口，则施工方须封闭回风口。若施工现场位于医疗共组区及病区内，则必须设置有效的隔离，保证灰尘、污物等不对正常医疗区域带来感控风险。

5.4 对于室内墙面出现霉斑的施工现场，不能采取简单水泥覆盖或直接粉刷的方式进行，需要彻底拆除包括"霉根"在内的建筑面。

5.5 作业时，施工现场须搭建屏障，使全部的建筑修缮活动均在围挡内实施，以防止建筑区域的尘埃播散。确保屏障能有效阻挡施工区与外界的空气对流。

5.6 采取硬质屏障材料，或者保持施工区域处于负压状态，以有效防止真菌孢子的扩散。

5.7 一旦在施工期间或完工不久，发生医院获得性曲霉病或其他机会性环境空气传播的真菌性疾病，医院感染科应负责实施适当的跟踪观察措施。

5.8 在洁净手术室或者房间进行施工，基建科和动力科应进行压差、微粒、风速等监测，及时发现潜在的风险。

5.9 建筑垃圾的转运须采取尘埃控制措施，从施工区域外运时须采取隔离转移的方式进行。对于暂不外运的建筑碎块及垃圾，应覆盖遮布，做好固定，防止扬尘。

七、审 核

部　门		核准主管	核准日期
主　办	基建科	主　任：	
		分管院长：	

参考文件六：《动火许可证管理制度》

	类　别	部门制度	编　号	ZW-3-13
	名　称	动火许可证管理制度	生效日期	20××-××-××
	制定单位	×××	责任人	×××	修订日期	20××-××-××
	定期更新	每一年	总页码	×	版　本	第×版

一、目 的

　　为维护本院消防安全,降低火灾,实现施工安全零事故和医院范围内动火的安全,预防火灾和减少火灾危害,加强动火安全管理工作,保护人身、财产安全,维护公共安全,特制定本制度。

二、范 围

　　适用范围:全院所有动火区域。

三、定 义

　　无。

四、权 责

　　1. 保卫科:监督施工单位严格按照消防相关规定做好施工安全措施和消防设施。在日常巡逻中,对有动火处,应加强巡逻,核对各用火单位的动火许可证明。

　　2. 基建科:监督及规范施工单位的动火操作,以及做好周围安全管理工作。

　　3. 各有关科室:需遵守本院的相关制度。

五、参考文献

　　1. 法律法规

　　　1.1 《浙江省消防条例》,浙江省人大常务委员会第52号,2010年5月28日起实施。

2. 评鉴条文

　2.1 《JCI医院评审标准》(第5版),FMS.4和FMS.7。

　2.2 《三级综合医院评审标准实施细则》(2011版),第六章"医院管理"(八、勤保障管理)6.8.1.1。

六、政　策

1. 施工前的准备工作包括如下几方面。

　1.1 凡在医院内使用电熔接、切割或其他动火作业时,必须提前向相关科室人员提出申请,由防火人员盖章。申请必须注明动火具体位置、时间及所属科室。动火许可证只对所申请的施工时间和地点有效。

　1.2 施工人员必须持有上岗证才能作业。

　1.3 施工时如需要动用明火作业,则应取得动火许可证。对于新建工程,须向消防大队申请动火许可证,同时需要请医院有关部门每日检查。医院局部改造工程应由基建科与施工方一起去保卫科办理动火许可证,现场由保卫科每日检查。动火许可证一周申请一次,每日查核,且应挂于施工入口处。

　1.4 本院人员执行气焊、电焊等作业时,不用申请动火许可证,但每次作业前均需检查。

　1.5 动火工作应配置干粉灭火器,施工人员应了解消防器材的位置和使用方法。

　1.6 防护面具、手套的安全措施。

　1.7 动火作业区内周围及下方设备均需使用安全防火毯围篱与覆盖,防止火源或火星等热源波及周围易燃物。为避免任何火灾及爆炸危险,要采取可能的防范设施,清除难搬的易燃物品。

2. 施工中的注意事项包括如下几方面。

　2.1 动火前要指定现场安全负责人。

　2.2 明火作业时,按照动火许可证相关查核内容执行,施工时依据《中华人民共和国力网》的规定:一人操作、一人监督。

　2.3 现场安全负责人和动火人员必须经常注意动火情况,当发现不安全苗头时,要立即停止动火。

　2.4 动火作业区的部门主管及监工人员要协调一致,需有人在现场。每天执行安全巡逻,消除火焰隐患。

　2.5 当发生火灾、爆炸事故时,要及时扑救。

　2.6 施工人员不可携带酒精性饮料;饮酒后浓度未退者,不许参与动火作业。

　2.7 在进入局限空间前,应检测氧气浓度及爆炸下限,只有合格后方可作业。

　2.8 动火人员要严格执行安全操作规程。

3. 施工后的调整。动火人员和现场安全负责人在动火后,应在彻底清理现场火种后,才能离开现场。

4. 对施工单位动火管理制度进行检查。施工单位每周申请一次动火许可证。动火许可证每日查核,并应挂于施工入口处。

七、流程图

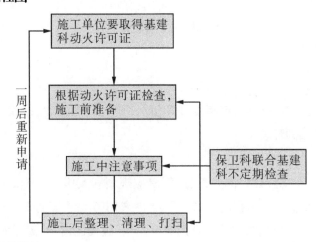

八、表单附件

动火许可证。

九、审　核

	部　门	核准主管	核准日期
主　办	基建科	主　任:	
		分管院长:	
协　办	保卫科	科　长:	

标准 FMS.4.1

标准 FMS.4.1 医院应制定制度并实施一个项目,为患者、家属、员工和探视者提供安全可靠的环境。

标准解读 作为安全计划的一部分,医院应规划和实施一次全面的、主动的风险评估,确定可能存在伤害的地方。可能带来伤害或危害的安全风险示例,包括:尖锐和破损的家具、未正确闭合的亚麻斜槽、破损的窗户、天花板上的渗水以及没有消防通道的地方。定期检查及适当记录,这有助于医院设计和实施措施的改进,为更长期的设施升级或更换安排预算。建造和翻新会给患者、家属、探视者和员工的安全带来其他风险,包括与感染控制、通风、人员流动、垃圾/废弃物相关的风险以及其他风险。因此,建造前的风险评估,有助于确定这些潜在风险以及建造项目给医院所带来的影响。风险评估应在建造的所有阶段执行。

除了安全计划,医院必须有防护计划,确保医院中的每个人都远离个人危害以及财产损失或损坏。医院员工、供应商和医院指定的其他人员,例如志愿者或合同工,均按胸牌(临时或永久)或其他证件识别。医院中的家属或探视者等其他相关人员可以根据医院制度以及法律法规识别。新生儿病房和手术室等限制区域必须安全且有监控。儿童、老年人和其他无法保护自己或发出求救信号的弱势患者必须得到适当保护,远离危害。此外,在僻静或隔离区域的设施和地面可能要求使用安防摄像头。

参考文件一:《门禁管理制度》

类 别	全院制度-后勤保障		编 号	K-1-20
名 称	门禁管理制度		生效日期	20××-××-××
制定单位	×××	责任人 ×××	修订日期	20××-××-××
定期更新	每一年	总页码 ×	版 本	第×版

一、目 的

为保障医院院区安全及维持正常的医疗秩序,特制定本办法。

二、范 围

适用范围:全院所有的独立门禁系统或出入大门管制。

三、定 义

无。

四、权 责

1. 责任单位:保卫科负责制定本制度。
2. 维修检查单位:总务科、动力科。

五、参考文献

1. 评鉴条文
   1.1 《JCI医院评审标准》(第5版),FMS.4.1。
   1.2 《三级综合医院评审标准实施细则》(2011版),第六章"医院管理"(八、后勤保障管理)6.8.6。

六、政 策

1. 对全院院区主要出入大门实行门禁管制。其中,南大门为院区主要出入口(24小时开放),保安人员全天候于警务室值勤;西大门24小时禁止车辆通行(应急车辆除外),行人、非机动车24小时通行;北大门晚上10:00至次日凌晨6:00关闭,白天开放。
2. 晚上10:00至次日凌晨6:00,住院楼、急诊楼住院处及感染楼住院处各出入口由保安值勤,禁止没有陪护证的人员进入病区(除患者发生特殊情况外);其他各大楼(除行政楼外)关闭,禁止人员闯入。
3. 病区发放陪客证,护士要向患者及其家属宣教及指导门禁管理,每日晚上9:30由护士通知患者家属探病时间已到。晚上10:00为探病最后时间,只有具备陪客证的家属可以陪护患者。
4. 每位病患只能有一张陪护证。晚上10:00至次日凌晨6:00凭证进出。
5. 新兴传染病期间,针对2号楼(急诊)设置发烧筛检站、针对1号楼(门诊)进行发烧筛检。如患者有发热情况,则应将其送至13号楼进行看诊。

6. 每天下午3：30—4：00安排保安人员在ICU病房门口执勤，管控患者家属探视的时间及人数；除此时间外，不许家属进入ICU病房。对于想进入ICU病房的人，包括在门口等候的家属，同样需凭陪护证进行探视。

7. 每天有2名保安在行政楼执勤，对外来人员进行登记，待确认访客身份后，方能允许其进入。

8. 外来厂商来院维修设备及洽谈业务时，需到各主管部门领取临时门禁卡或访客证，方能进入各场所作业。

9. 使用科室对独立门禁门锁自行检查，如发现门锁有破损、需更换密码、增加卡或更换卡时，则应填写设施维修申请单，报动力科处。

10. 使用科室在开启门禁时，若正常开启程序（如刷卡、输密码等）均无法开启，则需填写设施维修申请单，报总务科处理。如紧急时刻必须开启时，则需由总务科派电工对门禁进行断电处理，先开启门使用后再等待专业人员维修。

11. 动力科在每季度的设施设备检查中要对门禁一并进行检查。

12. 门禁管理。全院门禁分为两部分：第一部分为独立门禁，包括食堂、检验科、分娩室等科室；第二部分为一卡通门禁，指全院一卡通系统门禁。

　　12.1　独立门禁密码由本科室自行设定，并间隔一定期限进行密码更新，以防密码外泄。

　　12.2　一卡通门禁设置权限限于本科室使用，跨部门服务必须到住院部一楼办理授权手续，方能进入。

　　12.3　一卡通门禁刷卡进出都可在系统记录中查询。

　　12.4　手术室、分娩室、产房、新生儿科、ICU、血透室、新生儿室、放射科、药房及建筑物屋顶门禁为重点监控区域。

　　12.5　对于行政人员、设备维修、水电维修、保洁服务、送餐服务、被服服务、保安服务，根据服务性质设立门禁权限。

　　12.6　其他科室门禁权限统一由动力科根据各科室要求进行分配。

　　12.7　在动力科门禁开放权限过程中，首先要打电话询问科室负责人，该员工是否为该科室员工，确认身份后才可开通门禁权限；当有员工离职时，由人力资源部负责回收门禁卡。

13. 门禁维护、维修管理（本院门禁交由外包公司维修、维护）。

　　13.1　报修程序：报修电话→服务中心（×××）→动力科（×××）→动力科科员现场查看，无法排除故障→外包公司→派专人维修。

　　13.2　对于门禁暂时无法修复，导致门禁无法关闭时，各科室应暂时先用普通门锁（可自带）进行上锁，并告知各科室成员。

七、审　核

部　门		核准主管	核准日期
主　办	后勤保障部	主　任：	
		院　长：	

参考文件二：《门锁管理制度》

	类　别	全院制度-后勤保障	编　号	K-1-21
	名　称	门锁管理制度	生效日期	20××-××-××
	制定单位	×××	责任人 ×××	修订日期 20××-××-××
	定期更新	每一年	总页码 ×	版　本 第×版

一、目　的

为有效管理各区域门锁,维护院内安全,特制定本制度。

二、范　围

适用范围:包括医疗大楼及宿舍大楼中所有门锁、电子锁、密码锁等门禁系统均纳入本制度。

三、定　义

全院门锁(包含门禁)管理规定。

四、权　责

1. 总务科:为全院门锁的管理单位,负责执行全院门锁的配制、维护、备份钥匙保管与督导保全执行医院门禁管理等事务。
2. 保卫科:保安全天候执行医院安全巡逻与夜间各区域门禁的管控工作,并妥善保管全院第二副备份钥匙,以于任何时段可应付紧急状况,并有效协助处理。

五、参考文献

1. 评鉴条文
   1.1 《JCI医院评审标准》(第5版),FMS.4。
   1.2 《三级综合医院评审标准实施细则》(2011版),第六章"医院管理"(八、后勤保障管理)6.8.6。

六、政　策

1. 单位钥匙复制申请:各科室如需申请单位内钥匙复制时,须填写总务用品申请单,经科室主管签核后,由总务科协助钥匙复制业务。

2. 电子门锁磁卡申请:本院部分特殊科室采用电子式磁控、密码按压式门锁,如因业务所需申请权限时,需经科室主管同意后,联系总务科协助开放权限或科室主管给予密码。

3. 单位门锁配制与变更申请:单位因特殊需求等状况需变更、配制门锁时,应以本院万用钥匙可开启的锁头为配制原则,如需配制特殊门锁,需以文件说明并签核,总务科科长核准后方可进行配制。

4. 人员离职:当遇有人员离职时,需收回单位钥匙、门禁卡片;遇原单位为按压式密码锁时,则由单位主管更改密码并告知总务科登录更改。

5. 钥匙借用:遇有人员遭反锁、未带钥匙或执行各种事务而需进入上锁区域时,于一般上班时间,联系总务科通知该区域负责主管协助开启;下班时间或例假日时,则由保安人员协助联系该区域负责主管,确认人员身份后,由保安陪同,方可协助开启,并于事务完成后,即关闭门锁。

6. 全院门锁巡检:每月一次,由总务科协同保安人员执行全院门锁测试,并存留记录。经查核,如发现有私自更换门锁或不配合钥匙复制等状况,将每月的查核结果汇总并呈报给后勤保障部。

七、审　核

部　门		核准主管	核准日期
主　办	后勤保障部	主　任:	
		院　长:	

参考文件三:《患者财物代管制度》

	类　别	全院制度-后勤保障	编　号	K-1-23
	名　称	患者财物代管制度	生效日期	20××-××-××
	制定单位	×××	责任人 ×××	修订日期	20××-××-××
	定期更新	每一年	总页码 ×	版　本	第×版

一、目　的

为规范本院代管患者财物的相关作业,特制定本制度。

二、范 围

适用范围:全院区皆适用本制度。

三、定 义

本规范所称的财物包括金钱、个人随身物品,以就诊期间生活所需为限,保管财物价值不超过人民币一千元整。

四、权 责

1. 责任单位:保卫科。
2. 保安:与护士执行财物代管作业,保管财物安全无误。
3. 护理单位:与保安共同会签、对点财物。

五、参考文献

1. 评鉴条文
   1.1 《JCI医院评审标准》(第5版),FMS.4.1。
   1.2 《三级综合医院评审标准实施细则》(2011版),第二章"医院服务"(八、就诊环境管理)2.8.6。

六、政 策

1. 患者须由医院代管其财物的情况:经各种渠道来院就医,经医生诊断其为自我照顾能力受限且住院期间无亲属照料者。
2. 当代管金额超过1000元时,超出部分以预缴方式存入医院,待出院时结清余款,归还财产持有人或其法定代理人。
3. 在代管患者财物时,应由单位护士两人以上会同登记、点收、确认登记后,由护士站或各科室保管。应使用《宁波市第四医院代管患者财物管理登记表》(一式三联)详细登记物品内容,分别交由单位护士、患者(或其法定代理人)、保卫科收执。本表一式三联:第一联由医院保管人(红)保管;第二联由患者本人或法定代理人(黄)保管;第三联由保安队长(白)收执,可于每月底交于保卫科。
4. 对精神病患者的财物代管,有如下要求:应将患者财物点交保护人保管;在未指定保护人前,暂由医院代管,并登录记载。
5. 代管的财物应妥当保管,并由保卫科每月清点查核其保管情形。
6. 登录代管患者财物的登记表,均应妥善保管,窗体保存五年,年限届满时,才得以销毁。
7. 财物代管人员不得有挪用、借用、盗用及其他不法情事;各项管理财物、纪录、工作日志及相关表报,均应列入移交。
8. 当患者出院或代管原因结束时,应由患者、其法定代理人或监护人凭登记表,向医院领回代管的财物。
9. 患者死亡时所遗留的财物,当无人继承且并无亲属认领时,由医院将代管财物移交司法机管处理。

七、教育训练

对　象	具体做法
1. 新进人员	岗前培训
2. 在职人员	每年定期培训

八、表单附件

××医院代管患者财务管理登记表。

九、审　核

部　门		核准主管	核准日期
主　办	保卫科	主　任：	
		院　长：	

参考文件四:《交通和停车管理制度》

类　别	全院制度-后勤保障	编　号	K-1-24
名　称	交通和停车管理制度	生效日期	20××-××-××
制定单位	×××	责任人	×××	修订日期	20××-××-××
定期更新	每一年	总页码	×	版　本	第×版

一、目　的

为了规范医院外来车辆及内部员工车辆的停放问题,保证医院内道路畅通,120救护车能快速通行,特制定本制度。

二、范　围

1. 适用范围:全院及停车场。
2. 流程范围:发现问题→上报问题→处理问题→维护记录。

三、定　义

交通和停车管理:规定停车区域及行车路线。

四、权　责

责任单位:保卫科。

五、参考文献

1. 评鉴条文

1.1 《JCI医院评审标准》(第5版),FMS.4.1。

1.2 《三级综合医院评审标准实施细则》(2011版),第二章"医院服务"(八、就诊环境管理)2.8.1。

1.3 《三级综合医院评审标准实施细则》(2011版),第六章"医院管理"(八、后勤保障管理)6.8.5.1。

六、政　策

1. 机动车(小型轿车)停放地点

1.1 南停车场。

1.2 急诊停车场。

1.3 中央花坛停车场。

1.4 医院东边停车场(医院最东边)。

1.5 医院西边停车场(医院最西边)。

1.6 行政楼停车场。

2. 非机动车(自行车、电瓶车、摩托车)停放地点

2.1 急诊停车场。

2.2 住院部停车场。

2.3 行政楼停车场。

3. 交通和停车管制

3.1 保卫科应根据交通管理条例,加强对医院内交通工具和行人的管理,并负责对医院交通和停车的管制。

3.2 对所有进入医院的人员,有如下要求。

3.2.1 需遵守交通法规及听从医院车管人员的指挥。

3.2.2 服从所规定的条例和惩罚措施。

3.2.3 只能将车停靠在允许的地方。

3.3 车速限制在标示速度(10千米/小时)以下。

3.4 行人靠边行走。

3.5 车辆停靠的要求如下。

3.5.1 必须根据停靠标志停靠,不能超过允许区域。

3.5.2 一辆车不能占用一个停车泊位以上。

3.5.3 与消防栓保持一定距离。

3.6 任何车辆都不能停靠在下列地点。

3.6.1 人行道。

3.6.2 道路中间或交叉口。

3.6.3 任何有禁止停靠标记的区域。

3.7 在下列情况下,用广播的方式通知车主移车或通知交通部门处理。

3.7.1 停靠在允许区域之外。

3.7.2 员工车辆停靠在患者或来访者停车位置上时。

3.7.3　未经允许,停靠时间超过24小时。

3.7.4　来历不明的车辆。

3.8　摩托车和自行车(包括电动自行车)只能停放在指定停靠点且必须锁好。

4. 进入急诊区域车辆的管理

4.1　急诊科应有明显的识别标志。

4.1.1　指引急诊患者就诊的路标应在白天、黑夜都清晰可见。

4.1.2　路标应设在医院的主要交叉口上。

4.2　急诊科入口应达到下列要求。

4.2.1　位于交通便利的主干道旁,以方便急诊患者就诊。

4.2.2　夜间有良好的照明。

4.2.3　禁止一切未经许可的车辆停放,以保证救护车及急诊患者直达急诊科。

4.3　急诊科停车区域应为下列车辆专用。

4.3.1　救护车。

4.3.2　火警和抢救用交通工具。

4.3.3　警车。

4.3.4　标明载有残疾司机或残疾乘客的车辆。

4.3.5　来急诊科就诊的私家车。

4.4　监督和管制交通是保卫科的职责。

4.4.1　南停车场配备2人,主要在上午车流高峰期间7:00至11:00,管制机动车按所画的车位线停放。

4.4.2　急诊停车场配备2人,负责对急诊停车区域进行24小时管制。

4.4.3　负责医院东边停车场(医院最东边)的工作人员,应于上午7:00至下午5:00对停车区域进行管制(主要防止救护车通道堵塞)。

4.4.4　对于中央花坛停车场(用于药品配送,行动不便患者运送到住院部),原则上应疏导车辆前往医院其他停车位,从上午7:00至下午5:00对停车区域进行管制。

4.4.5　医院西边停车场(医院最西边)多为员工停车,由保安负责巡逻检查。

4.4.5　行政楼停车场配备1人,从上午7:00至下午5:00对停车区域进行管制。

4.4.6　对于乱停乱放在有标识区域的非机动车,应一律将其拖至指定非机动车停车区域。

七、流　程

1. 机动车乱停乱放处理流程

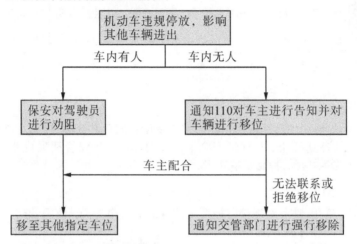

2. 机动车乱停乱放处理流程步骤

步　骤	说　明
(1) 车内有人	保安发现机动车乱停乱放,现场直接对驾驶员进行劝阻,要求其按规定停放到指定位置
(2) 车内无人	对于无驾驶员的违规停放车辆,保安应拨打110电话,通知车主移位
(3) 无法联系或拒绝配合	对于无法联系到驾驶员或驾驶员拒绝配合的,影响其他车辆正常出入的,应通知交管部门进行强行拖车处理

八、教育训练

对　象	具体做法
1. 新进对象	岗前培训
2. 在职人员	定期辅导、演练

九、审　核

部　门		核准主管	核准日期
主　办	保卫科	主　任:	
		院　长:	

参考文件五:《视频监控系统管理制度》

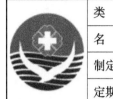

类　　别	全院制度-后勤保障	编　　号	K-1-25
名　　称	视频监控系统管理制度	生效日期	20××-××-××
制定单位	×××	责任人	×××	修订日期	20××-××-××
定期更新	每一年	总页码	×	版　　本	第×版

一、目　的

为加强和规范医院视频监控系统及设备的日常管理,提高安全生产和保卫防控应变能力,保证安全生产及内部社会治安管理顺利进行,结合医院实际情况,特制定本规定。

二、范　围

1. 适用范围:对视频监控系统设备负责采购、安装、使用、维护、检修的部门和有关工作人员。
2. 流程范围:申请→考察→审批→安装。

三、定　义

医院安全生产管理和保卫安全视频监控系统:医院对行政办公楼、医技楼、住院部、门(急)诊楼及重要目标、要害部位等区域装设的视频信息采集(摄像探头)、信号传输、信号处理和显示(监视)设备信息存储的综合系统。

四、权　责

责任科室:保卫科负责制度制定;安保物业公司负责执行。

五、参考文献

1. 评鉴条文
   1.1 《JCI医院评审标准》(第5版),FMS4.1。
   1.2 《三级综合医院评审标准实施细则》(2011版),第六章"医院管理"(八、后勤保障管理)6.8.6。

六、政　策

1. 职责范围
   1.1 保卫科负责全院视频监控场所的值班监控和信息的控制、使用、调取,根据监视控制区域内所发生的情况及时采取应对措施,保证正常医疗秩序。

1.2 保卫科负责医院所属视频监控系统的采购及安装。依照监控系统的操作说明,结合医院实际制定操作使用手册。在监控系统投入使用前,组织使用工作人员进行培训并提供操作使用手册。建立监控系统设备档案,设置监控操作员管理权限、管理员和操作员密码,严禁将权限和密码告知无关人员,做好保密工作。

1.3 监控安装公司负责监控系统设备安装、调试和移交相应管理部门使用,排除异常情况和故障。确定摄像监控器系统的专门管理员,制定定期检查维护制度,做好每月技术维护、检修等工作。有异常发热、异常噪声、图像消失或不能录像以及监控值班人员不能处理的其他异常情况,应建立检修档案,保证及时为生产、保卫管理提供第一手录像资料和现场状态。

2. 管理维护

2.1 监控室值班人员在上班时应切实加强日常维护和管理,及时发现监控设备和所对应监控场所的异常情况,采取相应措施对不安全情况进行处理,保证监控设备正常运行,保证院内医疗秩序及内部正常社会治安管理顺利进行。

2.2 监控室值班工作人员应做好值班记录以备查,不得擅自更改监视画面、改变监视摄像角度,若发现院内区域所有异常情况应及时处理并报告部门领导,避免事故扩大及造成治安事件。

2.3 监控室实施24小时值班,每日上午7:00进行交接班。若发现故障,应通知检修部进行检修,并做好记录。记录内容包括故障原因、检修人、检修时间、什么时间能够检修完毕及何时恢复投入使用等。

2.4 值班工作人员不得迟到、早退、脱岗、睡觉或做与工作无关的事;不得利用监控室计算机做与监控值班无关的事;不得随意在监控系统中安装无关程序、删除系统任一程序或改变系统预先设置参数;不得未经领导批准私自调取存储信息供他人使用,严禁泄密。

2.5 做好监控室清洁卫生工作,保持室内通风干燥;严禁在操作台摆放无关物品;严禁携带易燃、易爆、有毒物品或易挥发品进入监控室;严禁烟火和用湿抹布或潮湿物品接触设备。

2.6 值班员严格按照操作步骤准确操作,密切注意设备运行状况,保证监控设备安全有序;不许带电进行硬件的热插热拔工作(支持热插拔的硬件除外);不得无故中断监控。

2.7 严禁任何部门和个人故意遮挡视频监控摄像头,因工作需要临时遮挡时必须报告使用部门领导征得同意,工作完毕后立即拆除遮挡物具。

2.8 要求监控安装公司检修部维修专管人员定期清除摄像头的灰尘、蜘蛛网,保持摄像头图像清晰;定期对主版、接插件和监控设备内部进行除尘;定期检查摄像头固定支架、吊架等固件是否牢固;若发现树叶、树枝遮挡摄像镜头,应及时清除。

2.9 若发现视频监控系统设备(如摄像头、主机、线路等)老化或经检修后仍不能恢复的,以及出现夜间不能清晰录播影像和不能提供正常影像信息等问题的,由保卫科上报后勤保障部,及时申请计划更换。

3. 图像管理

3.1 本院监视录像资料保存有期限为30天(必要时,可用硬盘拷贝存档),可协助检警、群众、病患家属及院内各单位因相关事情需求申请调阅。

3.2 院内同仁如需调阅监视录像资料,应请申请人详填《监视录像资料调阅申请单》,经由单位一、二级科室主管签章后,并会同保卫科科长,再呈报分管副院长核准后,由警卫队长会同调阅;遇紧急状况经管理单位同意后,可以先行调阅,事后补办手续。

3.3 院内同仁若需另行录制,得先由消控中心留存影像,后经由保卫科科长审核并呈分管院长核准后,方可提供录制或拷贝资料。

3.4 录像资料仅供院内单位调阅及录制。对于需要获得影像资料者,消控中心应负责妥善保存影像资料,不得对外公布或复制相关资料给予非本院人员。

3.5 群众如需申请调阅录像资料,则应填写《监视录像资料调阅申请单》并由保卫科科长及分管院长签章后,始可由警卫队长会同调阅,调阅期间不得以其他方式(如手机、相机、摄影机等设备)转录复制。

3.6 群众如需调阅并要求协助保全资料,消控中心应协助保全资料,待群众备案后由警察、司法机关出示相关调阅证明后,方可提供留存录制资料。

3.7 录像资料作为法律用途厘清案情佐证时,需由警察、司法机关开立调阅证明后,方可提供录制资料协助办案。

3.8 图像的保全:

3.8.1 正常情况下,监控记录的内容可以保存30天,超过30天的视频资料自动覆盖。

3.8.2 当发生纠纷或可疑现象及意外事件的视频时,消控中心应将该段视频拷贝保存,直至事故处理结束。

4. 奖励与考核

4.1 在视频监控室值班、履行职责、维护管理、对保密工作有突出成绩者,由保卫科视情况给予精神或物质奖励。对监控值班失误、不能认真履行职责、维护管理不到位、造成泄密等致使监控系统不能正常运行、影响医院安全生产管理的,应上报医院并视情节影响后果进行考核。

七、流　程

1. 视频监控安装申请流程图

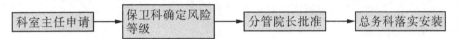

科室主任申请 → 保卫科确定风险等级 → 分管院长批准 → 总务科落实安装

2. 视频监控安装申请流程步骤

步　骤	流程说明
(1) 申请	若科室需要安装监控系统,则需由科室负责人向保卫科上报
(2) 考察	由保卫科确定风险等级 | 风险等级	区　域
低风险	行政办公区域、医生宿舍
中度风险	院区病房、停车场、职工车棚、医技科室
中/高度风险	急诊、医生调解室、门诊大厅、住院部大厅、南门岗、检验科
高度风险	新生儿室、药房、财务、高压氧、医疗安全办公室	
(3) 审批	主管副院长批准监控摄像头的购买及安装规格 | 风险等级	区　域
低风险	固定摄像头
中度风险	固定摄像头
中/高度风险	360°可旋转摄像头
高度风险	高清固定摄像头＋音频接收器	
(4) 安装	由总务科购买及安装

八、教育训练

对　象	具体做法
1. 新进对象	岗前培训
2. 在职人员	制度修订后培训

九、表单附件

1. 表单:监视录像资料调阅申请单。
2. 附件:宁波市第四医院监控设备分布情况。

十、审　核

部　门		核准主管	核准日期
主　办　保卫科		主　任:	
		院　长:	

参考文件六:《探视、陪伴管理制度》

	类　　别	全院制度-后勤保障		编　　号	K-1-35
	名　　称	探视、陪伴管理制度		生效日期	20××-××-××
	制定单位	×××	责任人　×××	修订日期	20××-××-××
	定期更新	每一年	总页码　×	版　　本	第×版

一、目　的

让患者得到更好的治疗和休息,促进患者早日康复,使医疗护理工作有秩序地进行。

二、范　围

适用范围:全院住院患者。

三、定　义

无。

四、权　责

责任科室:护理部。

五、参　考

1. 评鉴条文
   1.1 《JCI医院评审标准》(第5版),FMS.4.1。
   1.2 《三级综合医院评审标准实施细则》(2011版),第二章"医院服务"(八、就诊环境管理)2.8.3。

六、政 策

1. 为促进患者早日康复,使医疗护理工作有秩序地进行,要尽可能地减少陪伴。

2. 在下列情况下,允许陪伴:患者病情危重随时有生命危险者,疾病诊断不清者,病情发展迅速者,各种原因引起的精神异常、意识障碍者,大手术患者,有自杀倾向的患者,生活不能自理的或部分自理的患者,年龄过大(超过75岁)或年龄过小(10岁以下)的患者,还有母婴同室孕产妇。

3. 严格遵守探视制度,一般患者限陪客1名,危重患者限陪客1~2名。

4. 陪客躺椅发放时间:晚上6:00—8:00;使用时间:晚上8:00至次日凌晨6:00。

5. 探视人员要遵守医院规定,服从保安和医护人员管理,不得擅自翻阅病历和其他医疗记录;不谈论妨碍患者健康和休养的事情;未经允许不得私自将患者带出医院;在查房或进行诊疗时,探视人员应退出病房,不得妨碍或干扰正常医疗秩序。

6. 探视、陪护者要自觉保持病室内清洁、安静;不在病床上坐、卧;不在室内大声谈笑、娱乐;我院为无烟医院,医院内严禁吸烟;不允许将易燃、易爆等物品(如热得快、电饭煲、电炉等)带入病房;不允许随地吐痰。

7. 探视、陪护者要爱护公物,凡损坏或遗失医院物品的,应按规定赔偿。

8. 为了防止疾病传染,请勿将学龄前儿童带入病房;患有呼吸道、消化道等传染性疾病的患者不得探视和陪伴;探视ICU患者时,可持危重患者探视卡在规定的时间(下午3:30—4:00)进入ICU病房探视;对于新生儿病房,只能在接待室与主管室内与主管医生/护士交流患儿情况;原则上不得对呼吸道隔离传染病区进行探视和陪伴,若有特殊情况,必须在医护人员指导下进行探视和陪护。

9. 在探视危重患者、当日手术患者、特护患者等前,应先在探视口等待,待工作人员与病房联系确认后方可进入。

10. 请探视人员在以下时间段内不要停留在病房内,以免影响患者的治疗、休息。

    上午:8:00—9:30(医生查房、治疗、检查)。

    中午:12:00—下午2:00(患者中午午睡时间)。

    下午:2:00—3:30(医生查房、治疗、检查)。

    晚上:8:30以后(就寝)。

11. 探视时间:每日上午9:30—11:30,下午3:30—5:30,晚上6:30—8:30。在非探视时间,将对住院楼、病区实行封闭管理,望患者及家属予以配合。

七、审 核

部 门		核准主管	核准日期
主 办	护理部	主 任：	
		院 长：	
协 办	后勤保障部	主 任：	

参考文件七：《身份识别与员工胸牌管理规定》

	类 别	全院制度-人力资源	编 号	H-1-11
	名 称	身份识别与员工胸牌管理规定	生效日期	20××-××-××
	制定单位	××× 责任人 ×××	修订日期	20××-××-××
	定期更新	每一年 总页码 ×	版 本	第×版

一、目 的

为维护医院安全秩序,以利于医院识别员工身份与管理,特制定本管理规定。

二、范 围

适用范围:全体员工、进修生、实习生、外包人员、志愿者及临时人员。

三、定 义

无。

四、权 责

责任科室:人力资源部。

五、参考文献

1. 评鉴条文

1.1 《JCI医院评审标准》(第5版),FMS.4.1。

1.2 《三级综合医院评审标准实施细则》(2011版),第二章"医院服务"(八、就诊环境管理)2.8.1.1。

六、政　策

1. 院内身份识别

   院内身份识别主要依据员工衣着管理与胸牌管理,本院工作人员应通过衣着及胸牌来确定身份。胸牌种类分为五种。

   1.1 与医院签订聘用及劳动合同的所有员工的胸牌底色为白色,标识有单位名称、照片、姓名、部门和工号(4位数)。

   1.2 进修人员胸牌底色为白色,标识有单位名称、照片、姓名、部门(后加进修)和人员编号(4位数)。

   1.3 实习人员胸牌底色为白色,标识有单位名称、照片、姓名、部门(后加实习)和人员编号(4位数)。

   1.4 外包员工胸牌

   　　1.4.1 保洁人员胸牌底色为蓝色,标识有外包公司名称、姓名、岗位、工号和照片。

   　　1.4.2 保安人员胸牌底色为蓝白色,标识有外包公司名称及其logo、照片、姓名、职位和编号。

   1.5 临时人员胸牌标识有单位名称、部门、岗位及人员编号(3位数)。

2. 胸牌制作

   2.1 按照人员分类制作对应胸牌。

   2.2 员工入职时提供个人2寸彩色电子照片,由人事部门完成胸牌的制作。

   2.3 外包员工、临时人员由人事部门授权外包单位、各相关部门分发胸牌。

3. 胸牌的管理

   3.1 全体员工在上班时间必须佩戴胸牌。

   3.2 胸牌应佩戴在工作服的左胸口袋处;若为护士服(长袖),则佩戴在第二颗纽扣处(无口袋)或左胸口袋处,若为鸡心领护士服(短袖),则佩戴在领口重叠处;行政人员将工作牌挂在胸前。

   3.3 对于未佩戴胸牌的员工,任何一位员工都有权询问,并要求其出示胸牌;如不出示,可以拒绝其进入医疗区域。

   3.4 各部门主管应督促所属员工正确佩戴胸牌。员工是否按照规定佩戴胸牌,可作为部门主管考核员工项目之一。

   3.5 外包员工、临时人员胸牌的管理及监督由发证部门负责。

4. 胸牌的遗失与补办

   4.1 胸牌如有遗失或人为损坏,应先到财务部交纳补办费用,再凭收据到人事部门补办。补办费用为每张50元,由本人承担。

   4.2 由于部门变化或胸牌自然损坏,应凭原胸牌或损坏的胸牌到人事部门换取新胸牌,无须交纳制作费用。否则,视作遗失处理。

   4.3 员工改用新姓名,可以凭相关证明和原胸牌到人事部门换取新胸牌,胸牌制作费用自理。

   4.4 如拾获胸牌,请及时交给本人或交至人事部门,由人事部门通知相关人员领回。员工应在三个工作日内尽快补办遗失或损坏的胸牌。

5. 胸牌的收回

　　离职人员于办理完离职手续时,应上交个人胸牌至人事部门,遗失者要赔偿胸牌制作费。

6. 处　分

凡有下列情形之一者,按"奖惩实施条例"予以处分。

6.1　利用胸牌从事不正当行为者。

6.2　将胸牌借给他人或借用他人胸牌者。

6.3　对胸牌做任何形式的变更、涂改或伪造的,都应被视为违纪行为,将受纪律处分。造成医院损失的,当事人须负赔偿责任。

7. 员工衣着规范

详情参考员工着装和职业形象管理规定。

8. 外包人员衣着规范

详情参考外包人员衣着规范。

9. 防冒充

为防止外来人员对我院职工身份进行冒充,可拨打人事科电话(院内座机××××)确认,对形迹可疑者,应立即报告保卫科进行处理。

七、教育训练

对　象	具体做法
1. 新进人员	岗前培训学习
2. 在职人员	内网公布

八、表单附件

1. 附　件

1.1　职工着装和职业形象管理规定。

1.2　外包人员衣着规范。

九、审　核

部　门		核准主管	核准日期
主　办	人力资源部	主　任:	
		院　长:	
协　办	后勤保障部	主　任:	

参考文件八:《保卫科工作制度》

类　　别	部门制度		编　　号	BW-3-01
名　　称	保卫科工作制度		生效日期	20××-××-××
制定单位	×××	责任人　×××	修订日期	20××-××-××
定期更新	每一年	总页码　×	版　　本	第×版

一、目　的

统筹执行医院消防、治安安全工作,为院内人员提供安全、有序的环境。

二、范　围

适用范围:保卫科全体成员。

三、定　义

无。

四、权　责

责任科室:保卫科。

五、参考文献

1. 评鉴条文

1.1 《JCI医院评审标准》(第5版),FMS.4.1。

1.2 《三级综合医院评审标准实施细则》(2011版),第六章"医院管理"(八、后勤保障管理)6.8.5.1。

六、政　策

1. 在医院院长及分管院长的领导下,负责单位内部的社会治安综合治理、消防安全工作,确保单位医疗工作的顺利进行。做到年初有工作计划,半年有工作小结,年底有工作总结。

2. 工作人员忠于职守,热爱本职工作,熟悉法律条款,严格依法办事。

3. 维护单位正常秩序,掌握治安新动向,负责单位内部一般的治安、案件、事故的处理及上报工作,并积极协助政法机关侦破重大案件,打击犯罪。

4. 做好单位治安保卫日常工作,建立单位安全保卫组织机构网络,定期召开治保会议,传达、布置安全保卫工作。

5. 负责对职工按计划地进行法制、国家安全、维护社会稳定、治安保卫及消防安全教育。

6. 负责单位保安队伍的管理工作,抓好门卫制度的落实,加强治安巡逻和节假日的安全保卫工作。

7. 加强单位消防安全的管理工作,做好消防器材的配备、更换工作,定期组织义务消防队训练、演习,每月进行安全检查,发现问题及时整改。对单位重点部位、要害部门——财务科、药库、化学危险品库、氧气库、锅炉房、配电间、高压消毒无菌室、计算机中心、医技科,以及易燃易爆品、剧毒药品、贵重仪器设备加强管理检查工作,谨防失窃和事故的发生。

8. 做好单位的保密工作,严防失密、泄密事件的发生。

9. 根据医院相关规定,通过身份识别、备案来加强对进修实习人员、临时工和外来施工队伍人员的管理工作。

10. 积极协助相关部门处理各类医疗纠纷,保护医护人员的人身安全。

七、教育训练

对　象	具体做法
1. 新进人员	岗前培训
2. 在职人员	每年定期培训

八、审　核

部　门		核准主管	核准日期
主　办	保卫科	主　任:	
		院　长:	

参考文件九:《安保管理制度》

	类　别	部门制度		编　号	BW-3-02
	名　称	安保管理制度		生效日期	20××-××-××
	制定单位	×××	责任人	×××	修订日期	20××-××-××
	定期更新	每一年	总页码	×	版　本	第×版

一、目　的

加强保安队伍的管理,提高保安自身素质和业务素质,树立良好的安保员形象,更好地完成工作目标。

二、范 围

适用范围:医院安保人员。

三、定 义

无。

四、权 责

责任科室:保卫科负责制定制度;安保物业公司负责执行。

五、参考文献

1. 评鉴条文
   1.1 《JCI医院评审标准》(第5版),FMS4.1。
   1.2 《三级综合医院评审标准实施细则》(2011版),第六章"医院管理"(八、后勤保障管理)6.8.5.1。

六、政 策

1. 作业内容
   1.1 服从领导,听从指挥。
   1.2 能熟练掌握所管理范围的基本情况,熟悉楼宇结构,防盗、消防设备,主要通道的具体位置,配电房、消防中心等重点位置的防范等。
   1.3 能熟练掌握报警监控、对讲、电梯等设施和设备的操作。
   1.4 善于发现、分析处理各种事故隐患和突发事件,有较强的分析、判断和处理问题的能力。
   1.5 熟悉车场的基本情况,熟练掌握车牌、车型和颜色等。
   1.6 能及时、准确填写各类表格、记录等。
   1.7 能熟练掌握公共设施和设备的使用情况。
   1.8 按规定着装,统一穿制服,扎武装带,上岗必须佩戴工作牌。
   1.9 做到微笑、主动、热情、耐心、服务周到。
   1.10 不出现管辖范围内秩序混乱等情况。对车辆的指挥应做到标准、及时。
   1.11 按时交接班,不喝酒、不吸烟、不嬉笑、不打闹,不迟到、不早退,忠于职守。
   1.12 遵守安保员培训制度,坚持学习、训练(按培训大纲及记录检查)。能遵守安保员职责、权限规定。
2. 排班及巡逻制度
   医院保安分为南门急诊组、门诊组、住院部组、监控组和行政楼组。
   2.1 上岗时间段
       2.1.1 南门急诊组:为24小时工作制,上午7:00至次日上午7:00。
       2.1.2 住院部组:上午7:00至晚上10:00。
       2.1.3 门诊组:上午7:00至下午4:30。

2.1.4　监控室组：上午7:00至次日上午7:00。

2.1.5　行政楼：上午7:00至下午5:00。

2.1.6　保安应在全院巡逻，日间巡逻3次，分别是早晨、中午、下午各1次；对于日间人流密度大、高风险区域，应常驻安保人员，（高风险区域包括门诊放射科、儿科、内科、B超室、住院部、行政楼；其他区域，诸如各个出口及停车场，应常驻安保人员）。

2.2　人员安排及岗位职责

2.2.1　南门急诊组：每班7人（其中1人负责车辆进口部位，1人负责车辆出口部位，1人负责引导车辆至停车位，4人负责急诊治安及急诊门口车辆引导）。

2.2.2　门诊组：每班6人。内科1人，儿科1人，B超室1人，放射科1人，门诊门口2人。

2.2.3　住院部：每班3人（1人负责住院部及放射科位置，1人负责正门位置，1人负责住院部及感染科位置）。

2.2.4　监控室组：每班2人（负责消控室所有监控设备及火灾监控）。

2.2.5　行政楼组：每班2人（负责行政楼进出人员登记及门口的车辆引导）。

2.3　排班明细

2.3.1　南门急诊组：保安人员分为三组（A、B、C），每组7人，3天一轮换。

2.3.2　住院部组：保安人员分为两组（D、E），每组3人，2天一轮换。

2.3.3　门诊组：保安人员为一组（F），每天正常上班。

2.3.4　监控室：保安人员分为三组（G、H），每组值班24小时，每人12小时。

2.4　夜间巡逻时间段及路线

2.4.1　夜间巡逻由南门急诊组具体负责。巡逻时，必须带好照明设备及必要的装备，按规定着装，每夜巡逻不得少于3次。

2.4.2　巡逻时间为晚上9:00至11:00（第一次），凌晨00:00至2:00（第二次），凌晨3:00至5:00（第三次）。

2.4.3　具体路线：由急诊科开始→门诊药房外墙→门诊西口→门诊南口→13号楼五楼、地下车库→行政楼内侧→行政楼东口→血透室东口→空调配电房→总务仓库→食堂北口→高压氧站→住院部药房→八楼东首→西首→七楼东首→西首→六楼东首→西首→五楼东首→西首→四楼东首→西首→三楼东首→西首→二楼东首→生化室→胃镜室→中药房→皮肤科→急诊室。

2.5　保安巡逻人员坚守岗位，履行职责，并保管好巡更器械，发现可疑情况，应及时向值班长汇报或向相关领导报告；待巡逻结束后，应做好交接班并做好值班记录。

七、教育训练

对　象	具体做法
1. 新进对象	岗前培训
2. 在职人员	保安月考核表进行考核

八、表单附件

宁波市第四医院安保服务考核表。

九、审　核

部　门		核准主管	核准日期
主　办	保卫科	主　任：	
		分管院长：	

参考文件十：《电焊气焊安全使用管理制度》

	类　别	部门制度	编　号	ZW-3-02
	名　称	电焊气焊安全使用管理制度	生效日期	20××-××-××
	制定单位	×××	责任人	×××	修订日期	20××-××-××
	定期更新	每一年	总页码	×	版　本	第×版

一、目　的

为保证医院范围内动火的安全,预防火灾和减少火灾危害,加强动火安全管理工作,保护人身、财产安全,维护公共安全,特制定本制度。

二、范　围

适用范围:全院需使用电焊气焊的场所。

三、定　义

医院使用电焊气焊相关规定。

四、权　责

责任科室:后勤保障部。

五、参考文献

1. 法律法规

   1.1 《中华人民共和国消防法》,主席令第6号,2004年12月1日起实施。

2. 评鉴条文

   2.1 《JCI医院评审标准》(第5版),FMS.4和FMS.4.1。

   2.2 《三级综合医院评审标准实施细则》(2011版),第六章"医院服务"(八、后勤保障管理)6.8.1和6.8.2。

六、政 策

1. 施工前的准备有如下几方面。

   1.1 消防措施:施工场地应准备适当的灭火器和水,并使作业人员了解消防器材的存放位置及使用方法。

   1.2 安全措施:防护面具、手套。高处工作应戴安全帽,系安全腰带。

   1.3 场地安全措施:使用的机械是否已停止,管路或贮槽的压力、液体是否已全部排除,钢瓶压力阀、管线接头是否漏电或漏气等。

2. 施工中注意事项有如下几方面。

   2.1 在厂区内或易燃易爆地点附近工作时,应严禁烟火。

   2.2 严禁电焊、气焊棒尚为火红状态下放置。

   2.3 应防止电焊、气焊所产生的火花四处飞溅。

   2.4 检查钢瓶是否安置稳当、压力阀是否正常。

   2.5 应移开可燃性和可爆性物品,钢瓶出口阀不得沾有油物。

   2.6 作业现场应将粉尘清除。

   2.7 使用机械应予以确认停止。

   2.8 不得擅自接用电源,应由监工向电机组申请配接。

   2.9 电器设备的使用、修理等工作应有电工在场监督。

3. 施工后应做好下列各点后,方可离去。

   3.1 清理现场残留物、火星、铁及焊棒等。

   3.2 使用的工具及器材应搬离现场。

   3.3 对于焊接及地割现场,其上下地板应留人员看守,待留守人员确认安全后方可离去。

4. 电焊机的使用要点有如下几方面。

   4.1 电焊机一、二次接线必须设置安全防护罩。

   4.2 电焊机外壳必须有良好的接地线。

   4.3 电焊机设备的安装、修理必须由电工进行。电焊机在使用中若发生故障,焊工不得随意拆修焊接设备。

   4.4 焊工在推送闸刀时,不要正对电闸,防止因短路造成的电弧火花烧伤面部、手部,必要时应戴绝缘手套。

   4.5 电焊钳应有可靠的绝缘。在容器焊接时,不允许用简易的无绝缘电焊钳,防止电焊钳等焊件发生短路烧毁电焊机或发生其他意外。焊接完毕后,电焊钳要放在可靠的地方,再切断电源。

4.6　电焊工在施焊前必须穿戴好劳动防护用品。在狭小或潮湿的作业环境区内必须穿干燥的衣服和绝缘鞋、戴可靠的绝缘手套,不要靠在钢板上。

4.7　在更换电焊条时,要戴好防护手套,不得用裸露的手直接接触电焊条或电焊钳。

4.8　电焊用电缆必须绝缘良好,不要把电缆放在电弧附近或炽热的焊件上,防止高温损坏绝缘层,电缆要避免碰撞、磨损。若发现破损,应立即修好或更换。

4.9　电焊工要熟悉和掌握有关预防触电急救方法等知识,严格遵守有关部门制定的安全措施,防止触电事故的发生。

5. 电焊气焊操作规程有如下几方面。

5.1　在电焊工作业前,必须检查所用工具的安全情况,焊钳、焊线绝缘要良好,电焊机保险丝要合适;严禁两台焊机共享一组保险丝。在推上电源闸刀时,应带防护手套,不得将另一只手按在电焊机外壳上。电焊机外壳必须接地良好,其电源的装拆应由电工进行。

5.2　在电焊操作时,必须按规定穿戴好劳保防护用品。电焊工在焊接时须使用焊接面罩,清渣时应戴防护眼镜;气焊(割)工应带防护眼镜。并必须采取安全措施防止触电、火灾等事故发生。

5.3　氧气、乙炔钢瓶禁止曝晒、撞击,存放时应分开隔离存放。保证汽瓶不染油脂等易燃物质。作业时,这两种瓶必须保持5米以上的安全距离。

5.4　要做好电石的防潮工作,切忌将其户外存放。乙炔发生器距离明火焊接工作场地不得小于10米;与氧气瓶应保持一定的安全距离;发生器附近严禁烟火。乙炔钢瓶内应留有一定的余压(冬季49kPa～98kPa,夏季196kPa)。

5.5　乙炔发生器上的压力表应灵敏,防止回火装置应完好;禁止使用装置不齐、性能不良的乙炔发生器;在高温明火作业间内,禁止设置乙炔发生器。

5.6　气瓶上的截止阀、减压阀应完好;当氧气瓶内压力降至196kPa(2个大气压)以下时,不得使用。当气焊操作中需要停止10～15分钟时,须调整减压阀并拧松螺杆;若较长时间不工作,则应将阀门关闭,取下减压器。

5.7　输送氧气、乙炔气的皮管应完好、不漏,不可与油脂、高温接触;严禁重物压管,防止火花和锋利的材料落在胶管上。

5.8　在使用气焊枪点火时,必须按"先开乙炔、先关乙炔"顺序操作(即点火时,先开乙炔阀点火,再开氧气阀调整火焰;关闭时,应先关乙炔阀,再关氧气阀)。

5.9　必须遵守明火作业制度。

　　5.9.1　在容器或狭小仓室内焊割时,若无人监护,不能割焊。

5.9.2　在重点要害部分及重要场所,若未落实安全防护措施,不能割焊。

5.9.3　对明火作业的场所,在未做安全检查,对易燃物品未做处理之前,不能割焊。

5.9.4　若不了解焊割内部是否有易燃、易爆的危险性时,则不能割焊。

5.9.5　对于盛装过易燃、易爆的液体、气体的容器(如钢瓶、油箱、油仓、槽车及贮罐等),若未经彻底清洗和测试合格时,则不能割焊。

5.9.6　用可燃材料(如塑料、软木等)作保温层、冷却层、隔音、隔热的部位或火星能飞溅到的地方,在未采取可靠的安全措施之前,不能割焊。

5.9.7　在有压力或密封导管、容器等情况时,不能割焊。

5.9.8　在焊割附近有易燃、易爆品未做清除或采取安全措施之前,不能割焊。

5.9.9　在禁火防火区域内,未经公司主管安全领导批准,不能割焊。若附近有对明火作业有抵触的工种在作业(如油漆、喷涂202胶水等)时,则不能割焊。

5.9.10　气割前,应将物件表面的漆皮、锈层和油水污物等清理干净。若工作场地面为水泥地面,则应将物件垫高,以防锈皮和水泥爆溅后伤人。

5.9.11　焊工在高处作业时,必须戴安全帽、系安全带,不准将焊接电线、皮管缠在身上攀登;在立体作业时,应设隔离板,以防火花溅落或切割余料掉下。

5.9.12　在焊条烘干操作时,要检查烘箱的蒸汽导气阀,以防因失效造成事故;在送焊条进入烘箱时,必须切断电源;取出材料后,要加强烘箱内检查,以防止焊条或杂物落在电钨丝上,造成短路或触电事故。

5.9.13　在点火时,焊枪口不准对人;正在燃烧的焊枪不得放在工件或地面上;带有乙炔和氧气时,焊枪口不准放在金属容器内,以防气体逸出发生燃烧事故。

5.9.14　禁止敲击、碰撞。工作地点不固定且移动较频繁时,应将设备装在专用小车上;使用时,要注意固定,防止倾倒,严禁卧放使用,局部温度不要超过40℃(即烫手)。

5.9.15　工作结束后,应切断电源,将电焊机放置在妥善的地方,贮存间与明火或散发火花地点的距离不得小于15米,并在醒目的地方设置"乙炔危险""严禁烟火"标志。检查现场,灭绝火种。焊接场地应配备灭火器材。

5.9.16　要经常(或定期)检查排气是否正常,防止排气管、阀体及弹簧等被乙炔气流中的灰渣、黏性杂质及其他脏物堵塞或粘结,以保证安全阀的灵敏有效。

5.9.17 电焊一般不用于切割,可用于某些薄件切割,其事项和气割事项适用于本制度。

6. 施工单位在焊接期间,每日应依据动火管理制度进行检查,并填写动火许可证表单(施工单位每周申请一次)。

七、流 程

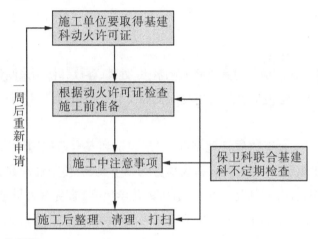

八、教育训练

单 位	内 容
各动火单位	需有电焊、气焊相关上岗证件;施工单位还需要有相关资质

九、表单附件

电焊气焊使用记录表。

十、审 核

部 门		核准主管	核准日期
主 办	后勤保障部	主 任:	
		分管院长:	
协 办	1. 动力科	主 任:	
	2. 保卫科	主 任:	

标准　FMS.5

标准　FMS.5　医院应针对有害物质的盘点、处理、存放和使用来制订相应计划。

FMS.5.1　医院应针对有害物质的控制和处理来制订相应计划。

标准解读　制定有害物质管理制度,包括识别和安全地控制设施中的有害物质。世界卫生组织(WHO)将有害物质分为以下类别:传染性废弃物;病理性和解剖性废弃物;有害的制药废弃物;有害的化学废弃物;含有大量重金属的废弃物;增压容器;尖锐物品;高传染性的废弃物;基因毒性/细胞毒性废弃物;放射性废弃物。

在盘点有害物质时,医院应考虑 WHO 确定的这些类别。首先,应彻底搜查设施中可能存在有害物质的所有区域,进而汇总形成一份有害物质清单。清单应当包含关于存放的有害物质的位置、类型和数量的信息,当有害物质的位置、存放、类型和数量发生变化时,应当更新清单。我院参考 WHO 分类标准,结合实际情况将有害物质分为危险化学品、化疗药物和废弃物三类,并针对不同类别的有害物质来制定相应的管理制度。

参考文件一:《危险化学品管理制度》

类　别	全院制度-后勤保障		编　号	K-1-16
名　称	危险化学品管理制度		生效日期	20××-××-××
制定单位	×××	责任人 ×××	修订日期	20××-××-××
定期更新	每一年	总页码 ×	版　本	第×版

一、目　的

医院员工在日常工作中常会接触到各类危险化学品,若处置不当,会危及自身和他人的身体健康与安全,为确保本院员工正确使用危险化学品及预防危害,特制定此制度。

二、范　围

适用范围:全院各科室。

三、定　义

危险化学品:具有易燃性、腐蚀性、刺激性、爆炸性、毒性、助燃性等性质,对人体、设施、环境具有危害的剧毒化学品和其他化学品。

四、权　责

1. 本制度由防保科负责制定。
2. 本制度由防保科、后勤保障部、医学装备部、保卫科等部门协同监管。

五、参考文献

1. 法律法规
   1.1 《危险化学品安全管理条例》,国务院令第591号,2011年12月1日起实施。
   1.2 《医疗废物管理条例》,国务院令第380号,2003年6月16日起实施。
2. 评鉴条文
   2.1 《JCI医院评审标准》(第5版),FMS.5。
   2.2 《三级综合医院评审标准实施细则》(2011版),第六章"医院服务"(八、后勤保障管理)6.8.7.3。
3. 其他参考文献
   3.1 《全球化学品统一分类和标签制度》。

六、政　策

1. 危险化学品清单与标示
   1.1 使用科室根据实际情况制定清单,清单包含名称、供货商信息、浓度、最大存量和用途。
   1.2 防保科根据科室清单情况汇总形成全院危险化学品清单,清单包含名称、供货商信息、浓度、状态、外包装容量和使用科室。
   1.3 所有危险化学品应根据危险性张贴危害警示。

全球化学品分类和标签制度(GHS)标示的象征符号说明

火焰(燃烧危险)	感叹号(警告)	健康危害(健康危险)
◆ 易燃气体 ◆ 易燃气胶 ◆ 易燃液体 ◆ 易燃固体 ◆ 自反应物质 ◆ 有机过氧化物 ◆ 发火性液体 ◆ 发火性固体 ◆ 自热物质 ◆ 禁水性物质	◆ 急毒性物质第4级 ◆ 腐蚀/刺激皮肤物质第2级 ◆ 严重损伤/刺激眼睛物质第2级 ◆ 皮肤过敏物质 ◆ 特定标的器官系统毒性物质—单一暴露第3级	◆ 呼吸道过敏物质 ◆ 生殖细胞致突变性物质 ◆ 致癌物质 ◆ 生殖毒性物质 ◆ 特定标的器官系统毒性物质—单一暴露第1级～第2级 ◆ 特定标的器官系统毒性物质—重复暴露 ◆ 吸入性危害物质
腐蚀(腐蚀危险)	圆圈上一团火焰(氧化物)	炸弹爆炸(爆炸危险)
◆ 金属腐蚀物 ◆ 腐蚀/刺激皮肤物质第1级 ◆ 严重损伤/刺激眼睛物质第1级	◆ 氧化性气体 ◆ 氧化性液体 ◆ 氧化性固体	◆ 爆炸物 ◆ 自反应物质A型及B型 ◆ 有机过氧化物A型及B型
气体钢瓶(加压气体)	环境(环境危害)	骷髅与两根交叉骨(毒性危害)
◆ 加压气体	◆ 水环境的危害物质	◆ 急毒性物质第1级～第3级

1.4 防保科在内网上公布清单上危险化学品的物质安全资料表(MS-DS),由科室下载打印后放置于有害物质专柜旁边易取得处。MSDS的获得可通过上网查询或由厂家提供。

MSDS应包括下述内容。

(1) 物品与厂商资料	(5) 灭火措施	(9) 物理及化学性质	(13) 废弃物处置方法
(2) 危害辨识数据	(6) 泄露处理方法	(10) 安定性及反应性	(14) 运送资料
(3) 成分辨识资料	(7) 安全处置与贮存方法	(11) 毒性资料	(15) 法规资料
(4) 急救措施	(8) 暴露预防措施	(12) 生态资料	(16) 其他数据

2. 危险化学品申领规范

2.1 使用科室只能申领本科室危险化学品清单范围内的危险化学品,且不能超过清单上规定的最大值。

2.2 申领科室在医院综合运营管理系统(ERP系统)中填写申领单,经防保科审核同意后,才能交由医学装备部材料仓库或后勤保障部总务仓库配送。

2.3 当科室需要使用全院危险化学品清单以外品种时,应填写《新购危险化学品申请表》,写明申请理由和数量,报防保科审批后由医学装备部或后勤保障部采购。

2.4 危险化学品申领使用流程步骤如下。

步　骤	流程说明
(1) 科室申请	在ERP系统中选择出库管理→科室申请→点击添加→摘要处备注"有害物质"→填写化学品名称、规格型号、申领数量→保存→发送
(2) 防保科审核	在ERP系统中选择出库管理→科室申请审核→查看日期→摘要处备注"有害物质"→查询→点击科室申领单号→审核申领名称、数量→确认无误后点击本次通过→完成→生成出库单
(3) 材料仓库或总务仓库配送	材料仓库或总务仓库配送防保科审核通过的危险化学品数量

3. 危险化学品贮存规范

3.1 贮存的化学品要有专人管理,需上锁或设置门禁;应远离火源、避免高温,以免发生火灾、爆炸或其他危险。

3.2 不得贮存未列入本科室清单的危险化学品。

3.3 危险化学品最大存储量不得超过本科室清单中所规定的最大值。

3.4 危险化学品专柜外应张贴所存放物品的标示卡(内容包含物品名称/主要成分、危害警告信息、少量泄漏处理方法、院内应急电话),在现场明显处摆放该化学品的物质安全资料表(MSDS)。

3.5 易燃、易爆化学品应存放于铁皮柜或防爆箱中,腐蚀性化学品要存放于耐腐蚀容器(如亚克力盒、耐腐蚀柜)中。

3.6 贮存液体危险化学品的场所需配备溢出包,以供泄漏时使用。

3.7 混合后会发生危险的化学品(如高浓度的双氧水和酒精)要分隔存放。

3.8 高压气体钢瓶应保持容器的温度低于40℃。容器应直立稳妥放置,防止倾倒,避免受到撞击。

4. 危险化学品使用规范

4.1 危险化学品领用和使用要有记录。

4.2 危险化学品仅限规定用途使用,使用前要查看其有效期,不得使用过期化学品。

4.3 员工在使用危险化学品前,应明确该物质的危险特性并采取相应的防护措施。

4.4 使用液体危险化学品的场所周围要有溢出包或紧急洗眼、冲淋装置,以供应急使用。

4.5 使用中若发生泼洒、泄漏,应先按照该化学品标示卡上的少量泄漏处理方法处置,然后再通过医院内网上报不良事件。

4.6 使用易燃、易爆化学品时,必须远离火源;具有挥发刺激性的化学品必须在通风较好的场所使用。

4.7 不得随意丢弃使用完的剩液、废液、空桶等,应将其置于专用的废弃物垃圾桶中。

5. 危险化学品报废规范

5.1 当科室无须继续使用某种危险化学品时,可按报废处理。

5.2 科室必须依照规定的流程报废危险化学品,不可随意弃置。

5.3 不得将报废的危险化学品委托给无经营许可证的单位从事收集、贮存、利用和处置活动。

5.4 报废流程结束后,科室应及时更新危险化学品清单,防保科应更新全院清单。

5.5 危险化学品报废处置流程如下。

步　骤	流程说明
(1) 申报	科室有害物质专管员填写《危险化学品报废单》,通过内网系统向防保科申报
(2) 收集	经防保科审批后,由总务科通知××公司专职人员前往科室收集,用双层印有警示标记(☠)的红色垃圾袋封装
(3) 暂存	由专职人员收集后暂存于医疗废弃垃圾回收处,由专人管理并保持通风,严禁无关人员进入暂存场所
(4) 处理	由专业的垃圾回收公司进行运输处理工作

七、表单附件

1. 表 单

1.1　新购危险化学品申请表。

1.2　危险化学品报废单。

八、教育训练

对　象	具体做法
1. 新进人员	在员工岗前培训期间,对其开展危险化学品管理规范的教育
2. 在职人员	每季度举办一次,要求在职员工每人每年接受一次教育

九、审　核

部　门		核准主管	核准日期
主　办	防保科	科　长:	
		院　长:	
协　办	1. 后勤保障部	主　任:	
	2. 医学装备部	主　任:	
	3. 保卫科	主　任:	

参考文件二:《废弃物管理制度》

	类　别	全院制度-后勤保障	编　号	K-1-13
	名　称	废弃物管理制度	生效日期	20××-××-××
	制定单位	×××	责任人	×××	修订日期	20××-××-××
	定期更新	每一年	总页码	×	版　本	第×版

一、目　的

为配合市县卫计委提倡垃圾分类、减量政策,同时规范废弃物暂时存储、运送和处理流程,减少其对环境所产生的危害,保护人体健康,因此制定本制度。

二、范　围

适用范围:全院生活垃圾、医疗废弃物和化学性废弃物。

三、定　义

废弃物:在生产、生活和其他社会活动中产生的,在一定时间和空间范围内基本或者完全失去使用价值,无法回收和利用的排放物。我院将废弃物共分为三大类。

1. 一般性事业废弃物:生活垃圾。
2. 医疗废弃物:感染性废弃物;病理性和解剖性废弃物;尖锐性废弃物;基因毒性废弃物;药品废弃物。
3. 化学性废弃物:至少含有以下特性中的一种:毒性、腐蚀性、易燃性、易反应性(爆炸、与水反应、对震动敏感)等。

四、权　责

1. 制度制订单位:总务科。
2. 督导单位:总务科。
3. 负责单位:××公司负责一般性事业废弃物清运及处理;××公司负责医疗废弃物清运及处理;××公司负责化学性废弃物清运及处理。

五、参考文献

1. 法律法规
《医疗废物管理条例》,国务院令第380号,2003年6月16日起实施。
2. 评鉴条文
2.1 《JCI医院评审标准》(第5版),FMS.5和PCI7.2。
2.2 《三级综合医院评审标准实施细则》(2011版),第六章"医院服务"(八、后勤保障管理)6.8.4。

六、政　策

1. 人员设置标准
1.1 医院内设置2名一般性事业废弃物(生活垃圾)收集员和2名医疗废弃物/化学性废弃物收集员。
1.2 收集人员每年参加培训,每年参加体检。
2. 院内设备:本院垃圾场(靠近住院楼垃圾专用电梯)设有2台专用医疗废弃物收集车,1个医疗废弃物冰柜。
3. 委外厂商执行内容
3.1 清运、处理厂商必须有合格证及营业执照;订有相关委托清运、处理合同书。
3.2 各厂商须依照环保法规执行相关工作项目。
4. 院内各废弃物规范方式
4.1 全院公共区域都设置有加盖垃圾桶。
4.2 各科室的"医用垃圾暂存室"均设有门禁装置,各类废弃物应分类存放。

4.3 将输血后的血袋放置于黄色胶袋内,按检验科要求送至检验科专用冰箱内保存24h,再由专人按感染性废弃物回收处置。

4.4 医疗废弃物中的病原体的培养基、标本和菌种、毒种保存液等高危险性废弃物由所在科室进行压力蒸汽灭菌处理,然后按感染性废弃物的类别进行收集。

4.5 24周以上的死胎、手术过程中产生的截肢等解剖性废弃物,应交殡仪馆焚烧;24周以下的死胎、胎盘及废弃的人体组织器官等,应按病理性废弃物处理。

4.6 由传染病隔离患者或疑似传染病患者所产生的生活垃圾,应按感染性废物处理;其产生的医疗废物用双层黄色胶袋包装并及时密封,如发生胶袋破损需加套一层未被污染的黄色胶袋,并有明显标识。容器的外表面被污染时,应当对被污染的容器进行消毒处理。

4.7 对医院产生的污水、传染病患者或者疑似传染病患者的排泄物,应当按照国家规定严格消毒(按照污水处理操作要求);达到国家规定的排放标准后,方可排入污水处理系统。对于特殊传染患者的排泄物,还应做特殊消毒处理后才能排放。

    4.7.1 若为患者的吐泻物,则向其加入有效氯含量达到2000mg/L的消毒剂,搅匀后加盖消毒2小时,再倒入厕所。

    4.7.2 若为液体废物,则向其加入有效氯含量达到1000mg/L的消毒剂,消毒30分钟后,入厕经污水处理站排放。

4.8 废弃物垃圾桶标准

    4.8.1 生活垃圾桶:加盖垃圾桶,内套黑色垃圾袋。

    4.8.2 感染性废弃物桶:加盖垃圾桶,外贴感染性废弃物标志,内套黄色垃圾袋。

    4.8.3 病理性废弃物桶:加盖垃圾桶,外贴病理性废弃物标志,内套黄色垃圾袋。

    4.8.4 尖锐性废弃物盒:将专用锐器盒放置于工作车旁,贴有尖锐性废弃物标志,当桶装内容物达3/4满时,应立即换桶。

    4.8.5 基因毒性废弃物桶:加盖垃圾桶,贴有基因毒性废弃标志,内套红色垃圾袋。基因毒性废弃物产生后,应将其放在红色垃圾袋内,扎紧袋口,再套一个红色垃圾袋,扎紧袋口,放入垃圾桶。

    4.8.6 药品废弃物桶:加盖垃圾桶,外贴药品性废弃物标志,内套黄色垃圾袋。

    4.8.7 化学性废弃物:有盖金属垃圾桶,贴有化学性废弃物标志(易燃性、毒性、腐蚀性等),内套红色垃圾袋。化学性废弃物产生后,应将其放在红色垃圾袋内,扎紧袋口,再套一个红色垃圾袋,扎紧袋口,放入金属垃圾桶。

4.9 收集规范

    4.9.1 一般性事业废弃物(生活垃圾),以桶换桶。

4.9.2 医疗废弃物,用专用密闭收集车收回,回收时应及时封口,称重并标注科室、时间。

4.9.3 医疗废弃物回收员在回收废弃物时,须穿好工作服,穿戴好手套、帽子、口罩、围裙及工作靴。

4.9.4 若医疗废弃物清运至垃圾场时不小心发生泄漏、散落等事故时,工作人员则须穿戴好手套、帽子、口罩、工作靴等防护用品,备齐清扫工具与垃圾袋,将其收好、绑好后放进收集车,地面用含氯消毒剂与大量清水冲洗,严重时需要报告。(详见医疗垃圾外泄应急预案。)

4.9.5 将基因毒性废弃物放入红色垃圾袋内,扎紧袋口,放入基因毒性垃圾桶。

4.9.6 收集过程中禁止用手直接按压垃圾,如在收集过程中被废弃物刺伤时,则应立即向防保科报告,按锐器伤流程处理。

4.9.7 收集过程中禁止戴着污染的手套开门、按电梯按钮等,工作结束后要及时洗手。

4.10 垃圾场规范

4.10.1 垃圾场需要安装冲淋装置,并且配备洗眼器。

4.10.2 医疗废弃物存放点需要有防盗措施,内需配置空调设施。

4.10.3 有防鼠、防蚊蝇和防蟑螂的安全措施。

4.10.4 室外设有明显的医疗废物警示标识和室内禁止吸烟警示标识。

4.10.5 垃圾场需要远离人群密集区域。

4.11 运送容器及场地消毒

4.11.1 垃圾桶清洁消毒:每周对固定在科室的垃圾桶进行清洁消毒,污染时须及时清洁消毒;调换的垃圾桶应于每次调换后清洁消毒。

4.11.2 每天对医用垃圾收集专用车消毒4次,用有效氯含量为1000mg/L的含氯消毒液进行擦拭,于收集作业完成后消毒,并做好记录。

4.11.3 在每次清运完垃圾场后,均要对其进行消毒,用有效氯含量为1000mg/L的含氯消毒液喷洒,作用时间达30分钟,并做好记录。

4.11.4 每天用紫外线灯对垃圾场消毒1小时,并做好记录。

4.11.5 每天用有效氯含量为1000mg/L的含氯消毒液对污物电梯消毒2次。

4.12 根据废弃物分类确定院内废弃物清运路线,清洁人员要按照规定路线开展作业。

5. 清运频率

清洁人员固定于每日5:00—7:30与11:30—13:30依据清运路线运送垃圾至垃圾场进行存放。

七、教育训练

对　象	具体做法
1. 新进人员	岗前培训
2. 在职人员	每年定期培训

八、表单附件

1. 表　单

   1.1　医疗废物转移联单。

   1.2　垃圾房清洁消毒记录表。

   1.3　垃圾房紫外线消毒记录表。

   1.4　医用垃圾收集专用车消毒记录表。

   1.5　科室废弃物稽核表。

2. 附　件

   2.1　废弃物分类一览表。

   2.2　生活垃圾清运作业规范。

   2.3　医疗废弃物清运作业规范。

九、审　核

部　门		核准主管	核准日期
主　办	后勤保障部	主　任：	
		院　长：	
协　办	1. 防保科	科　长：	
	2. 院感科	科　长：	

参考文件三：《化疗药物管理制度》,见MMU3.1。

参考文件四:《安全防护具及紧急应变器材管理制度》

	类　　别	全院制度–后勤保障	编　　号	K–1–18
	名　　称	安全防护具及紧急应变器材管理制度	生效日期	20××–××–××
	制定单位	×××　　责任人　×××	修订日期	20××–××–××
	定期更新	每一年　　总页码　　×	版　　本	第×版

一、目　的

为确保员工的安全与健康,减轻或避免受到工作场所中各种职业危害因素及事故的影响,特制定本制度。

二、范　围

适用范围:全院各科室所有安全防护具及紧急应变器材的管理。

三、定　义

安全防护具:在劳动生产过程中使劳动者免遭或减轻伤害而提供的个人保护用品,直接对人体起到保护作用。

紧急应变器材:在发生有害物质和废弃物泼洒、泄漏或其他紧急状况时使用的防护器材。

四、权　责

1. 本制度由防保科负责制定。
2. 后勤保障部、医学装备部负责安全防护具及紧急应变器材的购买、维修。
3. 院内各科室负责正确使用和妥善保管本科室的安全防护具及紧急应变器材。

五、参考文献

1. 法律法规
《中华人民共和国职业病防治法》,主席令第52号,2011年12月31日起实施。
2. 评鉴条文
2.1 《JCI医院评审标准》(第5版),FMS.5。
2.2 《三级综合医院评审标准实施细则》(2011版),第六章"医院服务"(八、后勤保障管理)6.8.4.2。
3. 其他参考文献
《GB Z176—2006医用诊断X射线个人防护材料及用品标准》。

六、政　策

1. 建立安全防护具及紧急应变器材清单
   1.1 各科室建立科室安全防护具及紧急应变器材清单,经防保科汇总后形成全院清单。
   1.2 科室清单发生变化时,使用部门应主动告知防保科,防保科及时更新。
2. 安全防护具及紧急应变器材的选择
   2.1 选用错误的用具和器材会降低防护效果,导致身体的危害或死亡。因此,在选择防护具及紧急应变器材时,应考虑下列因素。
      2.1.1 必须使用经过检验合格的防护具及紧急应变器材。
      2.1.2 职业危害因素的类型及存在的形态、浓度。
      2.1.3 使用的寿命。
      2.1.4 是否对眼睛、皮肤造成刺激或对嗅觉有影响,是否会造成缺氧。
      2.1.5 使用者的健康情况。
3. 安全防护具及紧急应变器材的检查及维护
   3.1 为避免使用已损坏或存在故障的防护具及紧急应变器材,各科室必须定期对其进行检查。若无法自行检测,由防保科联系购买厂家协助检查。
      3.1.1 紧急洗眼冲淋设备的检查和维护依照《紧急洗眼冲淋设备定期检测表》进行,每周一次。
      3.1.2 溢出包检查依照《溢出包检查表》进行,每个月一次。
      3.1.3 铅衣、铅帽等放射防护用品每年检查两次,一次通过目测来检查其外观,另一次采取目测+照射曝光检查的方法,照射曝光检查由放射科协助完成。
      3.1.4 其他防护具及器材根据规定的检查周期要求进行检查。
   3.2 安全防护具及紧急应变器材必须放置在固定的地方,要有醒目的标识。
   3.3 当发现安全防护具及紧急应变器材不足或损坏无法维修时,使用部门可填写《安全防护具及紧急应变器材申领表》,向防保科提出领用申请。经防保科核实同意后,由采购部门统一购买、发放。
4. 使用注意事项
   4.1 在接触职业危害因素前必须使用相应的安全防护具。
   4.2 当发生有害物质和废弃物泼洒、泄漏或其他紧急状况时,应使用紧急应变器材进行处置。
   4.3 必须按照正确的方法、流程使用安全防护具及紧急应变器材。
   4.4 使用完毕后必须放回原处,若是一次性使用的装置,使用后必须丢弃,不得反复使用。
   4.5 不可随意损坏安全防护具及紧急应变器材。

七、表单附件

1. 表 单

    1.1 紧急洗眼冲淋设备定期检测表。

    1.2 溢出包检查表。

    1.3 安全防护具及紧急应变器材申领表。

八、审 核

部 门		核准主管	核准日期
主 办	防保科	科 长：	
		院 长：	
协 办	1. 后勤保障部	主 任：	
	2. 医学装备部	主 任：	

标准　FMS.6

标准　FMS.6　医院制定、测试和维护应急管理方案,应对可能发生的内部与外部灾害(包含社区发生的突发事件、流行病、自然灾害或其他灾害)。

标准解读　社区突发事件、流行病和灾害可能直接影响医院的医疗环境和日常工作,例如,地震造成患者医疗环境的破坏,或者流感造成员工无法前往医院工作。制定应急方案时,应首先确定医院所在区域可能发生的灾害类型以及这些灾害可能对医院造成的影响。例如,台风飓风或海啸更有可能在近海地区发生,而不太可能在被陆地环绕的国家和地区出现。另一方面,任何医院都有可能出现设施损坏或大量伤亡。因此,确定灾害影响与确定灾害类型同样重要。这有助于规划灾害发生时需要采取的策略。例如,发生影响水电供应的自然灾害的可能性有多大。(诸如地震这类自然灾害)地震是否会妨碍员工响应灾害救援(因为交通受阻,或者员工或员工家属也是受灾者)。在这种情况下,员工的个人责任可能与医院的应急要求发生冲突。此外,医院需要确定其在社区中的角色。例如,人们希望在发生灾害时医院向社区提供哪些资源? 在社区中使用哪些沟通方式? 为高效响应,医院应制定一项管理此类突发事件的方案。此方案应提供以下相关流程。

1. 确定危害、威胁和事件的类型、概率和后果。
2. 确定医院在这些事件中的角色。
3. 针对事件的沟通战略。
4. 事件发生过程中对资源的管理,包括替代资源。
5. 事件发生过程中对临床活动的管理,包括替代医疗场所。
6. 事件发生过程中对员工角色和责任的确定与分配。
7. 当员工的个人责任与医院提供患者服务的责任发生冲突时,管理此类突发事件的流程。

　　灾害应急方案可以通过以下途径检测:每年对方案在医院内部或作为社区计划的一部分进行全面检测;或在一年中检测方案的相关流程(1—7)。

　　如果医院遭遇了实际灾害,则应启动其应急方案,并在灾害过后进行适当总结,这种情况等同于年度演习。

参考文件一:《前瞻性风险管理计划》,见QPS.11。

参考文件二:

<h1 style="text-align:center">××医院灾害脆弱性分析报告</h1>

(Hazard Vulnerability Assessment,HVA)

一、定　义

　　医院灾害脆弱性:医学领域这个特定的系统、次系统或系统的成分暴露于灾害压力或扰动下可能经历的伤害,即医院受到某种潜在灾害影响的可能性以及它对灾害的承受能力。灾害脆弱性分析(HVA):针对所有可能发生的危害因子与系统应变准备程度进行评量,找出需要加强的弱点,并借此引导医院针对危害因子来提高应变准备程度。

二、目　的

　　风险管理的要素是风险分析,例如,评估几近失误的流程和失效导致警讯事件的高风险流程。FMEA(Failure Mocle and Effect Analysis,失效模式和影响分析)是一项前瞻性风险管理分析工具。为有效使用风险管理分析工具,领导层级需要采用和学习分析方法,了解有关患者和员工安全的高风险流程,分析风险的优先级。依据分析的结果,领导层级采取措施重新设计流程或减少流程的风险。

三、方　法

　　医院系统前瞻性风险侦测——应用HVA(灾害脆弱性分析)风险管理工具进行风险排序,是针对所有可能发生的危害因子与系统应变准备程度进行评量,找出需要加强的弱点,并借此引导医院针对危害因子来提高应变准备程度。

表1 HVA风险评估表

危害因子	可能性	严重度＝(冲击－减灾预防)						风险
		人命危害	财产损失	营运损失	准备程度	内部应变	外部应变	
	发生概率	死亡受伤	硬件损失	服务中断	事先准备	时间/效率/资源	社区互助资源共享	相对威胁
分值	0=不适用	0=不适用	0=不适用	0=不适用	0=不适用	0=不适用	0=不适用	0%~100%
	1=低	1=低	1=低	1=低	1=高	1=高	1=高	
	2=中等	2=中等	2=中等	2=中等	2=中等	2=中等	2=中等	
	3=高	3=高	3=高	3=高	3=低	3=低	3=低	

表2 风险排序

风险排序	降低风险策略
1%~20%	制定应急预案、回顾硬件改善、回顾现行制度、实际演习、使用FMEA回顾改善成果
21%~40%	制定应急预案、回顾硬件改善、回顾现行制度
41%~60%	委员会依据情况考虑制定应急预案
61%~80%	暂不予以处理
81%~100%	不予以处理

注:计算出风险百分比后,排序,依据该表执行应变措施。

四、风险等级划分

全院级区分四项主题:人为、自然、技术、危害物四大类。对风险评估结果进行排名,并实施相应的对策:排序前20%且风险积分＞60%者,需规划预案,并执行演习;排序前20%~40%者且风险积分＞50%者,需要制定预案。

4.1　全院风险与灾害脆弱性评估表

4.1.1　自然风险

序号	危害因子 分值	可能性 发生概率 0=不适用；1=低；2=中等；3=高	严重度						风险 相对威胁 0%~100%
			人命危害 死亡受伤 0=不适用；1=低；2=中等；3=高	财产损失 硬件损失 0=不适用；1=低；2=中等；3=高	营运损失 服务中断 0=不适用；1=低；2=中等；3=高	准备程度 事先准备 0=不适用；1=高；2=中等；3=低或无	内部应变 时间/效率/资源 0=不适用；1=高；2=中等；3=低或无	外部应变 小区互助资源共享 0=不适用；1=高；2=中等；3=低或无	
1	流行病	3	3	2	3	2	2	2	78%
2	台风	3	2	2	2	1	1	1	50%
3	水灾	1	2	2	3	2	2	3	26%
4	剧烈雷暴	2	1	1	3	1	1	2	33%
5	降雪	1	1	2	2	2	2	2	20%
6	极端温度	2	2	1	1	1	1	3	33%
7	海啸	1	3	3	3	3	3	3	33%
8	冰雹	1	1	2	1	3	3	3	24%
9	地震	1	3	1	1	2	2	2	20%
10	旱灾	1	1	1	1	1	1	1	11%
11	龙卷风	0	0	0	0	0	0	0	0%
12	暴风雪	0	0	0	0	0	0	0	0%
13	野火	0	0	0	0	0	0	0	0%
14	山崩	0	0	0	0	0	0	0	0%
15	洪水	0	0	0	0	0	0	0	0%

续 表

序号	危害因子	可能性	严重度						风险
			人命危害	财产损失	营运损失	准备程度	内部应变	外部应变	
		发生概率	死亡受伤	硬件损失	服务中断	事先准备	时间/效率/资源	小区互助资源共享	相对威胁
	分 值	0=不适用;1=低;2=中等;3=高	0=不适用;1=低;2=中等;3=高	0=不适用;1=低;2=中等;3=高	0=不适用;1=低;2=中等;3=高	0=不适用;1=高;2=中等;3=低或无	0=不适用;1=高;2=中等;3=低或无	0=不适用;1=高;2=中等;3=低或无	0%~100%
16	火山爆发	0	0	0	0	0	0	0	0%
平均得分		1.00	1.19	1.06	1.25	1.13	1.13	1.38	20.5%

4.1.2 技术风险

序号	危害因子	可能性	严重度						风险
			人命危害	财产损失	营运损失	准备程度	内部应变	外部应变	
		发生概率	死亡受伤	硬件损失	服务中断	事先准备	时间/效率/资源	小区互助资源共享	相对威胁
	分 值	0=不适用;1=低;2=中等;3=高	0=不适用;1=低;2=中等;3=高	0=不适用;1=低;2=中等;3=高	0=不适用;1=低;2=中等;3=高	0=不适用;1=高;2=中等;3=低或无	0=不适用;1=高;2=中等;3=低或无	0=不适用;1=高;2=中等;3=低或无	0%~100%
1	停电	3	2	3	3	2	2	3	83%
2	内部火灾	3	3	3	3	2	2	2	83%
3	信息系统故障	1	1	2	3	1	1	3	20%

续　表

序号	危害因子	可能性	严重度						风险
			人命危害	财产损失	营运损失	准备程度	内部应变	外部应变	相对威胁
		发生概率	死亡受伤	硬件损失	服务中断	事先准备	时间/效率/资源	小区互助资源共享	
	分　值	0=不适用；1=低；2=中等；3=高	0=不适用；1=低；2=中等；3=高	0=不适用；1=低；2=中等；3=高	0=不适用；1=低；2=中等；3=高	0=不适用；1=高；2=中等；3=低或无	0=不适用；1=高；2=中等；3=低或无	0=不适用；1=高；2=中等；3=低或无	0%～100%
4	发电机故障	1	3	3	3	1	1	3	26%
5	停　水	3	1	2	3	1	1	1	50%
6	接触危害物质伤害	2	3	3	3	1	1	2	48%
7	燃料不足	2	1	2	3	2	2	2	44%
8	通讯故障	1	3	1	3	1	1	3	22%
9	气体供应故障	2	3	3	3	1	1	3	52%
10	火警警报器故障	2	2	2	2	1	1	1	33%
11	天然气故障	2	2	1	2	1	1	1	30%
12	内部水灾	1	2	3	3	2	2	2	26%
13	建筑结构损坏	1	2	2	3	2	2	2	24%
14	物资缺货	1	2	1	2	2	2	2	20%

续　表

序号	危害因子 分值	可能性 发生概率 0=不适用；1=低；2=中等；3=高	严重度						风险 相对威胁 0%~100%
			人命危害 死亡受伤 0=不适用；1=低；2=中等；3=高	财产损失 硬件损失 0=不适用；1=低；2=中等；3=高	营运损失 服务中断 0=不适用；1=低；2=中等；3=高	准备程度 事先准备 0=不适用；1=高；2=中等；3=低或无	内部应变 时间/效率/资源 0=不适用；1=高；2=中等；3=低或无	外部应变 小区互助资源共享 0=不适用；1=高；2=中等；3=低或无	
15	排水系统故障	1	1	1	2	2	2	2	19%
16	蒸汽机故障	1	1	1	2	2	2	1	17%
17	电流不稳	1	2	1	2	1	1	1	15%
18	运输系统故障	0	0	0	0	0	0	0	0%
平均得分		1.56	1.89	1.89	2.50	1.39	1.39	1.89	34%

4.1.3 人为风险

序号	危害因子	可能性 发生概率	严重度						风险
			人命危害 死亡受伤	财产损失 硬件损失	营运损失 服务中断	准备程度 事先准备	内部应变 时间/效率/资源	外部应变 小区互助资源共享	相对威胁
	分　值	0=不适用；1=低；2=中等；3=高	0=不适用；1=低；2=中等；3=高	0=不适用；1=低；2=中等；3=高	0=不适用；1=低；2=中等；3=高	0=不适用；1=高；2=中等；3=低或无	0=不适用；1=高；2=中等；3=低或无	0=不适用；1=高；2=中等；3=低或无	0%～100%
1	大量伤患外伤	3	3	1	2	2	2	3	72%
2	大量伤患(化学性/感染性)	1	3	3	2	2	2	2	26%
3	法律事件	2	2	2	2	2	2	3	48%
4	暴力袭击事件	3	3	3	3	2	2	3	89%
5	婴儿失窃	2	3	2	2	3	2	2	52%
6	爆炸袭击事件	1	3	3	3	2	2	1	26%
7	人质挟持事件	1	3	1	3	2	2	3	26%
8	员工罢工	2	1	1	2	1	1	1	26%
9	内乱	0	0	0	0	0	0	0	0%
平均得分		1.67	2.33	1.78	2.11	1.78	1.67	2.00	40.6%

4.1.4 危害物质

序号	危害因子	可能性	严重度						风险
			人命危害	财产损失	营运损失	准备程度	内部应变	外部应变	
		发生概率	死亡受伤	硬件损失	服务中断	事先准备	时间/效率/资源	小区互助资源共享	相对威胁
	分 值	0=不适用;1=低;2=中等;3=高	0=不适用;1=低;2=中等;3=高	0=不适用;1=低;2=中等;3=高	0=不适用;1=低;2=中等;3=高	0=不适用;1=高;2=中等;3=低或无	0=不适用;1=高;2=中等;3=低或无	0=不适用;1=高;2=中等;3=低或无	0%～100%
1	内部小规模外泄	3	2	2	3	1	1	3	67%
2	大规模危害物质伤害(就诊患者>5人)	2	3	1	2	1	1	2	37%
3	小规模危害物质伤害(就诊患者<5人)	2	2	1	2	1	1	2	33%
4	外部放射线泄漏	1	3	3	3	3	3	1	30%
5	化学恐怖伤害	1	3	3	3	2	2	1	26%
6	内部放射线泄漏	1	3	2	3	2	2	1	24%
7	大规模的内部外泄	1	3	2	3	1	1	2	22%

续　表

序号	危害因子	可能性	严重度						风险
			人命危害	财产损失	营运损失	准备程度	内部应变	外部应变	
		发生概率	死亡受伤	硬件损失	服务中断	事先准备	时间/效率/资源	小区互助资源共享	相对威胁
	分　值	0=不适用；1=低；2=中等；3=高	0=不适用；1=低；2=中等；3=高	0=不适用；1=低；2=中等；3=高	0=不适用；1=低；2=中等；3=高	0=不适用；1=高；2=中等；3=低或无	0=不适用；1=高；2=中等；3=低或无	0=不适用；1=高；2=中等；3=低或无	0%~100%
8	外部化学物品泄漏	1	2	1	1	1	1	3	17%
9	放射性恐怖伤害	0	0	0	0	0	0	0	0%
平均得分		1.33	2.33	1.67	2.22	1.33	1.33	1.67	28.4%

4.2　全院风险摘要

	自然灾害	技术灾害	人为灾害	危害物质	全院风险积分
可能性	0.35	0.51	0.50	0.44	0.47
严重度	0.40	0.57	0.58	0.59	0.55
风险积分	0.14	0.29	0.29	0.26	0.26

4.3 总 结

依据HVA分析,评估预测本院设施设备相关风险事项,并且依据管理80/20法则,将风险排序前20%的,作为××年度优先改善重点事项。经评估可发现,高风险及风险事项如下,并且依据等级制定相应的应对措施。此外,在暴力事件方面,经委员会讨论后发现,暴力袭击事件发生次数最多的为本院急诊室,因此,本年度针对急诊暴力事件进行FMEA风险分析,确认改善成效。

风险等级	事 件	应对措施
高风险	1. 暴力袭击事件 2. 内部火灾 3. 停电 4. 新发传染病 5. 大量伤员 6. 有害物质小规模外泄(接触危害物质伤害)	制定应急预案 实际演习 降低风险确认
中等风险	1. 台风 2. 停水 3. 气体系统故障 4. 燃料不足 5. 婴儿失窃	制定应急预案 视情况执行实际演习

五、根据全院HVA分析确定××医院风险项目目录并根据风险积分进行等级划分及责任部门确定

目 录	责任部门	相关应急预案
全院应变	综合办	××医院应急处理规范
暴力袭击事件	保卫科	暴力事件应急预案
内部火灾	后勤保障部	火灾应急预案
停 电	后勤保障部	停电突发事件应急预案
流行病(新发传染病)	防保科	新发传染病应急预案
大量伤患(外伤)	急诊科	急诊科大量伤员应急预案
内部小规模外泄	防保科	有害物质泄漏应急预案
台 风	后勤保障部	台风应急预案
停 水	后勤保障部	停水突发事件应急预案
气体供应故障	后勤保障部	停气突发事件应急预案
燃料不足	后勤保障部	停电突发事件应急预案
婴儿失窃	保卫科	婴儿失窃应急预案

参考文件三:《医院紧急应变处理规范》

类　别	全院制度-行政管理	编　号	N-1-1
名　称	医院紧急应变处理规范	生效日期	20××-××-××
制定单位	×××　责任人　×××	修订日期	20××-××-××
定期更新	每一年　总页码　×	版　本	第×版

一、目　的

1. 为加强本院对紧急灾害及大量伤员的应变处置能力,使全体员工均能熟悉灭火逃生与紧急伤病处理的作业程序及规定。
2. 在紧急灾难发生时应有应变及处置能力以保障病患、家属安全,使灾害损失减至最低程度。

二、范　围

1. 紧急灾害范围:医院紧急灾害,是指医院遭遇台风、地震、水灾、爆炸、游离辐射、化学意外事故或战争、停水、停电等紧急灾害。依据《中华人民共和国突发事件应对法》、《JCI医院评审标准》(第5版)、《中华人民共和国三级等级医院评审标准》,并且依据本院HVA分类,将医院紧急灾害区分为以下四类。
   1.1 自然灾害:例如,台风、暴雪、暴雨、海啸等。
   1.2 技术灾害:例如,停电、停水、天然气中断、火警发报器故障、医疗气体系统故障、信息系统宕机、火灾等。
   1.3 人为灾害:大量伤员、传染病暴发、爆裂物威胁、暴力事件、法律纠纷等。
   1.4 危害物质灾害:大量毒化灾患者、化学品泄漏、辐射污染、化学恐怖攻击等。

三、定　义

医院紧急灾害:严重破坏医疗环境的自然或人为事件(例如,台风、暴雨或地震对医疗机构建筑物和地面所造成的破坏);严重扰乱护理和治疗的自然或人为事件(例如,因洪水、社会骚乱、意外事故、医疗机构,或附近社区发生的紧急事件造成的公用设施如电力、供水和电话连接中断);对医疗机构造成突发性、明显变化的或需要医疗机构扩大服务的自然和人为事件(例如,医疗机构所在社区发生生物恐怖袭击、建筑物坍塌或飞机坠落)。一些紧急事件被称为"灾难"或"潜在伤害引发事件"。

四、权　责

1. 本预案是由综合办公室负责,医务科、后勤保障部、科教科和防保科协助制定。
2. 在医院紧急应变处理过程中,全体员工必须无条件服从我院应急指挥部的调度和指挥,并及时报告和反馈相关的重要信息。

3. 每位员工必须接受紧急应变处理能力的培训,提高快速应对能力和技术水平,在发生紧急灾害时,要服从医院统一指挥,积极开展应急处理工作。

五、参考文献

1. 法律法规

《中华人民共和国突发事件应对法》,主席令第69号,2007年11月1日起施行。

2. 评鉴条文

2.1 《JCI医院评审标准》(第5版),FMS.6。

2.2 《三级综合医院评审标准实施细则》(2011版),第一章"坚持医院公立性"(四、应急管理)。

六、政 策

1. 组织架构

××医院应急管理组织架构图如下。

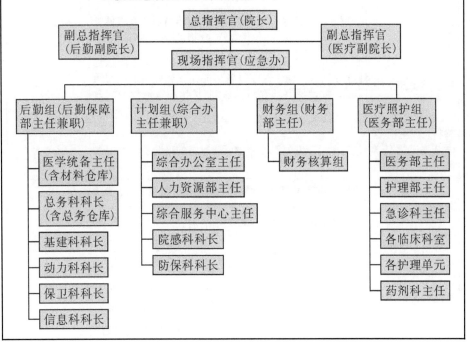

2. 应变组织各组动员人数及权责

职 别	任务分配	责任人
指挥官	组织并领导医院紧急应变指挥中心、进行紧急应变行动和复原决策、必要时撤离全部人员、管理灾害时期医院整体运筹、解除灾害警报、督导灾后重建	×××
副指挥官	协助总指挥官指挥医院紧急救护行动、后勤支援事宜	×××
副指挥官	协助总指挥官指挥医院紧急救护医疗支援事宜	×××
医院应急办公室	协助及建议指挥中心或医疗照护组处理医院紧急突发事件	×××

组别:后勤组

职 别	任务分配	责任人
组 长	管理并参与紧急应变行动计划所有维持服务及事件进行的资源保障工作,包括物资、食物、饮水、供应品等	×××
医学装备部主任	管理紧急突发事件所需医疗设备,将医疗设备配送到医疗照护区,确保医疗设备功能完整和处于最佳使用状态,数量足够,能满足医疗照护组所有治疗及抢救工作	×××
材料仓库主管(医学装备部主任兼职)	进行紧急应变时医疗照护所需材料的采购及配送工作	×××
总务科科长	管理紧急突发事件时维持任务进行所需员工、患者及家属膳食、清洁被服准备和供应,并安排保洁公司人员维持抢救治疗区域及医院环境清洁	×××
总务仓库主管(总务科科长兼职)	进行紧急应变时非医疗所需材料的采购及配送工作	×××
基建科科长	管理医院基础设施的维持和维修,并维护医院建筑物结构的完整性,必要时提供临时医疗站或紧急避难场所	×××
动力科副科长	管理紧急突发事件时维持任务进行所需的电力、医疗气体、燃料、饮水及照明设备的供应,监控现有供水与污水处理的通畅,必要时执行污水处理替代方案	×××
保卫科科长	保障紧急突发事件时员工、患者、家属人身安全,预防暴力冲突事件发生,指挥抢救及运输车辆及时到达有效地点	×××
信息科科长	信息科协助信息持续运作或重置,保障医院计算机信息通畅,并在需要时提供计算机硬件、软件及周边设备	×××

组别:计划组

职 别	任务分配	责任人
组 长	管理及配合紧急突发事件时各部门资源的整合,包含人员、运输工具、现场处理及协调沟通。综观所有事件相关信息,根据事件执行及相关信息所做的分析,建立替代执行方案,主持会议,并为每个执行周期建立执行计划	×××
综合办主任	管理维持任务进行所需各部门间的协调及配合,管理及调派运输工具,负责医院内部及外部信息协调与沟通并担任医院发言人角色	×××
人力资源部主任	协调招募员工及志愿者至人力集合点,并储备足够医疗及非医疗人员,以利人员轮替	×××
综合服务中心主任	对全院病床的状态、位置及数量,包括临时场所进行统筹安排,监控并记录患者住院情况及离院后的动向	×××
院感科科长	确认医院环境的清洁及消毒,在存在院感暴发的场所进行有效管理及监控,以利于伤员、患者在安全的环境中得到救治	×××
防保科科长	指挥突发公共卫生事件、危害物质的应变行动,协调突发公共卫生事件及危害物泄漏现场的应变计划	×××

组别:财务组

职 别	任务分配	责任人
组 长	管理紧急突发事件时财务、资金、物资及药品	×××
财务部主任	监督财务管理、资金进出及损害求偿的业务,接受并调查所有损害赔偿的申请,提供事件发生时所有支出记录	×××

组别:医疗照护组

职 别	任务分配	责任人
组 长	管理并参与所有应变行动计划的医疗行动	×××
医务科主任	管理紧急应变时医疗服务(包括急诊、门诊、住院)、医疗行动及医疗辅助工作的运作,提供最佳效率的医疗服务	×××
护理部主任	管理所有应变行动计划的医疗行动中的护理工作,紧急调用护士参与医疗行动运作	×××

续　表

职　别	任务分配	责任人
急诊科主任	确认急诊服务的持续运作	×××
各临床科室主任	参与患者紧急救治,为住院病区患者提供有效治疗	×××
各护理单元护士长	确认患者获得持续照护,管理住院病区并为符合出院条件的患者办理出院手续	×××
药剂科主任	管理和配送紧急突发事件时所需的药品	×××

3. 平时准备

 3.1　拟订紧急灾害应变计划,确定应变组织分工,并定期演练。

 3.2　制定紧急逃生路线图,将其张贴于各楼层电梯出入口,各楼均设有逃生方向指示灯。

 3.3　应保持紧急疏散路线畅通,应定期对消防安全设施进行保养及记录。

 3.4　每年至少举办紧急灾害应变措施讲座及演练1次,并将演习评核结果向卫计委汇报以备查。

 3.5　每年办理心肺复苏术训练,以加强员工急救技能,并协助民众急救训练,以备灾害发生时,民众能密切配合。

4. 紧急灾害发生时的通报程序

 4.1　灾害发现者除开展必要的初级减灾措施外,应立即通知灾害现场或邻近灾害现场作业主管。

 4.2　灾害现场作业主管应指挥灾害现场进行初级抢救事宜(如火灾发生时,单位依自卫消防编组进行抢救、疏散、灭火,通知消控中心以广播的形式(如广播代码:楼号＋楼层地点＋全院绿色＋支援人员集合地点)播报紧急状况,并对灾害进行辨识。

 4.3　灾害现场作业主管辨识灾害可能扩及影响其单位运作、患者安全或超出灾害现场单位抢救能力、物力、人力等业务负荷,需要其他单位介入处理时,应由灾害现场作业主管通知消控中心联络医院总值班,并且由总值班确认是否需要启动紧急应变组织。

 4.4　总值班在接获消控中心通知后,应主动协调各单位协助灾害现场抢救,若灾情严重,影响范围扩大,则由总值班与总指挥官确认成立紧急灾害应变组织(在正常工作日由在院最高领导决定是否成立灾害指挥中心,启动全院应变机制。夜间由总值班电话通知院长,经由院长决定是否成立灾害指挥中心,如无法联系院长,则由业务副院长决定,以此类推,由所能联系到的最高院领导担任总指挥官,紧急情况下,在最高院领导到院前,由总值班暂代灾害指挥中心总指挥)。

4.5　指挥中心由总值班与总指挥官确认后,经由总值班联络消控中心成立紧急灾害指挥中心,负责整体应变计划的指挥调度,以利于掌握灾情,协调救护工作,并依实际需要,分层疏散并随时保持联络。

4.6　消控中心依据指挥中心通知迅速联络警察、消防人员及其他有关机关,立即开展支援抢救。

4.7　消控中心人员接获灾害单位通知后,立即联络总值班或依相关通报程序办理,必要时消控中心立即积极联络上级人员。

4.8　各单位平时应对单位内业务或环境安全及人员操作安全等可能发生的损失、伤亡或灾害进行鉴别评估(依据前瞻性风险管理政策开展HVA)。

4.9　对夜间或假日发生紧急灾害的事件,应于院内高阶主管到院前,由单位护士长、主任或总值班暂代指挥,直至消控中心通知院长、副院长及各小组成员赶至医院支援后,再交由院长担任总指挥,处理灾区各项事宜。

4.10　若本院无法容纳伤员,应即刻通知×××医院或×××卫生院做好准备,由120救护车运送伤员至×××医院及各卫生院,确保患者得到后续照护。

4.11　紧急灾害通报电话表:

灾难事件	日间通报科室/电话	夜间通报科室/电话
火　灾	(消控中心)	
停　水	(动力科)	
停　电	(动力科)	
停　气	(液氧站)	
暴力事件	(监控中心)	
急救事件	(监控中心) (急救电话)	
	公共区域,告知需急救的地点	
婴儿失窃	(监控中心)	
信息系统故障	(综合服务中心) (信息科)	
急诊大量伤患	(监控中心) (急诊科)	
有害物质泄漏	(防保科) (虚拟网)	

续　表

灾难事件	日间通报科室/电话	夜间通报科室/电话
新发传染病	（防保科） （虚拟网）	
其　他	监控中心（紧急广播）	
	总值班	
	综合服务中心	

4.12　紧急广播代码表：

事件名称	广播代码
火　灾	楼号＋地点＋全院绿色＋支援人员集合地点
急救事件	楼号＋地点＋999
大量伤患	急诊＋333
婴儿失窃	楼号＋全院＋666
暴力事件	楼号＋地点＋状态红色

七、流　程

灾害发生的处理流程图如下。

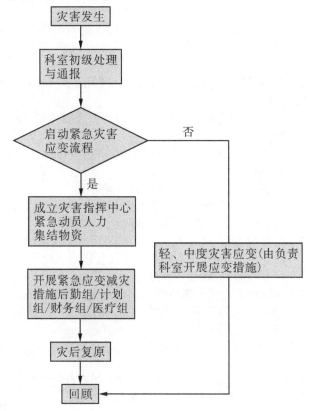

八、资源分配

1. 大量紧急伤员需要救护时,依据本院急诊科制定的《急诊大量伤员应变作业程序》进行广播动员。
2. 发生单位火灾时,依据《消防应急预案》进行广播及动员。
3. 发生其他紧急灾害状况时,总值班确认应变组织成立后,由消控中心联络"紧急灾害指挥中心应变组织"四大任务分组组长,并由各分组组长依现场状况需要,通知所属组员动员人物力及药卫材服等支援。
4. 必要时由保卫科依指挥中心指示,联络院内在住职工(广播召集宿舍大楼在住医护人员)支援医疗大楼灾害抢救,同时召回院外休假人员开展救灾。
5. 通知方式:保卫科依院内手机及广播系统,通知院内工作人员返院待命及抢救、支援相关事宜。

6. 宁波市第四医院灾害应变指挥中心设置及人员编组:

  6.1 指挥中心分别设立后勤组、计划组、财务组及医疗照护组四组［如(三)-×××医院紧急灾害应变组织架构图］以负责处理灾区各项事宜。

  6.2 支援人员依后勤组、计划组、财务组及医疗照护组等任务分配［如(四)-应变组织各组动员人数及执掌］以负责执行灾区各项应变事宜。

7. 紧急信息系统建置与维护:依据信息科《信息系统故障应急预案》办理。

8. 交通及人员疏散动线:

  8.1 单位大楼因紧急灾害须让人员疏散及撤离时,应依据《火灾应急预案》的逃生准则撤离。

  8.2 撤离时,依据《火灾应急预案》由保卫科派遣人力进行交通指挥,引导救援车辆进院协助。

9. 紧急灾害伤病患转诊、后送及病床扩增方案:

  9.1 当本院因紧急灾难需要紧急疏散住院病患到其他地方或医院时,转诊及后送程序依《转院制度》办理。

  9.2 院外收容区:若本院医疗大楼因紧急灾害致建筑物部分受损无法正常使用时,于本院停车场设置临时医疗救护站,并且立即由医务科通知邻近医院与县卫计委洽商病患收容场所。

  9.3 如发生大规模严重性传染疾病暴发,如伊波拉、SARS,应立即启动发烧筛检站运作机制,并且依据防保科《新发传染病应急预案》相关程序执行。

10. 紧急灾害患者膳食供应方案:依据《医院孤立运作计划》相关程序办理。

11. 紧急灾害后勤物品支援及储备方案:依据《医院孤立运作计划》相关程序办理,后勤保障部、医学装备部、药剂科立即启动应变机制,提供医疗照护支援。

12. 灾区周围警戒及交通管制:

  12.1 警戒组人员依据《暴力事件应急预案》支援灾害现场周围交管及警戒勤务。

  12.2 急诊大量伤员时,对周边通道秩序的维持及人员的管制,应依据《急诊科大量伤员应急预案》办理。

  12.3 其他院内灾害现场由保卫科召集保安人员实施灾区封锁及人员管制,以避免非救灾人员进入。

13. 疫情通报程序:疫情通报依据《新发传染病应急预案》相关程序办理。

14. 医院灾害水电供应方案:

  14.1 运作所需用水:详见《停水应急预案标准规范》。

  14.2 救灾及医疗作业所需电力:详见《停电突发事件应急预案》。

  14.3 全院安全卫生防护具及紧急应变防护器材清单。

15. 各类灾害动员表

● 动员　○ 待命　◆ 状况掌握

灾害＼编组	暴力事件	水灾	火灾	化学品外泄	急诊大量伤患	婴儿失窃	信息系统宕机	恐怖攻击	公用系统停摆（水电气）	台风
总指挥官	◆	◆	◆	◆	◆			◆	◆	◆
副总指挥官	●	●	●	◆	◆	◆	◆	◆	◆	◆
后勤组组长	●	●	●		●		●	●	●	●
医学装备部主任			●		●		◆	○	●	◆
总务科科长	○	●	●	●	●			◆	◆	●
基建科科长	○	●	●	○						●
动力科科长	○	●	●				●		●	●
保卫科科长	●		●		◆	●		●		◆
信息科科长		○	◆		○		●		○	◆
计划组组长	◆	◆	●	○	●	◆	◆	●	●	●
应急办主任	◆	◆			●	◆	◆	◆	◆	◆
人力资源部主任					●			◆		
综合服务中心主任					●					
院感科科长		○		●	○					○
防保科科长		○			○					○
财务组组长	◆	◆	◆		◆			◆	◆	
财务部主任	◆	◆	●							
材料仓库主管		◆	○	●	●			●		○
总务仓库主管	○	●	●		○		○	●	○	○
药剂科主任	○		○	●	●					
医疗照护组组长	○		◆	◆	●	◆		●	◆	◆
医务部主任	○		◆	○	●			●	◆	

续　表

编组 ＼ 灾害	暴力事件	水灾	火灾	化学品外泄	急诊大量伤患	婴儿失窃	信息系统宕机	恐怖攻击	公用系统停摆（水电气）	台风
护理部主任	○		○	○	●			◆	◆	
急诊科主任	●		○	○	●			●	◆	
各临床科室主任	○		○		○			○	◆	
各护理单元护士长	○		○		○			○	◆	

九、风险评估

1. 为使本院运作符合风险管理要求,特制定《前瞻性风险评估计划》,依发生频率及灾害严重度,进行分类、风险评估及风险管理分级,执行医院紧急事件的危害弱点分析(HVA),并依重大风险项目执行年度医院紧急应变计划管理重点。

　　1.1　本院每年度依据《前瞻性风险评估计划》规范使用危害弱点分析(HVA)来评估全院风险。

　　1.2　评估方式须依据四大层面,即自然风险、技术风险、人为风险和危害物质。

十、教育训练

对象	具体做法
全院人员	定期培训、演练

十一、表单附件

1. 附件

　　1.1　暴力事件应急预案。

　　1.2　火灾应急预案。

　　1.3　停电突发事件应急预案。

　　1.4　新发传染病应急预案。

　　1.5　急诊科大量伤员应急预案。

　　1.6　有害物质泄漏应急预案。

　　1.7　台风应急预案。

　　1.8　停水突发事件应急预案。

　　1.9　停气突发事件应急预案。

　　1.10　婴儿失窃应急预案。

　　1.11　水污染应急预案。

1.12 信息系统宕机应急预案。

1.13 孤立运作计划。

1.14 院外重大事故现场灾害应急预案。

十二、审 核

部　门		核准主管	核准日期
主　办	风险与危机管理委员会	主　任：	
		院　长：	
协　办	综合办公室	主　任：	

参考文件四：《暴力事件应急预案》

	类　别	全院制度-应急预案		编　号	N-1-05
	名　称	暴力事件应急预案		生效日期	20××-××-××
	制定单位	×××	责任人 ×××	修订日期	20××-××-××
	定期更新	每一年	总页码 ×	版　本	第×版

一、目 的

为保障医院拥有良好的就医环境,保护患者以及医护人员免于暴力威胁,保护范围包括患者及陪伴家属、执行诊疗相关的医护人员,故特制定本预案,作为全院暴力预防处理的执行依据。

二、范 围

适用范围:包括在×××医院内就医的患者与在该医院工作的所有医护相关人员。

三、定 义

暴力事件:任何以粗暴语言以及行动危害患者或医护人员就医安全的事件,应由现场医护人员立即判定并通知医院内现场保卫人员介入,保护现场人员的安全。

四、权 责

1. 医生:负责诊疗、鉴定,当为患者开展精神治疗、戒瘾治疗和心理辅导等医疗业务时,若患者遭遇相关暴力威胁,则应当给予适当的医疗照护并使其免于暴力威胁。
2. 护士:协助各项护理治疗、卫生咨询,当患者或医护人员遭遇相关暴力威胁时,负责诊疗、鉴定;对于为患者开展精神治疗、戒瘾治疗和心理辅导的医生等,应当给予适当医疗照护、咨询等。
3. 保卫科:负责管理医院的安全保卫任务,提供医院与地方公安机关报案搜证等各项安全联系的协助。

五、参考文献

1. 评鉴条文
   1.1 《JCI医院评审标准》(第5版),FMS.6、FMS.4.1。
   1.2 《三级综合医院评审标准实施细则》(2011版),第一章"坚持医院公益性"(四、应急管理)1.4.3.2。
   1.3 《三级综合医院评审标准实施细则》(2011版),第六章"医院管理"(八、后勤保障管理)6.8.5.2。

六、政 策

1. 暴力预防作业内容
   1.1 对院内暴力通报种类、应做好下列范围的辨识,供作院内支援与院外警方执行暴力防治的依据。
   　　1.1.1 若患者来到医院就诊,明显属于刑事凶杀案件者,应通知保卫人员并及时报告警方,积极预防现场破坏、挑衅事件的发生。
   　　1.1.2 若患者有异常举动,如服食违禁品,则应通知保卫人员并报告警方介入处理。
   　　1.1.3 司法机关带来的服刑犯人或拘留所的患者前来就医时,应当全程有警察陪同;若患者不宜及时离院,应在适当安全看守戒护下留置于留观室治疗观察。
   　　1.1.4 医院重要场所应装有摄像头并维持于一周的录像存证,以备重大事件拷贝保存(重要场所详见宁波市第四医院监控设备分布清单)。
   　　1.1.5 保安应在全院巡逻,日间巡逻3次,分别是早晨、中午、下午各一次,夜间间隔2小时进行一次巡逻。对日间人流密度大、高风险区域,应常驻安保人员。高风险区域包括门诊、放射科、儿科、内科、B超、住院部、行政楼;其他区域诸如各个出口,应常驻安保人员及停车场应常驻安保人员。夜间巡逻时间为21:00—23:00(第一次),00:00—2:00(第二次),3:00—5:00(第三次)。考核以巡更器签到记录或纸质签到记录为准。

1.1.6　按照暴力事件的风险程度进行分级：

  a　高风险区域主要分布在急诊外科诊间、急诊内科、抢救大厅,在高风险区域应保证摄像头的密度(包括走廊);同时高风险区域设置紧急按钮(按下可直接向消控中心报警);高风险区域有固定保卫人员值守(急诊24小时有4名保安值守);产科、新生儿科除安装摄像头外,还应安置门禁管控,对外来人员身份予以识别,并每年至少进行一次婴儿盗窃演练。

  b　中风险区域主要分布在门诊、行政楼;应在门诊人流量大处,派保安人员值守;应在行政楼处,派保安应对外来人员进行登记,并有保安值守,在有纠纷时适当增加人员,其中紧急按钮、摄像头的安置详见附件一、附件二。

  c　低风险区域主要分布在住院楼(产科、新生儿科除外)等,保安应定时巡查。

  d　在高风险区域,针对暴力事件每年要演练两次。

  e　保卫科应对演练及暴力事件进行分析总结。

1.2　医生救护措施及医院安保措施：

1.2.1　消控中心:医院重要区域应设有监控摄像头,若监控中心发现有异常情况,应立即通知保卫人员前往,同时通知公安部门进行援助。

1.2.2　医务人员:医务人员发现有可疑人员或不良事件征兆时,可用紧急按钮通知消控中心派遣保卫人员;也可呼叫附近保卫人员,同时可拨打消控中心电话(×××)。

1.2.3　现场保卫人员:现场保卫人员应配备甩棍、辣椒水,应在正当医院安保工作下使用。

1.2.4　其他保卫人员:根据消控中心指示(包括全院广播:××地点＋红色),以最快速度前往支援,并根据情况选择工具(钢叉、保护盾牌等)。

1.3　医院对保安外包公司的协议约束(在招标文件上注明)：

1.3.1　院内发生各种突发事件,保安人员在一定时间内未赶到现场,未保护好医护人员,每发现一起处罚金200元;现场未阻止不法暴力行为,造成医务人员伤害的,每发现一起处罚金800元。造成重大损失的,根据相关情况做相应处置。

1.3.2　保安及车管人员无故与医务人员顶撞或与患者及家属发生争吵的,每发现一起视情节处罚金100～200元。

2. 暴力处理作业内容

2.1　发生暴力事件时,应立即拨打消控中心电话(×××),并向院内医护行政主管汇报(夜间与假日应向行政总值班通报)。

2.2 消控中心接到报警电话后,应立即拨打110请求支援,同时就近通知保安同步进行全院广播(××地点+红色)(三次),值勤保安人员应在5分钟内集结至事发地点,并携带好防暴装备,保护好员工及患者。

2.3 保卫人员在制止暴力事件的事态发展的同时,应优先保护现场患者与医护人员的人身安全。

2.4 保卫科接到通知后,应立即对现场群众、医护人员进行心理安抚,并由本院护士评估暴力事件对其心理层面所产生的影响。

2.5 本院医护人员因暴力事件而受到伤害的,应立即开启绿色通道,实施救护治疗。

2.6 在后续辅导部分,院办公室与保卫科应针对受暴医护人员及其家属进行社会心理评估,适当联系相关辅导资源,并尽快对医务人员进行心理辅导,让医护人员的心情得以早日平复,回到原先的工作岗位。

2.7 保卫科配合公安对事件开展调查(包括提供视频等资料)。

七、流程图

暴力事件处理流程图如下。

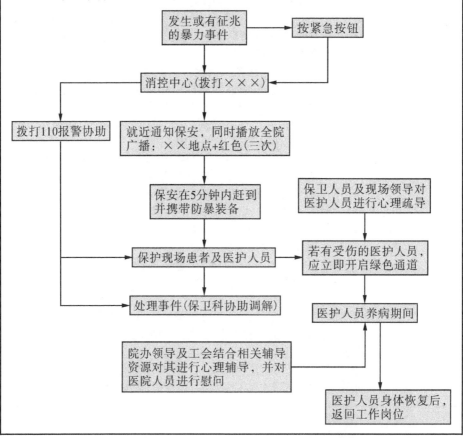

八、教育训练

对　象	具体做法
保卫科	定期演练

九、表单附件

1. 附　件

　　1.1　监控设备分布清单。

　　1.2　一键式报警器(紧急按钮)安装点。

　　1.3　保卫科紧急使用工具清单。

十、审　核

部　门		核准主管	核准日期
主　办	保卫科	主　任：	
		院　长：	
协　办	1. 护理部	主　任：	
	2. 医务部	主　任：	

参考文件五：《火灾应急预案》

	类　别	全院制度-应急预案	编　号	N-1-04
	名　称	火灾应急预案	生效日期	20××-××-××
	制定单位	×××　责任人　×××	修订日期	20××-××-××
	定期更新	每一年　总页码　×	版　本	第×版

一、目　的

　　为了提高员工消防安全意识,使本院所有人员在实际发生火灾事故时能够保持镇静,及时、正确、有序地应变和处理,特制定本《火灾应急预案》,使灾害损失降至最低,保障患者及来访宾客和全体员工的安全。

二、范　围

　　适用范围:凡本院及周边范围内发生火灾皆适用。

三、定　义

1. 消防安全责任人:院长。
2. 单位火源管理者:保卫科科长。
3. 火灾:一般可燃性固体、可燃性液体及气体、通电电气设备及可燃性金属等燃烧所致的灾害。
4. 重点部门:包括手术室、ICU、骨科、血透室、新生儿室、产科和急诊科。

四、权　责

1. 指挥部人员组
   1.1　组　长:院　长。
   1.2　副组长:分管院领导。
   1.3　成　员:院办主任、医务科长、护理部主任、后勤保障部部长、保卫科长、信息科主任和总值班。
   1.4　职　责:负责火灾扑救、疏散、救护的全局指挥协调。
2. 灭火行动组
   2.1　组　长:义务消防队队长。
   2.2　成　员:义务消防队队员。
   2.3　职　责:扑灭火灾和防止火势蔓延。
3. 疏散引导组
   3.1　组　长:护理部主任。
   3.2　成　员:除失火处上二下一的部分支援人员。
   3.3　职　责:引导人员从消防安全通道疏散到安全地方的同时,避免发生拥挤损伤。
4. 通讯联络组
   4.1　组　长:院办主任。
   4.2　成　员:院办成员。
   4.3　职　责:保证各组与指挥部的通讯联络及情况反馈。
5. 安全防护组
   5.1　组　长:保安队长。
   5.2　成　员:保安人员。
   5.3　职　责:守护火灾发生地各出口,防止人员再次进入火场及保证疏散通道的安全畅通。
6. 救护组
   6.1　组　长:医务科科长。
   6.2　成　员:急诊室医务人员及其他支援人员。
   6.3　职　责:负责受伤患者的应急抢救安抚工作。
7. 供水及后勤保障组
   7.1　组　长:后勤副院长。
   7.2　成　员:动力室负责人、医学装备部主任、药剂科主任和防保科主任。

7.3　职　责:救护受伤人员及切断非消防电源、风机、氧气阀门。提供灭火器、抢险工具,保障供水等,并配合灭火行动组进行灭火。

五、参考文献

1. 法律法规
   1.1　《中华人民共和国消防法》,主席令第6号,2009年5月1日起实施。
   1.2　《浙江省消防条例》,浙江省人大常务委员会第52号,2010年5月28日起实施。
   1.3　《机关、团体、企业、事业单位消防安全管理规定》,公安部令第61号,2001年11月14日起实施。
2. 评鉴条文
   2.1　《JCI医院评审标准》(第5版),FMS.4、FMS.7。
   2.2　《三级综合医院评审标准实施细则》(2011版),第六章"医院管理"(八、勤保障管理)6.8.7。
   2.3　《三级综合医院评审标准实施细则》(2011版),第一章"坚持医院公益性"(四、应急管理)1.4.1、1.4.2、1.4.3、1.4.4.1。
3. 其他参考文献
   《建筑设计防火规范》,GB 50016—2014。

六、政　策

1. 火灾的分类
   1.1　甲(A):一般可燃性固体如木材、纸张、纺织品、塑胶等所引起的火灾。
   1.2　乙(B):可燃性液体如汽油、溶剂、燃料油、酒精、油脂类与可燃性气体如液化石油气、溶解乙炔气等所引起的火灾。
   1.3　丙(C):通电电气设备所引起的火灾,必须使用不导电灭火剂扑灭,但电源切断后得视同A、B两类火灾处理。
   1.4　丁(D):可燃性金属如钾、钠、镁、锆等所引起的火灾,必须使用特种金属化学干粉灭火剂扑灭。
2. 灭火方式
   2.1　隔离法:将燃烧中的物质移开或断绝其供应,使受热面减少,以减弱火势或阻止燃烧以达到灭火的目的。
   2.2　冷却法:将燃烧物冷却,使其热能降低,使火焰自然熄灭。
   2.3　窒息法:使燃烧中的氧气含量减少,以达到扑灭火灾的效果。
   2.4　抑制法:破坏燃烧中可燃物释放出的游离子,以切断连锁反应。
3. 消防器材使用
   3.1　灭火器型号及适用火灾类型

火灾分类	水	二氧化碳	ABC干粉
甲(A)	●		●
乙(B)		●	●

续　表

火灾分类	水	二氧化碳	ABC干粉
丙(C)		●	●
丁(D)			●

　　　3.1.1　注:
　　　　　　a　水雾适用于乙(B)类火灾。
　　　　　　b　二氧化碳适用于乙(B)、丙(C)类火灾。
　　　　　　c　干粉:ABC类包括多效干粉;BC类包括碳酸氢钠、碳酸氢钾、锰内钠克斯干粉等;D类包括金属火灾干粉等。
　　3.2　火情探测设备
　　　3.2.1　烟感火灾探测器:火情发生时,区域内探测器自动侦测到一定浓度的烟雾时,即发出火警信号至消防报警主机。
　　　3.2.2　温感火灾探测器:火情发生时,区域内感温探测器受热超过温度设定值时,即发出火警信号至消防报警主机。
　　　3.2.3　火警传感器:利用烟气传感器或温度传感器配合微电子判断电路驱动报警器或电磁继电器,来达到对火灾预警作用的一种报警器。当其达到报警条件时,即发出火警信号至消防报警主机。
　　　3.2.4　手动报警器:火灾发生时,现场人员手动按下报警器,即发出火警信号至消防报警主机。
　　3.3　减灾设备
　　　3.3.1　防火卷帘门:有防火区划的区域发生火灾时,烟雾传感器自行运作,自动垂降防火卷帘门以阻隔火势蔓延。
　　　3.3.2　消防栓:火灾发生时,由火灾发生区域工作人员操作消防栓内的消防水带,以水雾灭火。
　　　3.3.3　喷淋灭火系统:火灾发生时,由火灾发生区域的喷淋头因受热熔断止水栓而自动洒水灭火。
　　　3.3.4　灭火器:全院各区域配置的灭火器,包括手提式干粉、二氧化碳以及推车式干粉灭火器等,提供给各单位义务消防队人员灭火用。
　　　3.3.5　消防应急箱:在全院消防单元位设置火灾应急箱,内容物如下。
　　　　　　a　防烟逃生面罩:供灭火人员在灭火时使用。
　　　　　　b　活性炭口罩:提供给医护人员、病患家属及民众疏散时使用。
　　　　　　c　其他设备:扩音喇叭、指挥棒、哨子、手电筒和灭火毯。
　4. 火警通报及处理程序:
　　4.1　火警侦测未运作前,单位员工发现火灾时,须立即判断是否为初期火灾,同时立刻强按报警器并拿取最近手提式灭火器灭火,并启动单位初期灭火机制、通报总机。

4.2 消控中心消防主机报警：

4.2.1 消防主机启动时,立即予以全院广播(广播代码:楼号＋地点＋全院绿色＋集结点),连续进行三次全院广播呼叫,通知邻近区域人员前往查看是否发生火灾,并且派遣院内义务消防队前往救火,同时通报消防大队及119。

4.2.2 警报误动作:该区单位人员查看及确认警报是否为真实火灾或警报误动作,若确认为误动作,将讯息传回消控中心,消控中心消除火警,并通知科室主管是火灾误报,如为人员误按手报,广播口径为"消防主机误动作,请民众勿惊慌"。

5. 应变机制

5.1 科室处理

5.1.1 单位消防编组应变启动：

a 护士长担任现场指挥官(如护士长不在,则由科室最高主管担任),启动科室应急预案,统筹各编组,随时准备疏散。

b 消防编组应变内容如下。

组　别	任务内容
通报安全防护	1. 通知总机(电话×××)发布火灾讯息:楼号＋地点＋全院绿色＋集结点(三次) 2. 关闭防火门、防火铁卷门和防火闸门 3. 关闭不必要电源,并于住院病患完成氧气钢瓶切换后,切断单位氧气总开关 4. 设定警戒区域
灭　火	1. 强按最近消防栓上的警报器 2. 使用灭火器、消防栓展开初级灭火,利用就近灭火器(使用口诀:拔、握、压)灭火 3. 与院内消防队交接,协助本院灭火组及消防大队 4. 灭火人员尽可能不与通报安全防护为同一人
避难导引	1. 大声指引避难方向,避免发生惊慌 2. 打开紧急出口(安全门)并确认通道顺畅 3. 移除妨碍避难的物品 4. 操作避难器具,担任避难引导,发放简易防烟面罩 5. 确认所有人员是否已避难,待人员避难完成后,应随手关闭防火门 6. 支持其他单位的疏散或救护工作

续　表

组　别	任务内容
救　护	1. 照护病患及生命维持,设置紧急避难救护所 2. 紧急处理受伤者及登记其姓名、病床号 3. 与消防队及救护队联系,并提供情报 4. 指挥各单位为救护人员提供其所需的讯息

注:
1. 护理单位依三班排班制订,直接标于明显处。
2. 其他单位若人力不足,至少编二组(通报＋避难引导)(灭火＋救护)。
3. 若有异动请重新填表,并通知保卫科修正。

　　　　c　如果现场指挥官判断灭火失败,则应立即启动疏散机制,并且通知院级指挥官提供人力支持,引导患者撤退。

　5.2　院级处理

　　5.2.1　院级火灾应变小组启动:

　　　　a　消控中心接到通报后,应立即派遣院内消防队前往火场进行抢救。

　　　　b　消控中心进行全院广播(广播代码:楼号＋地点＋全院绿色＋集结点)三次。消控中心立即通知医院总值班并通知消防大队119,总值班作为院级指挥官,由总值班通知各位院领导、院办、保卫科、后勤保障部、医务部和护理部,医院总机时刻保持电话畅通,并依据《消防管理制度》所设定的集结点,至集结点集合。

　　　　c　火场支持原则为火灾发生楼层上二下一不动,其他单位各支持一名(火灾同楼层不支持,准备接受撤离病患,并随时准备撤退),至《消防管理制度》所设定之集结点。支持人员携带口罩、手电筒。距离最近的急救团队听到广播后,立即携带急救设备(急救车、简易担架和除颤仪)前往撤离点予以支持。

　　　　d　院级指挥官派遣人员支持时,应做好记录,以免不清楚派遣进入火场的人数。

　　　　e　医务科向总指挥官提供火场当日值班人员名单与患者名单,以确认人数。

　　　　f　当人员全数撤离时,院级指挥官应执行人数确认,确保全部人员撤离。

　　　　g　院级指挥官需与院外消防大队进行交接,告知受困人数、火场地点、起火原因,交接火场平面图、楼层所需的钥匙。

h 医务科主任接到医院总机火灾通知后,启动医务部医疗急救预案,立即赶往火灾大楼医疗救护集结点成立医疗评估急救组,接收被疏散的患者。对被疏散的患者开展评估,根据患者情况转移至相应科室(如急诊科、重症监护室等)。

i 护理部主任接到医院总机火灾通知后,立即赶往火灾大楼支援集结点,成立支援组,护理部主任为支援指挥官。

j 后勤保障部主任接到医院总机火灾通知后,立即指定搬运护工携带轮椅、平车等搬运工具赶往火灾大楼支援集结点,听从院级指挥官命令。电工间值班人员切断该区域供电系统;锅炉房值班人员切断该区域新风系统;氧气间值班人员切断该区域气体管路系统。

k 保安队长指挥保安设立安全警戒:为保证扑救火灾与疏散工作有序进行,对火灾现场内外采取安全警卫措施,设立警戒线,安排保安人员。保证消防车辆的行驶畅通,禁止一切车辆进入医院院内。对于在医院通道上的停车,应立即联系停车人及时开出医院。组织人员立即在医院大门外设岗并引导消防车辆进入。

l 院办主任在消控中心协助做好院内外通讯的畅通、广播相关信息及协调院内相关事务。

5.3 撤退准则

5.3.1 火灾发生时,科室人员应分发活性炭口罩给予工作人员或家属及患者,以备应急使用。

5.3.2 发生火灾的建筑物各楼层人员听到广播后,应立即关闭防火门,避免烟囱效应,且随时注意火灾情况,安抚病患情绪,并随时准备撤退。

5.3.3 火场上二楼下一楼,不派人支持,应立即安抚病患,并且准备撤离。

5.3.4 撤退准则采取先水平后垂直,往火场对角线撤离,协助患者远离起火点的原则。

5.3.5 当现场人力不足时,应立即通知院级指挥官派人支持。进入病室撤离完患者后,应将房门关闭,并做好记号,避免人员再次误入火场。

5.3.6 进行人员撤离时,对于有防火铁卷门的科室,应先下降一半,避免浓烟扩散,待人员全数撤出后,将其全部关闭。

5.3.7 人员撤离结束后,务必将火场防火门及安全门区隔关闭,阻隔火势蔓延。

5.4 灾后复原

5.4.1 火灾经扑灭后,各单位应立即进行灾损报告。

5.4.2 总务科动员人力清洁,指导保安支持灾区复原,并且提高警觉,防范不法分子出没。

5.4.3 院办协助火灾保险理赔等事项。

5.4.5 动力科针对受损危险建筑实施检查,查看水、电修护,如暂时无法修护,则应准备发电机及给水站等设备作为紧急水电供应。

5.4.6 医务科应该立即协助患者转院、转病房、联系后续照护等事宜。

5.4.7 受损区域的通信系统网络,应由后勤与信息科进行现场维修。

5.4.8 当出现本院无法进行抢救的情况时,应立即请消防队、公安局、当地卫计委来院支持,避免灾情扩大。

七、流　程

1. 火灾应急处理流程图如下。

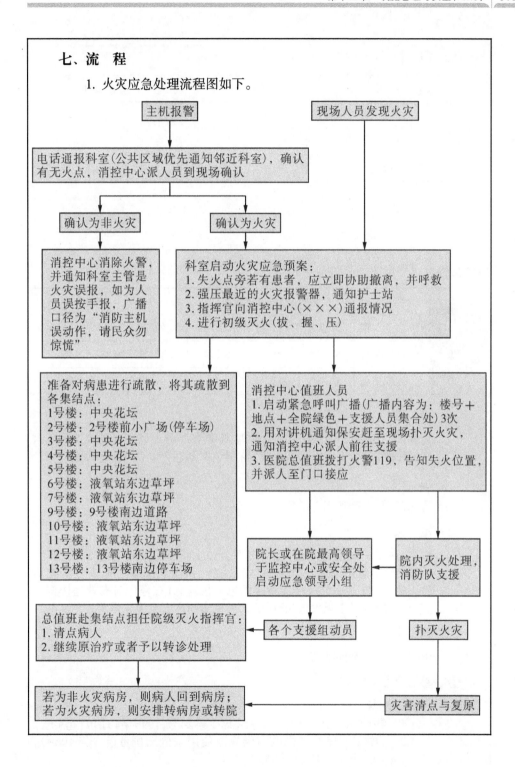

八、审　核

部　门		核准主管	核准日期
主　办	保卫科	主　任：	
		院　长：	
协　办	综合办公室	主　任：	

参考文件六：《停电突发事件应急预案》

类　别	全院制度-应急预案		编　号	N-1-10
名　称	停电突发事件应急预案		生效日期	20××-××-××
制定单位	×××	责任人	×××	修订日期	20××-××-××
定期更新	每一年	总页码	×	版　本	第×版

一、目　的

为保证对医院用电设备的有效管理,降低各类停电状况对医院工作所带来的影响,符合安全管理的要求,特制定本停电突发事件应急预案。

二、范　围

适用范围:全院各用电单位。

三、定　义

电力:医院一切动力来源,没有电力会使全院所有的用电设备及仪器无法运转,使医院无法正常开展医疗工作,甚至给患者生命安全带来威胁。因此,提供一个持续而稳定的电力供应,并在停电时高效地协调全院应对处理,对于减少损失,保证人员生命财产安全至关重要。

四、权　责

责任科室:后勤保障部。

五、参考文献

1. 法律法规

   1.1　《中华人民共和国电力法》,主席令第24号,1996年4月1日起实施。

   1.2　《中华人民共和国电力供应与使用条例》,国务院令第196号,1996年9月1日起实施。

2. 评鉴条文

　　1.1 《JCI医院评审标准》(第5版),FMS.6、FMS.9.2。

　　1.2 《三级综合医院评审标准实施细则》(2011版),第一章"坚持医院公益性"(四、应急管理)。

　　1.3 《三级综合医院评审标准实施细则》(2011版),第六章"医院服务"(八、后勤保障管理)6.8.2。

六、政　策

1. 确认10kV配电系统瞬间失压后处理

　　1.1 配电间工作人员首先确认0.4千伏主开关的工作状态,是否跳闸。

　　1.2 联络电力局并做好相关记录。

　　1.3 恢复供电,让电工修复因失压造成的电气故障。

　　1.4 医学装备部配合协调医疗仪器以及办公设备等的维护、调度。

2. 确认10千伏单路进线停电处理

　　2.1 医院10千伏进线单路进线停电,应迅速切换至另一路10千伏进线,联络电力局了解停电原因及停电时间,并做好相关记录。

　　2.2 通知上级主管及相关单位人员,停止大容量动力负荷供电。

　　2.3 配电间工作人员操作各配电间0.4千伏母联开关合闸,恢复供电。

　　2.4 根据医院实际用电状况,协调相关单位,适当投入动力用电负荷。

　　2.5 配电间工作人员记录停电原因及复电时间和操作过程,并向各级主管领导汇报。

3. 确认医院两路10千伏进线同时失压

　　3.1 确认医院两路10千伏进线同时失压,发电机完好(联系方式详见附件2.5《×××医院供电部门及用户应急联系汇总表》)。

　　　3.1.1 对于医院两路10千伏进线同时失压的情况,应先启动院内发电机,并联络电力局了解停电原因及停电时间,同时监测发电机的发电状态及柴油量使用情况。

　　　3.1.2 立即向各级主管汇报,说明停电情况。

　　　3.1.3 配电间工作人员一组立即启动发电机组,向急诊1楼、ICU、手术室、麻醉复苏室、病区重症病房、血透中心进行紧急供电。

　　　3.1.4 医务部、护理部协调医务人员妥善处理重症患者。医护人员的具体应对措施如下。

　　　　a 立即评估停电范围。如需照明的,则立即启用应急照明设备。

　　　　b 保证患者安全,医护人员迅速评估危重患者对电力的需要并提供应急措施。

　　　　　■ 就近转移需紧急处理的患者至有正常供电的区域。

　　　　　■ 对于应用呼吸机的患者,应给予呼吸皮囊支持。

　　　　　■ 对于应用血管活性药物等连续微泵给药的患者,应使用带蓄电池的微泵。

　　　　　■ 对于连续使用的设备,应启用蓄电功能或用替代品。

      c　检查各类医疗设备、仪器,并确认关机。

      d　联系综合服务中心(××××),并报修。

      e　医护人员开展停电应对措施,具体内容包括启动病房及监护室设备带等供电设施停电应急预案及病房及监护室大面积停电医护人员应急预案。

3.1.5　保卫科配合协助维护停电时医院区域现场秩序及支援运送重症患者等。

3.1.6　后勤保障部立即协调部署应急照明等物资的到位。

3.1.7　医学装备部配合协助医疗仪器的调度,维护支援及仪器供电设备检查处理。

3.1.8　动力部复电后详细记录停电原因及复电时间等,向各级主管汇报。

3.2　确认医院两路10千伏进线同时失压,两台发电机其中一台故障。

3.2.1　假设520千瓦发电机故障,1000千瓦发电机完好,操作程序详见附件2.4《发电机作业程序》。

3.2.2　假设1000千瓦发电机故障,520千瓦发电机完好,操作程序如下(详见附件2.4《发电机作业程序》)。

3.2.2.1　立即向各级主管汇报,说明停电情况。

3.2.2.2　配电间工作人员一组立即启动发电机组,向急诊1楼、ICU、手术室、麻醉复苏室、病区重症病房、血透中心进行紧急供电。

3.2.2.3　医务部、护理部协调医务人员妥善处理重症患者。医护人员具体应对措施如下。

      a　立即评估停电范围。如需照明的,则立即启用应急照明。

      b　保证患者安全,医护人员迅速评估危重患者对电力的需要并提供应急措施:

        ■　就近转移需紧急处理的患者至有正常供电的区域。

        ■　对于应用呼吸机的患者,应给予呼吸皮囊支持。

        ■　对于应用血管活性药物等连续微泵给药的患者,应使用带蓄电池的微泵。

        ■　对于连续使用的设备,应启用蓄电功能或用替代品。

      c　检查各类医疗设备、仪器,并确认关机。

      d　联系综合服务中心(××××),并报修。

      e　医护人员开展停电应对措施,具体内容包括启动病房及监护室设备带等供电设施停电医护人员应急预案,以及病房及监护室大面积停电医护人员应急预案。

3.2.2.4 保卫科配合协助维护停电时医院区域现场秩序及支援运送重症患者等。

3.2.2.5 后勤保障部立即协调部署应急照明等物资的到位。

3.2.2.6 医学装备部配合协助医疗仪器的调度,维护支援及仪器供电设备检查处理。

3.2.2.7 动力科复电后将停电原因及复电时间等详细记录后汇报各级主管。

3.3 确认医院两路10千伏进线同时失压,发电机故障(联系方式详见附件2.5《×××医院供电部门及用户应急联系汇总表》,发电车停靠位置见附件2.6《×××医院发电车停靠位置》)。

3.3.1 确认医院两路10千伏进线同时失压,紧急调配供电局发电车,并联络电力局以了解停电原因及停电时间,并积极向供电局电网调度中心进行调度求救,待发电车到达现场后,对接应急电源接口,向全院其他需紧急供电区域供电。

3.3.2 立即向各级主管汇报,说明停电情况。

3.3.3 配电间工作人员一组立即启动发电机组,向急诊1楼、ICU、手术室、麻醉复苏室、病区重症病房、血透中心进行紧急供电。

3.3.4 医务部、护理部协调医务人员妥善处理重症患者。医护人员具体应对措施如下。

a 立即评估停电范围。如需照明的,则立即启用应急照明。

b 保证患者安全,医护人员迅速评估危重患者对电力的需要并提供应急措施:

■ 就近转移需紧急处理的患者至有正常供电的区域。

■ 对于应用呼吸机的患者,应给呼吸皮囊支持。

■ 对于应用血管活性药物等连续微泵给药的患者,应使用带蓄电池的微泵。

■ 对于连续使用的设备,应启用蓄电功能或用替代品。

c 检查各类医疗设备、仪器,并确认关机。

d 联系综合服务中心(××××),并报修。

e 医护人员开展停电应对措施,具体内容包括启用病房及监护室设备带等供电设施停电医护人员应急预案,以及病房及监护室大面积停电医护人员应急预案。

3.3.5 保卫科配合协助维护停电时医院区域现场秩序及支援运送重症患者等。

3.3.6 后勤保障部立即协调部署应急照明等物资的到位。

3.3.7 医学装备部配合协助医疗仪器的调度,维护支援及仪器供电设备检查处理。

3.3.8 动力科复电后详细记录停电原因及复电时间等,并向各级主管汇报。

4. 注意事项

    4.1 全院各部门指定专门人员每季度检查科室所配备的应急照明灯电量是否充足,功能是否完好。

    4.2 当医院双路10千伏进线同时失压时,成立应急领导小组,统筹协调全院应对停电状况。

    4.3 当发电机在发电过程中,其贮存油料浮标低于1/3刻度时,应立即启动院外送油机制。

七、流　程

1. 诊间用电或病房设备带等供电设施停电应急预案流程图(第三类应急预案)如下。

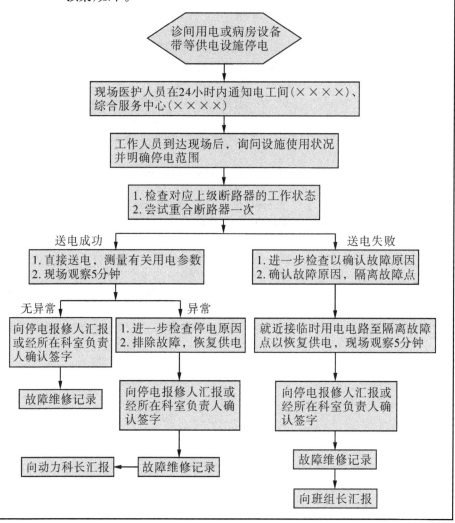

2. 楼层区域性停电应急预案流程图(第二类应急预案)如下。

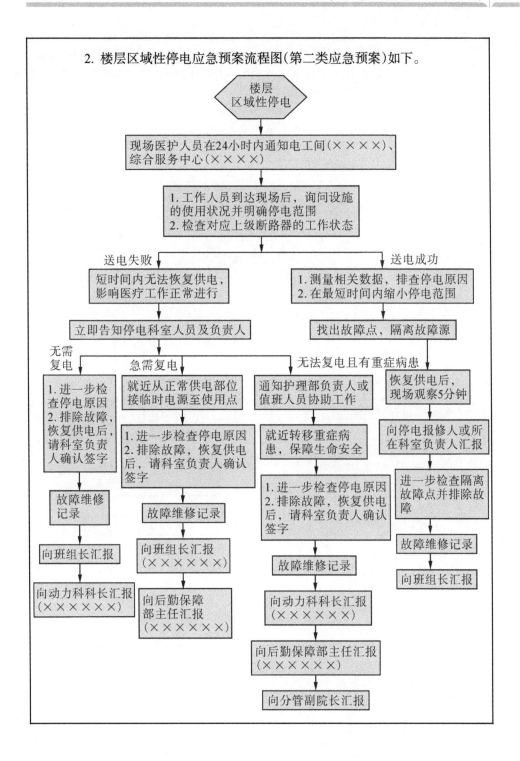

3. 医院大面积停电事件应急预案流程图(第一类、第二类应急预案)如下。

    3.1　医院大面积停电事件(10千伏进线瞬间失压)应急预案流程图(第二类应急预案)如下。

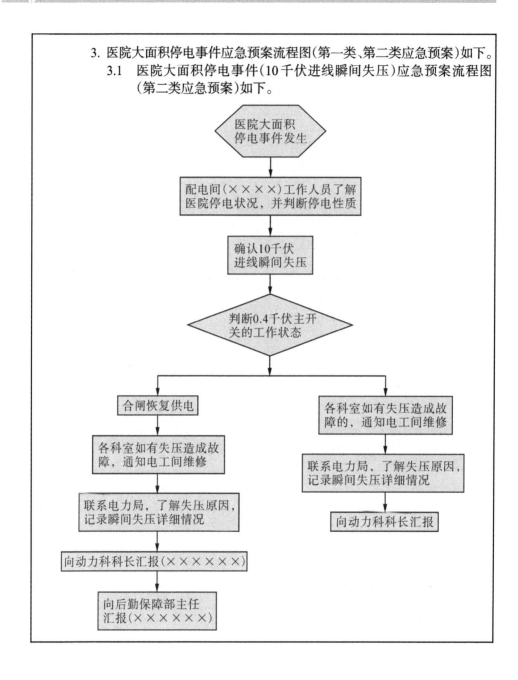

3.2 医院大面积停电事件(10千伏单线进线停电)应急预案流程图 (第二类应急预案)如下。

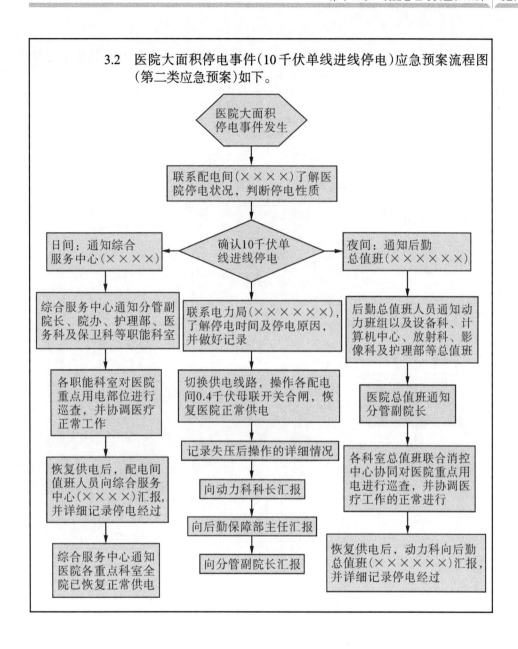

3.3 医院大面积停电事件(10千伏双路进线停电)应急预案流程图 (第一类应急预案)如下。

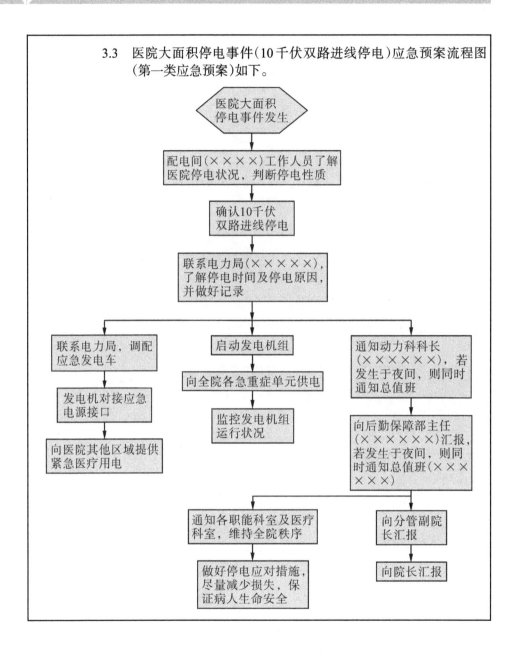

4. 电力局有预警的停电事件应急预案流程图如下。

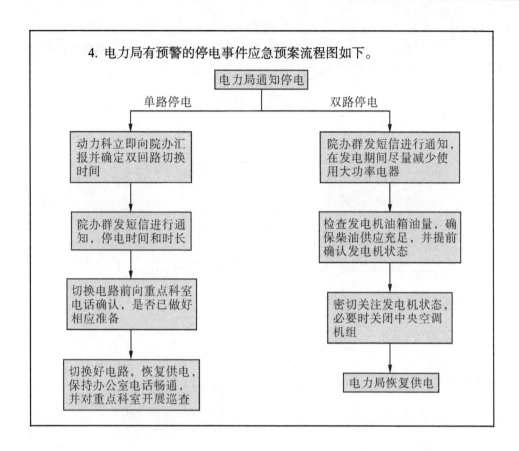

5. 病区、特殊医疗单位设备带等供电设施停电的应急预案流程图(第三类应急预案)如下。

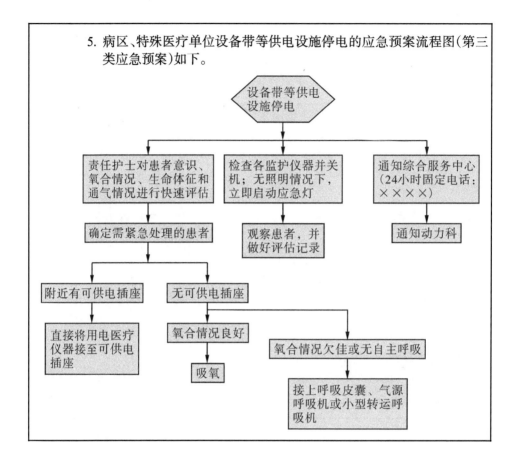

6. 病区、特殊医疗单位大面积停电医护人员应急预案流程图(第二类应急预案)如下。

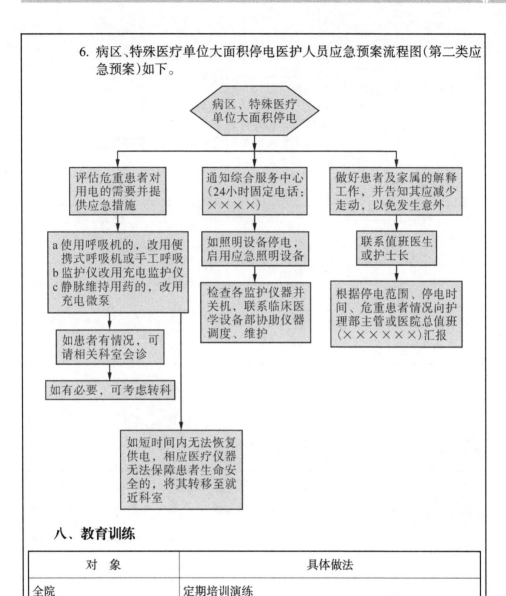

八、教育训练

对　象	具体做法
全院	定期培训演练

九、表单附件

1. 表　单

　　1.1　×××医院1000千瓦发电机组运行及试启动保养记录。

　　1.2　×××医院520千瓦发电机组运行及试启动保养记录。

　　1.3　×××医院柴油检查使用表。

　　1.4　×××医院停复电记录表。

2. 附　件

　　2.1　×××医院电力系统流程图。

2.2　×××医院自发电应急电源供电系统示意图。

2.3　电气作业安全程序。

2.4　发电机作业程序。

2.5　×××医院供电部门及用户应急联系汇总表。

2.6　×××医院发电车停靠位置。

2.7　×××医院大面积停电后须确保正常供电重要单元汇总。

2.8　停电应急演习剧本。

十、审　核

部　　门		核准主管	核准日期
主　办	后勤保障部	主　任：	
		院　长：	
协　办	1. 综合办公室	主　任：	
	2. 综合服务中心	主　任：	
	3. 医学装备部	主　任：	

参考文件七：《新发传染病应急预案》

类　别	全院制度-应急预案	编　号	N-1-08
名　称	新发传染病应急预案	生效日期	20××-××-××
制定单位	×××　责任人　×××	修订日期	20××-××-××
定期更新	每一年　总页码　×	版　本	第×版

一、目　的

为有效应对可能发生的新发传染病大流行，科学、规范、有序地开展新发传染病的医疗救治工作，最大限度地减少对公众健康和生命安全造成的危害。根据《中华人民共和国传染病防治法》《突发公共卫生事件应急条例》《突发公共卫生事件与传染病疫情监测信息报告管理办法》等法律法规和预案制定本预案。

二、范　围

适用于全院各科室员工在处理医院新发传染病疫情时的行动。

三、定　义

新发现的传染病:简称新发传染病,是指以前没有发现、近年来新确定的病原体引起的传染病。也有称其为新出现的传染病或新出现的感染病。

四、权　责

1. 本预案是由防保科负责,综合办、医务科和院感科协助制定的。
2. 在医院新发传染病处理过程中,全体员工必须无条件服从我院应急指挥部的调度和指挥,并及时报告和反馈相关的重要信息。
3. 网络直报人员须定期更换网络密码,不得泄露。
4. 首诊医生对新发传染病患者,不得拒绝接诊。针对发热患者,详细填写《发热门诊日志》等相关资料。
5. 导医、分诊护士应熟练掌握相关专业知识。
6. 每位员工必须接受新发传染病处理能力的培训,提高快速应对能力和技术水平,在发生新发传染病时,要服从医院统一指挥,积极开展应急处理工作。

五、参考文献

1. 法律法规
   1.1 《中华人民共和国传染病防治法》,主席令第19号,2004年12月1日实施。
   1.2 《突发公共卫生事件应急条例》,国务院令第376号,2003年5月9日实施。
   1.3 卫计委《国家突发公共卫生事件应急预案》,2006年2月26日发布。
   1.4 《突发公共卫生事件与传染病疫情监测信息报告管理办法》,卫生部令第37号,2003年11月7日实施。
2. 评鉴条文
   《JCI医院评审标准》(第5版),PCI.5、PCI.8.1。
3. 其他参考文献
   《医院隔离技术规范》,WS/T311—2009,2009年12月1日实施。

六、政　策

1. 组织管理
   1.1 应急指挥系统
       1.1.1 医院成立新发传染病应急指挥部、对外联络组、医疗救治组和后勤保障组。负责对医院内新发传染病应急处理的统一领导、统一指挥。
       1.1.2 医务部负责对新发传染病的管理,必要时根据不同的新发传染病,制定更为详细的预案及细则。
       1.1.3 各主管部门要注重互通讯息、互相支持、各司其职、协调一致地做好应急事件的管理工作。

1.2　各级机构的组成和职责

1.2.1　应急指挥部

a　总指挥:院长。

b　副总指挥:副书记、医疗副院长和后勤副院长。

c　成员:综合办主任、人力资源部部长、医务科科长、护理部主任、后勤保障部部长、院感科科长、防保科科长、信息科科长、门办主任、医学装备部部长、大内科主任、大外科主任、ICU 主任、急诊内科主任和急诊外科主任。

d　应急指挥部主要职责:

■　根据新发传染病的严重性决定是否启动本预案。

■　召集应急指挥系统人员迅速就位。

■　制定应急方案、措施,确定应急人员、物资、设备的来源、数量。

■　监督协调指挥部所属各小组的工作,确保应急工作高效、有序地开展。

■　及时上报应急处置的有关情况,配合有关部门进行调查、监测工作。

■　定期组织应急演练,确保事件发生后能够迅速开展应急救护工作。

■　做好院内感染的控制工作与现场的调查工作。

■　做好疫情的流行病学调查与灾后的疾病控制工作。

■　完成上级卫生行政部门交办的其他工作。

1.2.2　对外联络组

a　组长:综合办主任。

b　副组长:人力资源部部长。

c　成员:综合办副主任、信息科科长。

d　对外联络组职责:

■　负责指挥部做出决策的传达工作。

■　监督应急方案、措施和有关会议决定的落实情况。

■　负责应急工作进展的上下通报工作。

■　负责与上级部门的联络和接待工作。

■　协调其他部门参加应急工作的有关事项。

■　在指挥部统一布置下,做好信息沟通与宣传报道工作。

■　完成指挥部交办的其他事项。

1.2.3　医疗救治组

a　组长:医疗副院长。

b　副组长:医务科科长、护理部主任。

c　救治一组成员:

■　科主任:急诊内科、内一科、内二科、内三科、内四科、内五科、内六科、感染科、儿科和 ICU。

■　护士长：急诊科、内一科、内二科、内三科、内四科、内五科、内六科、感染科、儿科和ICU。

d　救治二组成员：

■　科主任：急诊外科、ICU、外一科、外二科、外三科、外四科、骨科、胸外科、眼科、耳鼻喉科、妇科、产科和麻醉科。

■　护士长：ICU、外一科、外二科、外三科、外四科、骨科、胸外科、眼科、耳鼻喉科、妇科、产科和手术室。

e　救治三组成员：放射科、检验科、特检科、病理科等科主任。

f　医疗救治组职责：

■　按照应急指挥部制定的应急方案、措施开展医疗救治工作。

■　负责事件应急人员、物资、设备的调配工作。

■　负责事件应急处置工作。

■　做好事件现场的安全与人员的情绪稳定工作。

■　协调有关部门开展应急处置、事件调查工作。

■　完成应急指挥部交办的其他事项。

1.2.4　后勤保障组

a　组长：后勤副院长。

b　副组长：药剂科主任、后勤保障部部长、医学装备部部长、财务科科长。

c　成员：药剂科副主任、总务科副科长和财务科副科长。

d　后勤保障组职责：

■　保证应急物资、设备的日常最低储备。

■　事件发生后，按照指挥部的决定，组织调集应急物资和设备。

■　做好应急医疗救护人员及患者的生活后勤保障工作。

■　负责购买、归还临时调用的物资、设备。

■　财务部门做好预算，及时上报指挥部，并与政府财政部门密切沟通，争取政府财政拨款，确保疫情控制和患者救治的经费需要。

2. 完善设置

2.1　发热门诊的设置

2.1.1　发热门诊的业务管理由感染科负责、行政管理纳入医务科、门诊办公室统一管理。发热门诊医生需严格遵守纪律，坚持在岗。

2.1.2　由院感科负责指导落实发热门诊的消毒隔离设置，规范化建设以及开展医护人员防护的工作。

2.1.3　发热门诊设置隔离留观室，保证隔离设施及救治设备的完好，确保需要时能随时使用。

2.2　预检分诊点的设置

2.2.1　预检分诊点设置在门诊大厅服务台,由门诊办公室负责安排人员以及落实工作。

2.2.2　预检分诊点设立红外线测温仪,监测来院患者及访客体温,对测温≥38℃,有流行病学史的患者从外围(有明显的指示路线标识)→感染楼发热门诊→就诊;疑似传染病→发热门诊留观病房(呼吸道传染病或原因未明的高热患者)诊治,排查后→相关科室;确诊后→感染楼负压病房。

2.3　落实救护转运

严格按照卫生部的规范要求,落实数量足够的符合隔离条件的"120"专用救护车,负责接诊、转送新发传染病患者。

2.3.1　医院落实一辆救护车作为疑似病例和确诊病例的转运工作。

2.3.2　转运工作的司机由车队负责安排,转运工作的医护人员由感染科负责安排。

2.3.3　院感科负责指导救护车的消毒工作以及转运工作人员防护措施的落实。

2.3.4　一旦接到上级部门下达的任务,由医务部负责调配感染科、院感科以及车队的工作。

3. 应急处置

3.1　就地隔离,尽早报告,明确诊断,及时转送。

3.1.1　发热门诊如发现有流行病学史的发热患者,经确认符合监测定义条件的病例,应做好有关记录,立即上报医院专家组及防保科(内线×××),同时在院内网填写传染病报告卡。医院专家组会诊后认为属于监测病例的,则由防保科在24小时内进行网络直报。

3.1.2　如经县专家组会诊后发现为新发传染病疑似病例或确诊病例的,则立即报告防保科(内线×××),防保科应当于2小时内进行网络直报。同时向县疾病预防控制中心报告。

3.1.3　原则上确诊为轻症病例的,应就地治疗;确诊为重症病例的,则经县、市专家组会诊后确认,然后派专门救护车负责转院集中治疗。

3.1.4　在新发传染病暴发、流行期间,对于重大灾情,应当坚持日报告制度和零报告制度。

3.2　定点收治,积极抢救,妥善处置,严格管理。

3.2.1　得到有患者需要收治的信息后,根据患者的诊断类别及病情状况立即安排相应的病区来收治患者,做好救治的一切准备工作。

3.2.2　实行先收治、后结算的办法。不得以费用为由拒收患者。

3.2.3　及时采取积极措施救治患者,减少并发症,严防因医疗不当引起死亡病例的发生;对重症患者的抢救,医院要及时进行技术力量调配,必要时通过县卫计委请上一级专家组成员会诊,努力降低病死率。

3.2.4　收治新发传染病患者后,诊治医生应将患者基本病情向防保科每日上报一次,如遇病情突变或死亡等应即时上报。由防保科负责将有关信息上报县卫计委。

3.2.5　诊疗原则及治疗方案:新发传染病的临床诊断、分类处理原则、治疗,应根据国家卫计委动态发布的最新标准不断调整。

3.2.6　严格按照国家卫计委传染病防控要求,做好人员消毒、空气消毒、物品消毒,做好患者污染物的消毒处理,注意环境卫生和医务人员的个人防护。对病死的尸体,按生物安全要求做好取样检测,并严格做好终末消毒,尸体就近火化。

3.3　病房腾空计划。

3.3.1　如出现集中暴发疫情的,则需住院治疗,首先考虑将其收住至感染科负压隔离病区,不够则再腾空感染科病房进行救治。若为感染科的消化系统患者,则将其分流至消化内科;若为呼吸系统患者,则将其分流至呼吸内科;若为小儿科传染病的,则将其分流至儿科。

3.3.2　如感染科病房不够使用,则再腾空内六科病房使用。

3.4　启动Ⅲ、Ⅳ级疫情预案,在感染楼西南面空地10米范围处设置相对隔离警戒。按照预案要求,做好收治患者各项准备工作,准备隔离病房、备足相关专业医护人员待命。后勤保障部按照预案要求,与供应部门保持密切联系,保证医疗物资得到足够供应。

3.5　Ⅱ级疫情预案启动。

3.5.1　隔离区域划分:

a　感染楼西南面空地10米范围处设置相对隔离警戒。

b　感染楼西南门作为发热门诊入口,内设有发热候诊厅、诊室、留观室、抢救室、化验室、拍片室、心电图室、B超室、药房等完善的设施。将密切接触者或疑似患者收治至4楼负压病房以进行相对隔离观察;将确诊患者收治至4楼负压病房以进行绝对隔离救治。

3.5.2　根据疫情的发展情况,感染楼可逐步减少收治普通感染患者,根据传染病患者的收治例数,可将普通感染患者逐层往下撤。

3.5.3　电梯(发热专用电梯口作为相对隔离区):

a　发热专用电梯只停1楼和4楼,2楼和3楼不停。

b　污物电梯为隔离患者污物、尸体的专用污梯。

c　设一固定专梯为运送医护人员、隔离用品、食品等的专用通道。

d　普通感染患者不经过发热门诊,有电梯将其送至2楼和3楼。

3.5.4 每天向县卫计委、应急办、CDC汇报(医务部、防保科节假日由行政总值班负责;网络直报由防保科负责)患者出入院情况、救治病例数和危重患者病情。

3.5.5 医务部、护理部、医学装备部、后勤保障组等相关职能部门,负责各医院间医护人员和病床协调、患者收治、危重症专家会诊、抢救、治疗方案调整等各项工作。

3.6 Ⅰ级疫情预案启动。

3.6.1 感染楼西南面空地15米范围处设置相对隔离警戒。

3.6.2 发热门诊入口设在感染楼西南门,其大厅为发热候诊室,设三间发热诊室,一间抢救室,一间化验室,一间留观室,一间X线拍片室,一间心电图室,一间B超室,一间药房及一间输液室。

3.6.3 接送上级医院患者,由专用救护车从感染楼发热门诊西南门出入。

3.6.4 对于隔离区工作人员、隔离用品,应走员工电梯;对于隔离患者、污物、尸体,应走污梯,将发热专用电梯口作为相对隔离区。普通感染患者从感染楼住院门厅经病患电梯到达2楼或3楼病区。

3.6.5 将密切接触者或疑似患者收治至4楼负压病房以进行相对隔离观察;将确诊患者收治至4楼负压病房以进行绝对隔离救治,工作人员住5楼。

3.6.6 感染楼进一步减少收治普通感染患者,普通感染患者根据传染病患者的收治例数,逐层往下撤。收治传染病22人以上,感染楼即停止收治普通感染患者。

3.6.7 在传染病疫情流行期间,如果出现突发情况,例如,短时间内医院涌入大量类似、相同症状传染病患者,医院立即向县卫计委汇报,由县卫计委统一调配患者转院、诊治;在县卫计委还没有下指令前,可以临时在感染楼北侧停车场安置患者。

3.7 加强医疗废物(污水)管理(详见《医疗废物处理感染管制规程》),增加氯制剂投放量及余氯含量的监测(每天三次)。

3.8 个人防护:根据传染病的传播途径的不同采取相应的隔离、预防措施。

3.8.1 对于空气、飞沫传播的传染病患者,在标准预防的基础上,执行下列措施。

a 无条件收治时,应尽快转送至有条件收治的呼吸道传染病的医疗机构进行收治。

b 当患者病情允许时,应戴外科口罩,定期更换,并限制其活动范围。

c 应严格进行空气消毒(三氧消毒机、紫外线)。

    d 通过空气传播的疾病如 SARS、人感染高致病性禽流感、肺结核、麻疹、水痘等患者,应被收入负压病房隔离治疗。百日咳、白喉、流行性感冒、病毒性腮腺炎、流行性脑脊髓膜炎等患者,可被收入一般的隔离病房诊治。虽然没有可用的负压病房,但患者又需要负压病房隔离时,暂时将患者单间隔离。

    e 对于疑似传染病患者,应将其安置在单人隔离房间;对于确诊为同种病原体传染患者的,可多人房间隔离。

    f 应严格按照区域流程,在不同的区域,穿戴不同的防护用品,离开时按要求摘脱,并正确处理。

    g 为患者进行吸痰、气管切开、气管插管等操作,可能被患者的分泌物及体内物质喷溅的诊疗护理工作前,应戴防护面罩或全面型呼吸防护器,每次使用后应清洁与消毒。

    h 正确穿戴隔离衣、防护服。

    i 进入隔离区的医护人员,应佩戴医用防护口罩。

    j 当接触患者及其血液、体液、分泌物、排泄物等物质时,应戴手套;手上有伤口时,应戴双层手套。

    k 穿防水胶鞋或穿防水鞋套,并及时更换。

  3.8.2 经接触传播的传染病患者,在标准预防的基础上,应执行下列措施。

    a 安置好患者,单间隔离或同种病原体感染的,同室隔离。

    b 做好手部卫生,严格遵循手卫生指征。

    c 近距离操作如吸痰、插管等,须戴防护镜或防护面罩。

    f 开展可能污染工作服的操作时,应穿隔离衣。

    g 接触人体的仪器设备在使用后,应进行消毒处理(根据不同要求采取相应的消毒方法)。

    h 对物表、地面每天定期擦拭消毒,擦拭用抹布用后要消毒。

    i 床单位应进行终末消毒(床单位消毒机)。

  3.8.3 其他传播途径疾病的隔离与预防,应根据疾病的特性,采取相应的隔离与防护措施(详见附件1.2《常见传染病传染源、传播途径及隔离预防》)。

 3.9 检验科的安全管理详见《检验科的感染管理制度》。

 3.10 空调系统消毒详见总务工程部相关文件。

4. 加强院内感染的管理

 4.1 根据《医院感染管理规范(试行)》的医院感染管理的有关要求,高度重视院内交叉感染的防范工作。

　　4.2　由院感科负责院内感染的控制措施的落实和监督,强化教育培训,提高工作人员的自身防护意识,严守操作规程;要向工作人员提供必要的符合要求的防护用品和设施,包括防护服、防护眼镜、防护口罩等,配备喷雾器等消毒设备;要加强对重点科室、重点场所的空气消毒,以及对患者污染物、排泄物的消毒处理,杜绝新发传染病污染物外泄。在诊治传染病时,要严格做好患者转运过程中工作人员的自身防护工作。

七、流　程

　　1. 新发传染病患者诊治流程图如下。

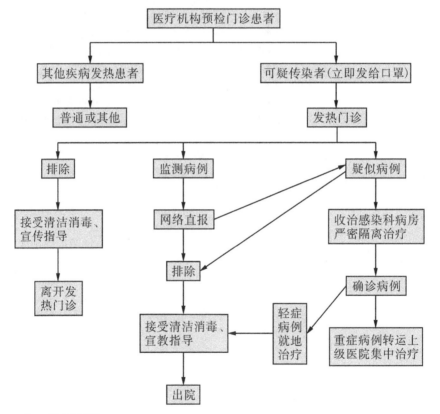

八、教育训练

对　象	具体做法
1. 新进人员	岗前培训一次
2. 在职人员	医务人员每人每年接受培训一次

九、表单附件

1. 附 件
   1.1 国家突发公共卫生事件分级标准。
   1.2 常见传染病传染源、传播途径及隔离预防。
   1.3 新发传染病应急指挥系统名单和联系电话。

十、审 核

部 门		核准主管	核准日期
主 办	防保科	主 任:	
		院 长:	
协 办	1. 医务部	主 任:	
	2. 院感科	主 任:	
	3. 综合办	副主任:	

参考文件八:《急诊科大量伤员应急预案》

类 别	全院制度-应急预案	编 号	N-1-18
名 称	急诊科大量伤员应急预案	生效日期	20××-××-××
制定单位	×××	责任人	×××	修订日期	20××-××-××
定期更新	每一年	总页码	×	版 本	第×版

一、目 的

1. 确保提高同仁对紧急灾害及大量伤患患者的应变能力,以达到安全防护的效果。
2. 善用组织分工及人力总动员,将患者适时疏散,以发挥团队精神,提升紧急救护的效率,减低不必要的人员伤亡与财物损失。

二、范 围

适用范围:凡本院有15人以上伤患的个案进入急诊求医,由急诊发出广播(全院333)讯息时。

三、定　义

急诊科大量伤员：单一事故、灾害发生并导致人数达15人以上，如大车祸、火灾、食物中毒、毒化学品泄漏等伤员一起进入急诊求医，由急诊科主任或当班主治医生认同此状态，须全院动员救灾。

四、权　责

1. 本预案由急诊科负责。
2. 本预案由急诊科主任负责制定。

五、参考文件

1. 法律法规
《急诊科建设与管理指南（试行）》，卫医政发〔2009〕第50号，2009年5月25日起实施。
2. 评鉴条文
《JCI医院评审标准》（第5版），FMS.6。
3. 参考文献
《急危重症护理学》（第3版），2012年出版。

六、政　策

1. 医院120调度中心接到事件发生报告后，立即电话联系急诊分诊台（×××）告知事件的种类、地点、人数（总人数和重者伤员人数）和预定到达时间。
2. 分诊人员接到电话后，立即通知当班医生及护士长，由当班医生或急诊科主任确认是否通知总机广播（急诊333）；护士长立即通知医务科主管（正常工作时间段：医务科；非正常工作时间段或夜间：总值班）。并开通绿色通道（附件1.7《×××医院绿色通道申请表和承诺书》）。
3. 当全院广播紧急灾害大量伤患时（急诊333），全院各单位进入准备状态，由医院医务科科长担任总指挥，急诊现场成立总指挥中心，由急诊科主任担任现场指挥官。
4. 急诊组长指示急诊护士依《×××医院急诊科大量伤员支援区域平面图》，紧急布置大量伤员各救护区域。
   4.1　检伤分类各区：依据《急诊大量伤员检伤作业标准规范》，执行伤患检伤分组。
   4.2　A区（抢救A区）：放置检伤1级患者（红牌）。
   4.3　B区（抢救B区）：放置检伤2级的患者（黄牌）。
   4.4　C区（诊间区）：放置检伤3级的患者（绿牌）。
   4.5　临时停尸房：放置0级死亡患者（黑牌）
   4.6　抢救大厅西出口处：成立临时总指挥台。
   4.7　分诊大厅中央：为"急诊333"支援人员临时集合处。
   4.8　分诊台：患者进入医院的主要入口，分诊人员登记和分流处。事件处理后则为询问台。

4.9　急诊抢救护士站:为紧急支援物资送达处。

4.10　联络中心:负责转诊医院联络、协调救护车调度、准备转送患者、患者的转送交班。

4.11　安保人员:管理好急诊入口、化验侧入口、急诊外科入口,以及放射向急诊方向入口。

5. 各组支援人员到达急诊后在集结区报到,依指挥人员安排到各责任区(附件1.2《大量伤员医务人员支援人力配置》)本院救治团队区分救治一组及二组,一组为内科、二组为外科,依据事件情况进行人力集结。如为综合性灾害,则同时启动两组。

　　5.1　现场指挥官指派检伤人员(一名医生和一名护士),各区域(A、B、C区)救护组组长,每区各一名组长,一般让急诊科医生担任。

　　5.2　各组人员依大量伤患救护工作内容(急诊抢救制度)执行工作。

　　5.3　安保人员:管理好急诊入口、化验侧入口、急诊外科入口,以及放射科向急诊方向入口,维持抢救秩序。

6. 支援物品:根据伤员病情所需,护士长迅速通知相关科室按清单将所需物资和药物供给(附件1.3《×××医院群体伤员应急物资供应清单》)。

　　6.1　供应中心负责将所需各种消毒包送至急诊抢救大厅护士站。

　　6.2　后勤物资如被、枕、毛巾等由总务仓库人员送至急诊抢救大厅护士站。

　　6.3　一次性耗材由材料仓库人员送至急诊抢救大厅护士站。

　　6.4　急诊药房将A、B区需用药物送至急诊抢救大厅护士站。

　　6.5　医学装备部将应急设备送至急诊抢救大厅护士站。

7. 当伤患到达时:

　　7.1　检伤人员依据大量伤患检伤作业标准规范,依据患者通气状况、循环状况、意识状况做检伤分类,在左手腕戴上有级别分色的手圈。

　　7.2　当大量伤员来院时,取临时姓名如1001、1002……(附件1.4《×××医院批量伤员登记表》),由分诊人员给予挂号并充入预额款数值。

　　7.3　诊治医生迅速完成急诊病历书写,护士完成重病护理记录单和费用清单摘要。

　　7.4　现场指挥官根据病情迅速分流患者,专科收住专科病区,紧急手术患者送至手术室,重危患者收入ICU,轻症患者收入留观病区,必要时开放急诊三楼原外科留观病房。

　　7.5　急诊工作稳定时,支援人员与急诊科人员进行交接,由急诊医务人员接手处理患者。

　　7.6　救护结束时,各护士填写《×××医院群体伤患者信息登记一览表》(附件1.5),交急诊分诊人员或护士长。

　　7.7　抢救结束后,由护士长填写《×××医院重大事项请示报告记录表》(附件1.6),将表单交医务科签字确认,并保存在急诊科。分诊人员将所有伤员信息录入电脑,传至医务科。分诊台临时为咨询台,可供家属进行查询。

7.8 如遇化学有害物质中毒引发的灾害事故,同时迅速上报防保科,以获取相应防护用品及指导,并严照《急诊毒化灾伤员应变作业规范》做好职业防护。

7.9 如急诊无法接待再次大批量伤员,现场指挥员及时向院领导上报,做必要的转院分流治疗。

7.10 整理单元,补充所用物品,恢复急诊正常工作程序。

七、表单附件

1. 附 件

1.1 ×××医院急诊科大量伤员支援区域平面图。

1.2 大量伤员医务人员支援人力配置。

1.3 ×××医院群体伤员应急物资供应清单。

1.4 ×××医院批量伤员登记表。

1.5 ×××医院群体伤患者信息登记一览表。

1.6 ×××医院重大事项请示报告记录表。

1.7 ×××医院绿色通道申请表和承诺书。

八、教育训练

对 象	具体做法
1. 急诊新进人员	科室岗前培训本制度内容
2. 急诊在职人员	网上自学每条新制度和修订制度
3. 全院支援人员	应急演练每年二次

九、审 核

部 门		核准主管	核准日期
主 办	急诊科	主 任:	
		护士长:	
		院 长:	
协 办	1. 医务科	主 任:	
	2. 护理部	主 任:	

参考文件九:《有害物质泄漏应急预案》

<table>
<tr><td rowspan="4"></td><td>类　别</td><td>全院制度-后勤保障</td><td>编　号</td><td>K-1-09</td></tr>
<tr><td>名　称</td><td>有害物质泄漏应急预案</td><td>生效日期</td><td>20××-××-××</td></tr>
<tr><td>制定单位</td><td>×××　责任人　×××</td><td>修订日期</td><td>20××-××-××</td></tr>
<tr><td>定期更新</td><td>每一年　总页码　×</td><td>版　本</td><td>第×版</td></tr>
</table>

一、目　的

院内各作业场所因业务需求而操作各种有害物质,为保证本院员工能正确处置各项有害物质泄漏危害并做好预防工作,特制定《有害物质泄漏应急预案》,以避免有害物质泄漏时的接触危害,从而保障相关从业人员的健康。

二、范　围

适用范围:全体员工。

三、定　义

1. 有害物质和废弃物:依据世界卫生组织(WHO)及联合国废弃物管理条例,将有害物质和废弃物分为以下类别。

   1.1 危险化学品:具有毒害、腐蚀、爆炸、燃烧、助燃等性质,对人体、设施、环境具有危害的剧毒化学品和其他化学品。

   1.2 传染性废弃物、病理性和解剖性废弃物、有害的制药废弃物、有害的化学废弃物、含有大量重金属的废弃物、增压容器、尖锐物品、高传染性的废弃物、基因毒性/细胞毒性废弃物、放射性废弃物。

   1.3 高危险药品:药理作用显著且迅速、易危害人体的药品,包括高浓度电解质制剂、肌肉松弛剂及细胞毒化药品等。如10%氯化钾注射液,100mL或更大体积的灭菌注射用水等。

   1.4 游离辐射、放射性物质、可能发生游离辐射设备、放射性废弃物和辐射源。

   1.5 事业性废弃物。

四、权　责

1. 本制度由防保科负责制定。
2. 本制度由防保科、后勤保障部、医学装备部、保卫科等部门协同监管。

五、参考文献

1. 法律法规

   1.1 《危险化学品安全管理条例》,国务院令第591号,2011年12月1日起实施。

   1.2 《医疗废物管理条例》,国务院令第380号,2008年6月16日颁布。

   1.3 《医疗机构药事管理规定》,卫医政发〔2011〕第11号,2011年3月1日起实施。

1.4 《放射诊疗管理规定》,卫生部令第46号,2006年3月1日起实施。

1.5 《放射性同位素与射线装置放射防护条例》,国务院令第449号,2005年8月31日发布,2005年12月1日起实施。

1.6 《中华人民共和国职业病防治法》,主席令第52号,2011年12月31日起实施。

2. 评鉴条文

1.1 《JCI医院评审标准》(第5版),FMS.5.1。

1.2 《三级综合医院评审标准实施细则》(2011版),第六章"医院服务"(八、后勤保障管理)6.8.7.3。

六、政　策

1. 泄漏处理套件与紧急冲淋设备

1.1 清理有害物质泄漏和暴露程序所需的设备。

1.1.1 各个存放有害物质区域均配置简易化学品泄漏防护包(溢出包),做初步隔离,防护措施包含如下。

品　项	单　位	品　项	单　位
防护口罩	1个	防护帽	1个
乳胶手套	2双	防护鞋套	1双
防护衣	1件	标有骷髅头标记的红色垃圾袋	1个
护目镜	1副	警示标语牌	1个
塑料背面的垫子(防水不织布)	2张	吸水纸	2包
吸水海绵条	7根		

1.1.2 特殊区域:检验科、病理科、胃镜室、消毒供应室、污水处理室等区域除了上述一般性隔离装备外,另需根据危害物质种类,放置下列处理工具。

a 防毒面具。

b ABEK全效滤毒罐。

c 防酸碱手套。

d 化灾防护靴。

e 特殊防护衣。

1.2 为确保员工在工作场所,不受各种有害物质所产生的有害因子的影响,检验科、病理科、供应室、静脉配置中心、垃圾回收场等部门皆有设置紧急冲淋洗眼设备;在内镜中心、ICU、血透室、手术室和一些有甲醛及化疗药物使用部门,皆有设置洗眼设备。相关设备如下(附件2.3《全院紧急冲淋、洗眼设备清单》)。

1.2.1 紧急冲淋洗眼设备。

1.2.2 紧急洗眼设备。

2. 泄漏处理程序

2.1 有害物质发生泄漏的处理要求如下。

2.1.1 各项有害物质泄漏处理程序：

a 限制人员进入,直到外溢处完全清理干净为止。

b 确认是由受过训练的人员负责清理工作。

c 穿戴个人防护装备。未穿戴防护装备及衣物者,禁止进入泄漏区,直到外泄清理完毕。

d 对泄漏区通风换气并且移开所有引燃源。在安全许可的情形下,设法阻止或减少溢漏。

e 科室发生泄漏时,在处理的同时,应通报防保科;若需要设备协助时,则由防保科立即调配;若防保科设备无法调配的,则应通知县环保局或相应厂商到院处理。

2.1.2 液体泄漏:少量泄漏可用吸水纸,立即拾起倾倒的化学药品容器,避免持续泄漏,量多时先取出吸水海绵条,把泼洒区域围起来,再用吸水纸围住泄漏的化学液体,避免扩散,直到完全吸收为止,将吸满化学液体的吸水纸放在防水织布上,包拢后装入印有骷髅头标记的红色垃圾袋里,将化疗药品丢入基因毒性垃圾桶,如为可燃液体或毒性液体,请丢弃至相应垃圾桶。

2.1.3 气体泄漏:气体依性质可分成惰性气体/窒息性气体、氧化性气体、可燃性气体、腐蚀性气体及毒性气体。若发生泄漏,则人员必须立即撤离,并且停止使用泄漏的气体,立即进行通风。若钢瓶泄漏无法止漏时,则将钢瓶搬至有局部排气装置处,加以修补或泄空。除非已关闭泄漏且完成换气动作,否则对未正确穿戴防护具的人员,将禁止其进入。

2.1.4 粉末泼洒:若在作业中发生粉末泼洒,须小心避免吸入或食入,清理时戴上适当的防护具,以干布擦拭或刮版收集后处理。

2.1.5 紧急事故通报:

a 通报内容:《有害物质泄漏通报表》。

b 通报方式:

■ 向防保科呈报《有害物质泄漏通报表》,并且按院内不良事件上报系统办理通报。防保科电话:内线×××;虚拟网×××。

■ 防保科接到化学物质泄漏报告后,应指导工作人员立即穿戴防护用具进行处理,此外,依序通知单位主管、行政总值班及保卫科,由保卫科进行全院广播。

■ 如防保科确认医院无法处理该类情况,应立即通知县消防大队、环保局及相关厂商到院处理。消防大队电话:119;环保局电话:×××。

■ 灾害处理结束后,应由防保科及使用单位召开回顾会议,并且立即组织灾后复原工作。

2.2 本院常用有害物质泄漏的处理方法如下。

2.2.1 甲醛(浓度低于25%的福尔马林)的紧急处置:请参照《甲醛泄漏处理程序》。

2.2.2 液氧泄漏处理流程:

a 关闭所有在此区域内运转设备的引擎,并管制所有车辆进入此区域,设有明显的标志和警示牌。

b 不要靠近蒸气云,并且指示所有人员不要靠近蒸气云。如果人员已在蒸气中或曾受蒸气暴露过,至少在半小时内不可靠近任何高热源或明火,严禁吸烟,并可打开衣服散热或更衣。

c 如果蒸气云漂游向仪器或主压机的通风口时,应立即停机。

d 如果控制室或其他被包围地区,受高氧空气感染,应停止机器运转,室内氧浓度不超过23%。但如果氧气蒸气已呈饱和状态时,不可试图停机,应将其撤离此区域,并且不要操作任何设备,因为可能产生火源。

e 如果蒸气云漂游向冷却水塔,必须停止机器运转,保持水泵浦的操作,此可依据负载、周围温度、风扇停止所维持的时间,视需要而停机。

f 如果液氧流窜至碎石面,应禁止任何人员或车辆经过,直到受影响区域的液氧已被清除。万一大量泄漏渗入地下,可能尚会存留数天,应设明显的标志和警示牌。

g 详细资料可参阅液氧物质安全资料表。

2.2.3 煤气泄漏请参照《煤气泄漏应变处理程序》。

2.2.4 环氧乙烷救灾方式及灾后处理程序请参照《环氧乙烷泄漏处理程序》。

2.2.5 酒精(乙醇)泄漏处理程序:

a 疏散人群离开危险区域并避免人员进入。

b 危害区内禁止明火、抽烟与火焰,避免引起火灾。

c 在安全的情况下,停止酒精的持续泄漏。

d 喷水以减少蒸气,并避免泄漏物流入下水道,引起火灾和爆炸。

e 小量泄漏:以沙、不燃性吸收物吸收,然后以水冲洗该泄漏区域。若喷溅到皮肤或衣物上,应以大量清水或肥皂水冲洗;若眼睛受到暴露时,应将眼睑一并翻起,以大量清水小心冲洗15分钟以上,并且立即就医。详细资料可参阅乙醇(酒精)物质安全资料表。

2.2.6 化疗药品泄漏处理:相关处理作业标准规范如下。

a 化疗药物管理制度。

　　　　　　　　b　化学治疗药物泼洒处理作业标准规范。

　　　　　　　　c　废弃物管理制度。

　　　　2.2.7　放射性物质管理规范依据放射防护管理制度。

七、表单附件

　　1. 表单:有害物质泄漏通报表。

　　2. 附件

　　　2.1　废弃物管理制度。

　　　2.2　放射防护管理制度。

　　　2.3　全院紧急冲淋、洗眼设备清单。

八、审　核

部　　门		核准主管	核准日期
主　办	防保科	科　长:	
		院　长:	
协　办	1. 保卫科	主　任:	
	2. 后勤保障部	主　任:	

参考文件十:《台风应急预案》

	类　　别	全院制度-应急预案		编　　号	N-1-09
	名　　称	台风应急预案		生效日期	20××-××-××
	制定单位	×××	责任人　×××	修订日期	20××-××-××
	定期更新	每一年	总页码　×	版　　本	第×版

一、目　的

　　为了有效应对台风对本院造成的影响,尽量减少台风所造成的各项损失,特制定本预案。

二、范　围

　　适用范围:全院范围。

三、定　义

　　无。

四、权 责

本预案由后勤保障部制定。

五、作业内容

1. 台风来临之前

    1.1 后勤保障工作内容

        1.1.1 全部防台风物资均要采购到位(临床科室常规备有应急灯、电筒等照明用物,定期检查,保持完好状态);将足量沙袋放置于容易积水淹没处。

        1.1.2 全院屋顶和地下室排水沟渠必须检查清扫,防止下水管道堵塞。

        1.1.3 检查及确保全院广告牌灯箱标识牌等加固完毕;检查及确保全部集水井排污泵运行情况良好;确保院内花园沿路树木加固完好。

        1.1.4 联系保卫科协助空出部分停车位,防止树木倒塌损伤车辆并作为抗台风应急空间使用。

        1.1.5 总务科应派人巡视医院各处建筑有无安全隐患,并根据需要进行修缮。

        1.1.6 以全院广播的形式通知各科室,要求各科室做好相关准备;同时群发短信进行温馨提示。

        1.1.7 确定指挥成员,以及各应急小组人员名单,加派值班人数,明确各科室的责任。

            a 应预防台风引起的外围停电状况的发生,应提前测试发电机,并储备足够柴油;电工房执行安排24小时值班制度,值班手机保持24小时开通,动力科科长、电工负责人应在配电房现场指挥(包括外包维修服务单位的应急协调),保障电力供应。

            b 液氧站负责人负责医院所有医用气体的正常供应和紧急调配。

            c 锅炉间班负责人负责蒸汽的供给。

            d 保卫科负责加强各院内病区的巡视。

            e 保洁公司负责应急保洁,同时加派电梯司机值班人员,负责电梯的安全运行和应急调配。

2. 台风过程中

    2.1 动力科值班人员,要巡视配电间状况,确认门窗是否关好;尤其是要关注台风过程中,强烈降水对西配电房的影响(要每隔半小时巡查一次,看排水口是否通畅,是否需要紧急使用沙袋,是否需要紧急水泵抽水)。

    2.2 保卫科要加强巡逻,同时注意防火、防汛、防盗。

    2.3 各临床科室要加强巡视病房,安抚患者。

    2.4   各小组保持手机畅通,接受现场总指挥的统一调配;同时各小组发现问题要及时向上级领导汇报。(应急小组编组与分工计划,以及组织架构详情参考《×××医院紧急应变处理规范》。)

  3. 台风结束后

应有专人统计损失,对防台风工作进行总结汇报,对下次抗台风工作提供宝贵的工作经验。

六、教育训练

对　象	具体做法
动力科	定期教育

七、审　核

部　门		核准主管	核准日期
主　办	后勤保障部	主　任:	
		院　长:	
协　办	1. 动力科	主　任:	
	2. 总务科	主　任:	

参考文件十一:《停水应急预案标准规范》

	类　别	全院制度-应急预案	编　号		N-1-11
	名　称	停水应急预案标准规范	生效日期		20××-××-××
	制定单位	×××　责任人　×××	修订日期		20××-××-××
	定期更新	每一年　总页码　×	版　本		第×版

一、目　的

当医院部分或全院发生紧急停水事件时,为了能迅速有效地处理停水事件,以降低因停水对医院造成的不良后果,保证医院能安全、稳定、正常运转,特制定本院停水应急预案标准规范。

二、范　围

适用范围:全院。

流程范围:发现问题→上报问题→实施预案→解决问题→总结问题。

三、定　义

人们日常生活离不开水,医院医疗工作的开展更离不开水,而突发停水事件将对医疗工作产生较大影响。因此,为保证医院供水系统的稳定、安全、可靠,迅速处理紧急停水事件非常重要。

四、权　责

责任科室:后勤保障部。

五、参考文献

1. 法律法规
    1.1 《生活饮用水卫生标准 GB 5749—2006》,中华人民共和国原卫生部中国国家标准化管理委员会发布,2007年7月1日起实施。
    1.2 《中华人民共和国水法》,主席令第74号,2002年10月1日起实施。
    1.3 《二次供水设施卫生规范 GB 17051—1997》,中华人民共和国原卫生部提出,1998年12月1日起实施。
    1.4 《国家突发公共事件总体应急预案》,国务院2006年1月8日颁布,2006年1月8日起实施。
2. 评鉴条文
    《JCI医院评审标准》(第5版),FMS.6、FMS.9。
3. 其他参考文献
    《宁波市第四医院供水系统安全操作管理制度》。

六、政　策

1. 本院为两路供水,一路来自××路,一路来自××路,平时两路水管均有供水。
    1.1 若一路停水,另一路也可支持全院用水。
    1.2 若两路均停水,则应启动停水应急预案。
2. 无预警停水时:
    2.1 管理人员发现水池水量不足时,动力科排除院内水系统故障,立即向上级领导汇报。
    2.2 总务科联系自来水公司确认市政供水情况:①明确是否市政停水;②是的话,市政停水原因及时间;③确认院外消防管道供水是否正常。
    2.3 若院外消防管道供水正常:
        2.3.1 立即使用消防水带引水至水池,同时派人看护消防水带途经路线。
        2.3.2 动力科派人密切关注水池用水情况。
        2.3.3 同时进入限水第一阶段:全院广播倡导节约用水,停止院内浇花及洗车用水,并群发短信告知节约用水。
    2.4 若院外消防管道不能正常供水:
        2.4.1 当一个水池水用完,只剩另一水池水时(水量为 275 m³,可支撑医院正常用水3小时)。

> 　　　　a　进入限水第二阶段：切断行政楼、宿舍楼、食堂、住院楼、教学楼的生活用水，以满足包括血透室、胃镜室、手术室、门诊牙科等医疗用水。
> 　　　　b　总务科联系自来水公司，要求在2小时内提供水车支援，并能持续供水以满足医院用水需求；联系×××有限公司提供桶装饮用水3车，共计约1吨，并按实际情况，请求持续供应直至恢复正常供水。

3. 有预警停水时：
   3.1 动力科应通知上级领导，全院群发短信通知停水时间，各科室做好相应准备，食堂立即做好储备用水工作。
   3.2 总务科向自来水公司申请院外消防栓用水。
   3.3 动力科根据停水时间，提前将院外消防水接入水池，同时进入限水第一阶段：全院广播倡导节约用水，停止院内浇花及洗车用水，并群发短信告知节约用水。
   3.4 若一个水池水用完，只剩另一水池水时(水量为275 m³，可支撑医院正常用水3小时)。
   　　3.4.1 进入限水第二阶段：切断行政楼、宿舍楼、食堂、住院楼、教学楼的生活用水，以满足包括血透室、胃镜室、手术室、门诊牙科等医疗用水。
   　　3.4.2 总务科联系自来水公司，要求在2小时内提供水车支援，并能持续供水以满足医院用水需求；联系×××有限公司提供桶装饮用水3车，共计约1吨，并按实际情况，请求持续供应直至恢复正常供水。

4. 若市政供水良好，院内发生停水时：
   4.1 动力科应立即检查停水区域是否有供水阀门误关。
   4.2 检查锅炉房二次生活水泵是否正常运行，若不能正常运行，马上切换至备用泵；马上对生活水泵进行维修。
   4.3 当生活水泵正常，住院部无水时，检查九楼屋顶水池水限位开关是否工作正常。

5. 全院水箱分布情况：
   5.1 电工房前有2个水池，共计容量500 m³，每个水池容量为250 m³(其中75 m³为消防水，175 m³为生活用水)。
   5.2 住院部九楼屋顶有一个水池，容量为100 m³。
   5.3 新感染楼有2个水箱，共计容量为36 m³，每个水箱容量为18 m³。

6. 全院水池水箱合计蓄水636 m³，其中生活用水486 m³，消防用水150 m³，全院平均每天用水量为721 m³；若发生紧急停水，储备水白天约可用5小时(耗水量主要集中在白天)。

七、流程步骤

1. 无预警停水应急处理流程步骤

步　骤	流程说明
1. 发现无预警停水	管理人员发现单个水池水量不足或水压不足时,动力科排除院内水系统故障,立即向上级领导汇报
2. 确认停水原因及时间	总务科联系自来水公司确认市政供水情况: 1. 明确是否市政停水 2. 市政停水原因及时间 3. 确认院外消防管道供水是否正常
2.1　采取措施: 　　　院外消防栓可以供水	1. 立即使用消防水带引水至水池,同时派人看护消防水带途经路线 2. 动力科派人密切关注水池用水情况 3. 同时进入限水第一阶段:全院广播倡导节约用水,停止院内浇花及洗车用水,并群发短信告知节约用水
2.2　采取措施: 　　　院外消防栓无法供水	1. 当一个水池水用完,只剩另一水池水时(水量为275 m³,可支撑医院正常用水3小时) 2. 进入限水第二阶段:切断行政楼、宿舍楼、食堂、住院楼、教学楼的生活用水,以满足包括血透室、胃镜室、手术室、门诊牙科等医疗用水
2.3　院外用水支援	总务科联系自来水公司,要求在2小时内提供水车支援,并能持续供水以满足医院用水需求;联系×××有限公司提供桶装饮用水3车,共计约1吨,并按实际情况,请求持续供应直至恢复正常供水

2. 有预警停水应急处理流程步骤

步　骤	流程说明
1. 发现有预警停水	动力科应通知上级领导,全院群发短信通知停水时间,各科室做好相应准备,食堂立即做好储备用水工作
2. 确认停水原因及时间	总务科联系自来水公司确认市政供水情况: 1. 市政停水原因及时间 2. 确认院外消防管道供水是否正常
2.1　采取措施: 　　　院外消防栓可以供水	1. 总务科向自来水公司申请院外消防栓用水 2. 动力科根据停水时间,提前将院外消防水接入水池同时进入限水第一阶段:全院广播倡导节约用水,停止院内浇花及洗车用水,并群发短信告知节约用水

续　表

步　骤	流程说明
2.2　采取措施: 　　院外消防栓无法供水	1. 全院广播倡导节约用水,停止院内浇花及洗车用水,并群发短信告知节约用水 2. 当一个水池水用完,只剩另一水池水时(水量为275 m³,可支撑医院正常用水3小时) 3. 进入限水第二阶段:切断行政楼、宿舍楼、食堂、住院楼、教学楼的生活用水,以满足包括血透室、胃镜室、手术室、门诊牙科等医疗用水
2.3　院外用水支援	总务科联系自来水公司,要求在2小时内提供水车支援,并能持续供水以满足医院用水需求;联系×××有限公司提供桶装饮用水3车,共计约1吨,并按实际情况,请求持续供应直至恢复正常供水

3. 若市政供水良好,院内发生停水

步　骤	流程说明
1. 发现院内部分区域停水	动力科应立即检查停水区域是否有供水阀门误关
2. 排除故障	1. 检查锅炉房二次生活水泵是否正常运行 2. 若不能正常运行,马上切换至备用泵 3. 马上对生活水泵进行维修 4. 当生活水泵运行正常,住院部无水时,检查九楼屋顶水池水限位开关是否正常工作

八、教育训练

对　象	具体做法
1. 新进对象	岗前培训
2. 在职人员	定期辅导、演练

九、表单附件

1. 附　件
   1.1　×××医院供水系统图。
   1.2　×××医院给水阀井总汇。
   1.3　×××医院水管路线图。
   1.4　×××医院停水应急预案演习。
   1.5　×××医院供水系统安全操作管理制度。
   1.6　×××医院2014年度用水量。
   1.7　××市停水、水污染高风险区域及部门。

2. 表　单

2.1　×××医院停复水记录。

十、审　核

部　门		核准主管	核准日期
主　办	后勤保障部	主　任：	
		院　长：	
协　办	综合办公室	主　任：	

参考文件十二：《停气突发事件应急预案》

类　别	全院制度-应急预案		编　号	N-1-12
名　称	停气突发事件应急预案		生效日期	20××-××-××
制定单位	×××	责任人　×××	修订日期	20××-××-××
定期更新	每一年	总页码　×	版　本	第×版

一、目　的

为使医院的氧气、正压、负压吸引等医用气体在发生各类故障时能够在最短时间内恢复正常供给，降低对医疗工作带来的不良影响，保证患者的安全，特制定本院停气突发事件应急预案。

二、范　围

适用范围：适用于本院需要使用医用气体的各医疗科室及液氧站。

流程范围：发现问题→问题上报→实施预案→问题解决→问题总结。

三、定　义

医用气体：在医院各临床科室被广泛使用，且与患者的生命安全密切相关，供气系统的正常运作保证了医疗工作的顺利开展。因此，做好停气时的应急处理是非常重要的一项工作。

四、权　责

责任科室：后勤保障部。

五、参考文献

1. 法律法规
   1.1 《中华人民共和国特种设备安全法》,主席令第4号,2014年2月1日起实施。
   1.2 《特种设备安全监察条例》,国务院令第549号,2009年5月1日起实施。
   1.3 《国家突发公共事件总体应急预案》,2006年1月8号公布,2006年1月8日起实施。
   1.4 《特种设备事故报告和调查处理规定》,国家质量监督检验检疫总局令第115号,2009年5月26日起实施。
2. 评鉴条文
   2.1 《JCI医院评审标准》(第5版),FMS.6、FMS.9.2。
   2.2 《三级综合医院评审标准实施细则》(2011版),第一章"坚持医院公益性"(四、应急管理)1.4.1、1.4.2、1.4.3、1.4.4.1、1.4.5。
   2.3 《三级综合医院评审标准实施细则》(2011版),第六章"医院服务"(八、后勤保障管理)6.8.2。

六、政　策

1. 液氧站内液氧罐等设施设备应急处理:
   1.1 液氧站的液氧罐因管路破裂或天气灾害而造成供氧中断时,应立即关闭液氧罐的供气阀门,停止液氧输送。
   1.2 将液氧站2组汇流排(1组40L×6瓶)备用氧气钢瓶打开。
   1.3 打开瓶装氧气供气系统总阀门,完成供氧汇流排切换。
   1.4 备用氧气钢瓶(液氧站共有62瓶40L)内氧气可维持医院正常用氧12小时。
   1.5 联系厂商提供临时液氧罐(或液氧钢瓶),与供气管路衔接,暂时供给医院内有需求的单位使用。
   1.6 及时对损坏设施设备进行修复,以恢复正常供气。
2. 液氧站内正压、负压气体设施设备应急处理流程详见流程1。
3. 医护人员医用气体系统压力异常自查流程详见流程3。
4. 医护人员医用气体系统(氧气、正压、负压)集中停气应急预案详见流程4。
5. 单个病房设备带医用气体供应异常,应通知综合服务中心(66××)。
6. 局部医用气体系统发生异常时,医护人员可根据流程3进行自查,若无法处理,应通知综合服务中心。
7. 当液氧站值班人员接到某科室供氧压力偏低或无氧供给通知时,应立即查看供氧系统;若压力偏低,则及时调整压力;若出现供氧系统故障,则立即采取应急措施,启用一级箱汇流排供氧,通知各科室并向总值班汇报。
8. 医用供气系统正常压力范围:
   8.1 氧气正常压力范围:0.42MPa～0.56MPa。
   8.2 真空吸引正常压力范围:－0.62MPa～－0.46MPa。

8.3　压缩空气正常压力范围：0.42MPa～0.52MPa。

8.4　空气压缩机正常操作压力范围：0.46MPa～0.74MPa。

9. 备用氧气钢瓶数量：

9.1　40L氧气钢瓶共50只（不包括门诊10只，固定在汇流排上的42只）。

9.2　10L氧气钢瓶共5只。

9.3　6L氧气钢瓶共6只。

10. 全院各病区抢救车均配备1只6L氧气钢瓶。

11. 医院每月平均用氧量约为23m³。

12. 医用氧供应商提供技术数据：1m³液氧充满40L（12.5MPa）的氧气钢瓶50瓶。

七、流　程

1. 液氧罐设施设备应急处理流程

1.1　流程图如下。

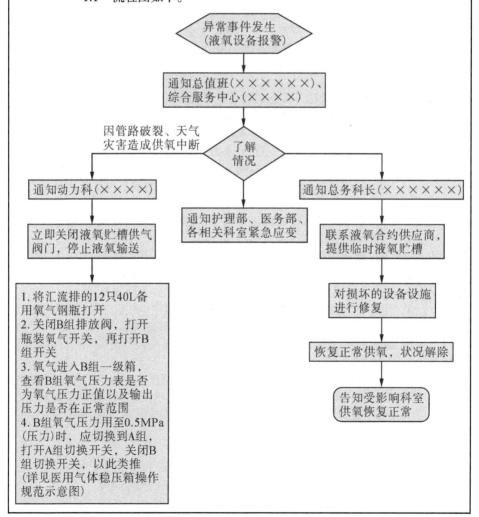

1.2　流程步骤：

步　骤	流程说明
1. 发现问题	液氧设备报警
2. 问题上报	1. 通知综合服务中心(×××),通知总值班(×××) 2. 通知动力科科长(×××),通知分管院长(×××)
3. 实施预案	1. 通知护理部、医务部、各相关科室实施气体应急预案 2. 将汇流排的12只40L备用氧气钢瓶打开 3. 关闭B组排放阀,打开瓶装氧气开关,再打开B组开关 4. 氧气进入B组一级箱,查看B组氧气压力表是否为氧气压力正值以及输出压力是否在正常范围 5. B组氧气压力用至0.5MPa(压力)时,应切换到A组,打开A组切换开关,关闭B组切换开关,以此类推
4. 解决问题	1. 联系液氧合约供应商,提供临时液氧贮槽 2. 对损坏的设备设施进行修复 3. 恢复正常供氧,状况解除 4. 告知受影响科室供氧恢复正常
5. 问题总结	记录本次事件

2. 正压、负压气体设施设备应急处理流程
　　2.1　流程图如下。

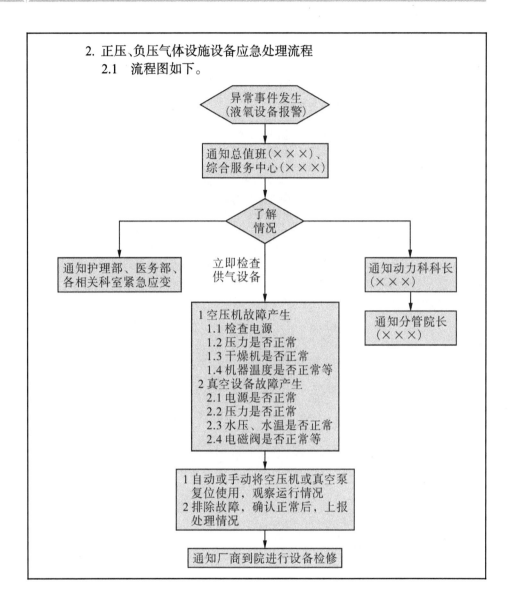

2.2　流程步骤：

步　　骤	流程说明
1. 发现问题	液氧设备报警
2. 问题上报	1. 通知综合服务中心(×××),通知总值班(×××) 2. 通知动力科科长(×××),通知分管院长(×××)
3. 实施预案	通知护理部、医务部、各相关科室实施气体应急预案
4. 解决问题	1. 液氧站值班人员立即检查供气设备 　1.1　空压机故障产生 　　1.1.1　检查电源 　　1.1.2　压力是否正常 　　1.1.3　干燥机是否正常 　　1.1.4　机器温度是否正常等 　1.2　真空设备故障产生 　　1.2.1　电源是否正常 　　1.2.2　压力是否正常 　　1.2.3　水压、水温是否正常 　　1.2.4　电磁阀是否正常等 2. 自动或手动将空压机或真空泵复位使用,观察运行情况 3. 排除故障,确认正常后,上报处理情况 4. 通知厂商到院进行设备检修
5. 问题总结	记录本次事件

3. 医护人员医用供气系统压力异常时自查流程
　3.1　流程图如下。

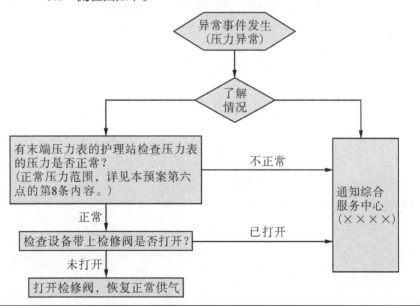

3.2　流程步骤:

步　骤	流程说明
1. 发现问题	科室压力异常
2. 自查程序	1. 检查有末端压力表的护理站检查压力表的压力是否正常 　　1.1　氧气正常压力范围:0.42MPa～0.56MPa 　　1.2　真空吸引正常压力范围:－0.62MPa～－0.46MPa 　　1.3　压缩空气正常压力范围:0.42MPa～0.52MPa 　　1.4　空气压缩机正常操作压力范围:0.46MPa～0.74MPa 2. 检查设备带上的检修阀是否打开
3. 问题上报	通知综合服务中心(×××)
4. 解决问题	通知电工间值班人员过来维修
5. 问题总结	记录本次事件

4. 医护人员医用供气系统(氧气、正压、负压)集中停气应急预案
　　4.1　流程图如下。

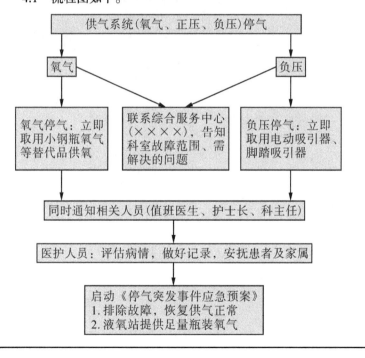

4.2 流程步骤：

步 骤	流程说明
1. 发现问题	供气系统(氧气、正压、负压)停气
2. 问题上报	1. 通知相关人员(值班医生、护士长、科主任) 2. 通知综合服务中心(×××),通知总值班(×××) 3. 通知动力科科长(×××),通知副院长(×××)
3. 实施预案	1. 氧气停气:立即取用小钢瓶氧气等替代品供氧 2. 负压异常:立即取用电动吸引器、脚踏吸引器 3. 医护人员:评估病情,做好记录,安抚患者及家属
4. 解决问题	1. 排除故障,恢复供气正常 2. 液氧站提供足量瓶装氧气
5. 问题总结	记录本次事件

八、表单附件

1. 附 件

1.1 医用气体系统流程图。

1.2 气体稳压箱操作规范。

九、审 核

部 门		核准主管	核准日期
主 办	后勤保障部	主 任:	
		院 长:	
协 办	综合办公室	主 任:	

参考文件十三:《婴儿失窃应急预案》

	类 别	全院制度-应急预案	编 号	N-1-15
	名 称	婴儿失窃应急预案	生效日期	20××-××-××
	制定单位	×××	责任人	×××	修订日期	20××-××-××
	定期更新	每一年	总页码	×	版 本	第×版

一、目 的

为使本院在发生婴儿失窃事件时,能及时做出反应和处理,保障婴儿人身安全。

二、范 围

适用范围:凡本院院内建筑物发生婴儿失窃事件,造成院内群众及工作人员恐慌时均适用。

三、定 义

无。

四、权 责

1. 行政总值班立即启动婴儿失窃应急程序。
2. 地点:设于保安监控室(×号楼一楼)。
3. 保卫科:接到通知后,立即全院广播(广播内容:楼号+全院666)三次,并通知执勤保安人员。
4. 保卫科广播完毕后立即报警,并迅速封锁失窃大楼各出入口、医院主要对外通道。
5. 出入口管制人员:负责盘查欲离开医院的车、行李袋、背包、纸箱、大外套、汽车后座(行李箱)等可能藏匿婴儿的容器,并限制人员进出。
6. 护士站人员:负责清查病区内是否有可疑人士,并向婴儿失窃领导小组汇报。
7. 责任护士(或值班护士)负责保障其他婴儿安全,并协助确认失窃婴儿身份,给予产妇心理支持,并保持病房安静。
8. 领导办公室新闻发言人根据情况决定是否安排媒体采访事宜。

五、参考文献

1. 评鉴条文
   1.1 《JCI医院评审标准》(第5版),FMS.6、FMS.4.1。
   1.2 《三级综合医院评审标准实施细则》(2011版),第一章"坚持医院公益性"(四、应急管理)1.4.3.2。
   1.3 《三级综合医院评审标准实施细则》(2011版),第六章"医院管理"(八、后勤保障管理)6.8.5.2。

六、政 策

1. 责任护士(或夜班护士)巡视病房发现婴儿不在病房,立即询问产妇(确认婴儿母亲姓名、婴儿体貌特征等),并立即向护士长报告;夜班及假日,应立即报告总值班并迅速联络保卫科。
2. 保卫科立即启动婴儿失窃应急程序,全院广播(广播内容:楼号+全院666)三次],立即向上级领导或总值班汇报并拨打110报警。
3. 执勤保安立即封锁婴儿失窃病区,保持现场原状,保留证物。

4. 事发当时,所有可疑婴儿应经过保安处身份确认后方可离开医院。

5. 由当班主管、产科与儿科主管医生一起与产妇及家属说明婴儿失窃情况,并协助完成报案后的后续问题处理。

6. 当发生婴儿失窃事件后,当班护士应立即完成相关记录,并配合公安单位完成笔录。

七、流 程

婴儿失窃应急处理流程图如下。

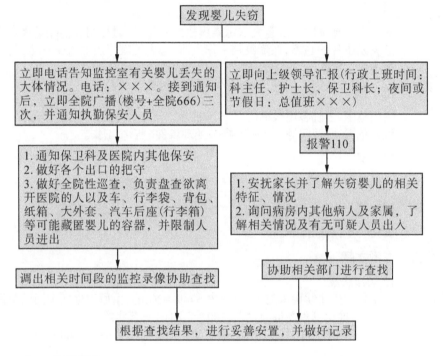

八、表单附件

1. 附 件

1.1 新生儿失窃应急处理规范要求。

1.2 婴儿防盗预案演练活动方案。

九、审 核

	部 门	核准主管	核准日期
主 办	保卫科	主 任:	
		院 长:	
协 办	1. 产科	主 任:	
	2. 综合办公室	主 任:	

参考文件十四:《水污染应急预案》

类　别	全院制度-应急预案		编　号	N-1-14
名　称	水污染应急预案		生效日期	20××-××-××
制定单位	×××	责任人　×××	修订日期	20××-××-××
定期更新	每一年	总页码　×	版　本	第×版

一、目　的

为了有效地预防我院重大水污染事故的发生,及时控制和消除重大水污染突发事件的隐患,保障医院工作人员、患者及其家属的人身安全,特制定本应急预案。

二、范　围

适用范围:全院各用水单位。

流程范围:发现问题→问题上报→处理事件→后续工作。

三、定　义

水污染:有害物质污染水质,导致水的使用价值降低或丧失。

四、权　责

责任科室:后勤保障部。

五、参考文献

1. 法律法规
   1.1 《生活饮用水卫生标准GB 5749—2006》,由原卫生部中国国家标准化管理委员会发布,2007年7月1日起实施。
   1.2 《中华人民共和国水污染防治法》,主席令第87号,2008年6月1日起实施。
   1.3 《二次供水设施卫生规范》,由国家卫生和计划生育委员会提出,1998年12月1日起实施。
2. 评鉴条文
   2.1 《JCI医院评审标准》(第5版),FMS.6、FMS.9.2。
   2.2 《三级综合医院评审标准实施细则》(2011版),第一章"坚持医院公益性"(四、应急管理)1.4.1、1.4.2、1.4.3、1.4.4.1、1.4.5。
   2.3 《三级综合医院评审标准实施细则》(2011版),第六章"医院服务"(八、后勤保障管理)6.8.2。
3. 其他参考文献
   3.1 《饮用水卫生管理制度》。
   3.2 《停水突发事件应急预案》。
   3.3 《突发公共卫生事件应急处置预案》。

六、政　策

1. 动力科值班人员每年清洗水池、水箱2次并做好记录,确保二次供水卫生。
2. 每季度提取水池、水箱、冷却塔的水,抽取部分洗眼器、茶水缸、水龙头的水到疾控中心检测水质,并保留报告。
3. 水池平时应上锁,无故不得进入,应装设摄像头,24小时监控水池,防止有人投毒。
4. 若发生水污染事件,应按以下步骤操作。
   4.1 某科室发现水质出现问题,应立即上报综合服务中心(×××)。
   4.2 综合服务中心立即通知动力科。
   4.3 动力科值班人员接到水污染通知后,应立即关闭进水总阀、水池出水阀、各主干水管阀门,抽空水池水箱,包括抽空受到污染的茶水箱。
   4.4 全院广播通知,因水质污染,全院停水。
   4.5 当发生疑似水污染情况时,防保科应立即采取水样本,送至疾控中心查核。
   4.6 各科室应与患者沟通,防止发生恐慌,必要时可联系保卫科。
   4.7 若有人员发生中毒情况或疑似中毒情况的,详见《突发公共卫生事件应急处理预案》。
   4.8 总务科立即通知×××公司提供桶装水供应,直至恢复正常供水。
   4.9 由动力科、保卫科共同查找水污染原因,并尽快处理。
   4.10 排除水污染后,请疾控中心进行水质检测,确定水质正常后,动力科再打开进水总阀及其他各阀门,医院恢复供水。
   4.11 动力科负责记录本次水污染事件及保存相应文件。
5. 水污染事件得到处理后,依据医院不良事件通报制度做通报,并在院行政办公会议上进行回顾。

七、流 程

1. 水污染事件流程图如下。

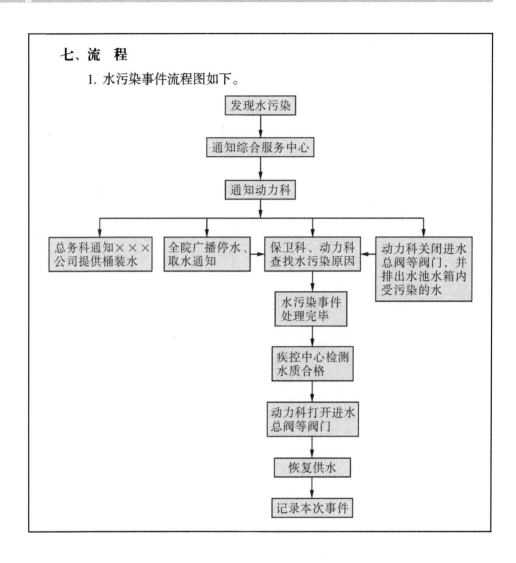

2. 流程步骤：

步　骤	流程说明
1. 发现水污染	立即通知综合服务中心(×××)
2. 问题上报	由综合服务中心通知动力科
3. 处理事件	1. 广播通知各科室取水等待检验 2. 动力科关闭进水总阀等阀门,并排出水池水箱内受污染的水 3. 总务科联系×××公司提供桶装水 4. 各科室护士、医生安抚患者 5. 保卫科加强巡逻,防止意外事件 6. 相关部门先从发现水质有问题的科室开始进行水质化验,找出水污染原因,并处理 7. 处理完毕后,请疾控中心再做一次水质检测,确保水质安全 8. 水质达标后,动力科打开之前关闭的阀门
4. 后续工作	依据医院不良事件通报制度做通报,并在院行政例会上进行回顾

八、表单附件

1. 表　单
    1.1　供水系统巡查维护记录表。
2. 附　件
    2.1　饮用水卫生管理。

九、教育训练

对　象	具体做法
1. 新进对象	岗前培训时指导新进员工熟悉水污染应急预案
2. 在职人员	每年定期培训水污染事件处理方法

十、审　核

部　门		核准主管	核准日期
主　办	后勤保障部	主　任：	
		院　长：	
协　办	综合办公室	主　任：	

参考文件十五:《医院信息系统宕机应急预案》

类　别	全院制度-应急预案		编　号	N-1-07
名　称	医院信息系统宕机应急预案		生效日期	20××-××-××
制定单位	×××	责任人　×××	修订日期	20××-××-××
定期更新	每一年	总页码　×	版　本	第×版

一、目　的

为了保障医院日常工作的正常运行,减少医院信息系统故障带来的影响,保障患者到医院就诊的顺利完成;当信息系统出现故障时,为了尽快做出响应,将损失、不利影响降到最低,故特制定本应急预案。

二、范　围

适用范围:全院。

三、定　义

无。

四、权　责

责任科室:信息科。

本制度制定、修改、废止均由信息科提出,经医院信息管理委员会审核后公告实施。

五、参考文献

1. 评鉴条文

　1.1　《JCI医院评审标准》(第5版),FMS.5.6。

　1.2　《三级综合医院评审标准实施细则》(2011版),第六章"医院服务"(八、后勤保障管理)6.8.2.1。

六、政　策

1. 本应急方案制定时,须遵循以下原则

　1.1　重点部门原则。重点部门、关键业务必须得到重点保护,制定应急方案时,应合理安排人、财、物的支援。

　1.2　重点设备原则。对一些牵涉面较大的设备(如主服务器、主交换机、磁盘阵列等)必须重点保护,应该要有冗余或可替代设备。

　1.3　风险优先原则。根据风险评估情况,对于有可能造成损失的系统,优先制定应急方案,并在发生问题时优先启动、优先恢复。

　1.4　完整性原则。应急方案是一个系统工程,它包含了防范性措施、应急准备、应急处理措施、启用条件、恢复措施等。在制定应急方案的同时,要综合考虑成本、数据的完整性、医院整体运行的完整性及各方面的实际工作状况,以保证医院工作的有序开展。

1.5 有效性原则。必须保证应急措施的切实有效,能够达到实际目的和预期应用效果。

    1.5.1 可操作性原则。必须保证应急方案涉及的各个部门能够实际按应急方案可操作执行,应急措施要简单、准确,各部门之间衔接融洽,不会出现断点。

    1.5.2 可恢复性原则。待故障排除或系统恢复后,启动应急措施后至恢复前的数据应该能够得到恢复,保证数据的完整性。

实施本应急方案时的基本原则:对外保证患者的正常就医,对内保证医院业务不乱不停,账务不错,秩序不乱,措施有效。

2. 信息系统故障应急方案适合范围

应急预案的启用事关重大、需要谨慎,不是在任何时候都需要启用,只有当达到设定的一些条件的情况下才能启用,重点以前面的建立原则来确定适用范围,比如下面的一些范围。

2.1 本应急方案适用于全院整个系统崩溃。

2.2 本应急方案适用于某一个或多个子信息系统因故障不能正常使用。

2.3 本应急方案适用于某一个或多个部门的信息系统因故障不能正常使用。

2.4 对于局部某工作站点故障,不启动应急方案,非紧急的软件故障之类的问题不纳入此范围。

3. 应急方案组织分工及职责

应急系统涉及的部门多,组织协调可能会非常复杂,所以需要建立领导小组,包含相关分管院长和各业务职能科室领导。在领导小组的协调下使医院运转有效,同时督促技术小组尽快对系统进行恢复。如下面一个典型的组织模型。

3.1 领导小组:

组长:信息分管院长。

副组长:医务、护理、医技和后勤分管院长。

成员:综合办主任、医务科主任、护理部主任、财务部主任、总务科长、信息科长等。

职责:领导应急机构制定、审核、落实应急方案;确定并发布应急启动方案启用的命令,组织协调应急小组按应急方案实施;提供行政支持,统一调度医院设备、人员,保证在人、财、物各方面调配落实;全面领导并监督医院应急方案制定及准备情况,组织应急方案的演练。

3.2　技术小组:

组长:信息科长。

成员:信息科成员。

职责:发生故障时,及时做出判断,排查故障原因,协调软件开发商与设备供应商,并及时向领导小组汇报请示,召集技术组其他成员。对于灾难性的问题,及时向领导小组汇报并建议是否启动相应的应急计划。对于某区域或部门级的故障,及时给予指导,并建议是否启动应急计划。指导各部门完成故障排除后的数据完整性工作。

3.3　应急小组:

组长:医务科长。

副组长:护理部主任。

成员:临床科室主任、护士长、财务部主任、药剂科主任、门诊办公室主任、放射科主任、检验科主任、超声科主任、病理科主任、内镜中心护士长、麻醉科主任、手术室护士长、急诊室护士长、保卫科长、投诉办主任、医保管理科长。

职责:检查各科室应急备用的手工操作物品,如发票、处方、病历纸、各种检查治疗报告单、收费价格表、病历纸质文档和模板等,备用物品应保证一天的用量。负责对应急计划的组织实施,协调部门内的工作,及时向领导小组汇报并与技术小组沟通。

应急方案组织分工职责及通讯方式:

部　门	姓　名	短　号	职　责
院领导	×××	×××	组长
院领导	×××	×××	副组长
院领导	×××	×××	负责护理部
院领导	×××	×××	负责医技部
院领导	×××	×××	负责后勤部
门诊部	×××	×××	负责门诊部
	×××	×××	负责门诊各服务台
医务科	×××	×××	负责临床部
护理部	×××	×××	负责护理
	×××	×××	负责护理(兼病区)
	×××	×××	负责急诊室
	×××	×××	负责输液室
	×××	×××	负责手术室(包括门诊手术室)

续　表

部　门	姓　名	短　号	职　责
财务部	×××	×××	负责财务科
	×××	×××	负责门急诊挂号收费
	×××	×××	负责住院收费
药剂科	×××	×××	负责药剂科
	×××	×××	负责门急诊西药房
	×××	×××	负责中药房
	×××	×××	负责病区药房
麻醉科	×××	×××	负责麻醉科
放射科	×××	×××	负责放射科
超声科	×××	×××	负责超声科
病理科	×××	×××	负责病理科
检验科	×××	×××	负责检验科
内镜中心	×××	×××	负责内镜中心
信息科	×××	×××	负责信息技术支持
总务科	×××	×××	负责总务设施、材料保障
保卫科	×××	×××	负责维护秩序
综合办	×××	×××	负责协调信息发布
投诉办	×××	×××	负责投诉接待
医保管理科	×××	×××	负责医保协调管理
临床科主任护士长	×××	×××	负责本部门
总值班	×××	×××	负责全院

注:若电话联系不上相应负责人,则与总值班联系。

　　4. 应急制度
　　　　4.1 各科室负责人应组织本科室人员,掌握本科室应急预案,安排专人于每日下班前检查本科室所配备的各项硬软件设备运行情况,发现可疑之处及时向科室负责人报告。

4.2 应急演习:每年进行1次信息系统应急演习,以检查应急流程存在的问题,及时改进,确保应急预案真正有效。

4.3 应急:应急时,各科室负责人均须及时到医院现场。无法赶回的,必须安排本科室其他人员,作为本科室第二责任人到达现场,便于与其他科室负责人一起,协调组织应急期间发生的各类问题,确保应急工作畅通。

5. 应急类型及报告流程:信息科工作人员接到电话后,立即组织人员开展抢修工作,将情况上报科室主管,并通知相关科室主管。

5.1 门诊:确定故障在30分钟内无法解除的,门诊主任立即电话上报医务科长(手机×××),由其通知相关科室负责人,确定是否进入门诊应急预案。2小时未解除的,由医务科长上报信息分管院长(×××)。

5.2 急诊:急诊一旦发生信息故障,急诊急救(A、B区)立即启用应急,C区处置同门诊。

5.3 住院:确定故障2小时内无法解除的,立即电话上报医务科长(手机×××),由其通知相关科室负责人,确定是否进入住院应急预案。4小时未解除的,由医务科长上报信息分管院长(×××)。

6. 医院信息系统故障启动预案

6.1 系统级软硬件故障

6.1.1 责任部门:信息科。

6.1.2 应急准备:主服务器采用双服务器,服务器电源采用双路不间断电源交叉供电,备用交换机、网络上使用的各设备,并定期检查各设备,每天对数据进行全备份。

6.1.3 应急措施:当班人员应立即向上级有关领导报告并通知有关部门。在岗人员不能处理或人手不够时,应立即联络其他人员,各人员应尽快到位。

 a 首先,查明系统故障原因,根据故障原因采取相应的措施。若服务器必须重启,则在向应急领导小组汇报后,通知关键部门(门诊住院收费、中西药房等)以及相关部门退出操作并关机,必要时切断与下面终端的网络连接。

 b 对故障的处理,应根据当时情况先保证恢复使用为先决条件,在对系统影响尽可能短的时间再做后续处理。

 c 对于硬件故障,若不能立即排除的,则采用备用设备替代。

 d 故障排除后,应立即通知应急领导小组、总值班(非行政班时间)、门诊收费处、门诊中西药房、住院收费处、住院药房、急诊室、财务部、医务科、护理部、门诊办公室、检验科、放射科等关键部门。

 e 协助各部门完成后续工作,补录数据,恢复相关数据。

6.2 各应用子系统故障

6.2.1 责任部门:信息科。

6.2.2 应急准备:每天对数据进行全备份。

6.2.3 应急措施

    a 对于HIS系统出现故障的情况,应分析故障原因,查看近期是否有软件变更,立即通知相关软件人员处理;对于不能立即处理的,则立即启用备用服务器;若是终端查询引起的故障,则关闭故障终端,并根据具体情况决定是否启动应急方案。

    b 对于检查、检验系统出现故障,HIS系统能正常运行的情况,应保持HIS系统运行不变,检查、检验系统进入单机版(即检验科、放射科按原手工方式操作),并立即与软件供应商联系,排除故障,并根据具体情况决定是否启动应急方案。

    c 对于医保系统出现故障的情况,应查明是医保中心故障还是电信线路故障,根据故障原因做出相应处理,并与相关单位联系,确定是否进入医保应急结算。

    d 其他子系统故障,立即与相应系统的各软件供应商联系,并根据具体情况决定是否启动应急方案。

6.3 门诊系统

6.3.1 责任部门:各相应职能部门。

6.3.2 应急准备:门诊收费处各手工操作凭证单据,医院诊疗收费目录,手工处方、各类告知书模板、各种检查治疗单、化验单等。

6.3.3 应急措施

    a 排队叫号系统故障,门诊分诊台手工分号,保卫科协助维护秩序。

    b 药房和收费处启动本地划价系统;医生收取手工号,开手工处方、手工检查治疗单据,并盖上自己科室和个人专用章;到药房划价;收费处对诊疗项目划价,手工挂号,进入门诊应急系统收费。检查治疗科室接到手工开的诊疗单和发票,保留诊疗单,并汇总上交;对电脑上开的无法核收的,则记录门诊号或住院号,在系统恢复正常后补核收。系统恢复正常运行后,由药房和收费处补录数据;药房补录处方并确认发药;收费处由系统管理员启动应急数据同步系统,将数据同步到正式系统,并将所有手工和电脑凭证一起上交财务科,由财务科做后续处理。

    c 医保系统故障,门诊收费处对医保患者收取现金,开普通现金发票,并与医保中心联系,让医保患者到医保中心报销或启用医保应急计费系统,读取医保卡芯片进行离线计费,医保系统恢复后,由医保管理科回传医保结算数据到医保中心。

6.4 病区

6.4.1 责任部门:各相应职能部门。

6.4.2 应急准备:病区收费处准备好各手工操作凭证单据、病历纸、各种检查治疗记录单、化验单等。

6.4.3 应急措施:按原手工方式记录执行医嘱,以手工统药的方式向病区药房借药。对于入院、医嘱、记账及医技科室的核收、补收等有关电脑上的操作,可在系统恢复正常后再补充处理,入院可先交款开收费凭证,待系统正常运行后再补办手续,并用电脑打印收据换回手工收费凭证。若为患者出院结账的情况,则需在系统恢复正常后处理。

6.5 LIS系统故障

6.5.1 责任部门:检验科。

6.5.2 应急准备:胶水等。

6.5.3 应急措施:若LIS系统出现系统故障,则进入LIS单机版进行操作;对于HIS系统能正常运行的,在HIS上关闭与LIS的连接,HIS系统运行不变,门诊医生开具手工检验单,门诊收费处手工录入检验项目收费。病区没有产生条形码,按手工方式贴标签附检验单送检;门诊的检验科可根据收费处打印的收据核对并检验,门诊报告单由检验服务台取单窗口提供。LIS系统恢复运行后,检验科要处理好单机与网络版之间的衔接,自动回传单机版数据,并保留所有手工凭证。

6.6 PACS系统故障

6.6.1 责任部门一:放射科。

应急措施:根据收费单据及手工检查单进行检查,若HIS系统能正常运行,则保持HIS系统运行不变,PACS系统相关查检科室按原手工方式操作,图像及报告存储在本地,保留各手工凭证。PACS系统恢复正常运行后,上传存储在本地的数据,处理好两者之间的衔接。

6.6.2 责任部门二:超声、内镜科。

应急措施:PACS系统出现系统故障,切换PACS进入单机版,根据收费单据及手工检查单进行检查,若HIS系统能正常运行,则保持HIS系统运行不变,PACS系统相关查检科室按原手工方式操作,图像及报告则存储在本地,保留各手工凭证。PACS系统恢复正常运行后,上传存储在本地的数据,各影像科室要处理好两者之间的衔接。

6.7 电子病历系统故障

6.7.1 责任部门:医务科、护理部。

6.7.2 应急准备:各种纸质病历、记录单、检查单、化验单、各类告知书。

6.7.3　应急措施:若电子病历系统出现故障,而其他系统能正常运行,则按原手工方式处理,待系统恢复正常运行后,再补录信息。

6.8　手术麻醉ICU系统

6.8.1　责任部门:手术室、麻醉科和ICU护理。

6.8.2　应急准备:各种纸质病历、记录单、检查单、化验单和各类告知书。

6.8.3　应急措施:若手术麻醉系统出现故障,而其他系统能正常运行,则按原手工方式处理,待系统恢复运行后,再补录相应信息。

6.9　其他部门

6.9.1　责任部门:各相应职能科室。

6.9.2　应急准备:原手工操作的各种物品。

6.9.3　应急措施:按原手工方式处理,待系统恢复运行后,再补录相应数据。

7. 结语

医院应急预案是一项系统工程,在医院的发展过程中可能需要统一规划,根据医院投入逐步建设,从最早的手工模式逐步发展为系统容灾模式。同时不管采取何种方案,组织管理始终是非常重要的内容。如果组织管理得好,哪怕是手工模式也能使医院运行顺利,把损失降到最低。

8. 方案完善

本应急预案由信息科负责起草,各科完善并经院领导审核而定,今后继续由信息科负责维护,各科若有新增内容或问题请及时上报信息科。

七、教育训练

对　象	具体做法
1. 新进对象	岗前培训时指导新进员工熟悉信息系统宕机应急预案
2. 在职人员	每年定期培训信息系统宕机处理方法

八、审　核

部　门		核准主管	核准日期
主　办	医务部	主　任:	
		院　长:	
协　办	信息科	科　长:	

参考文件十六:《医院孤立运作计划》

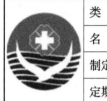

类　别	全院制度-应急预案		编　号	N-1-03
名　称	医院孤立运作计划		生效日期	20××-××-××
制定单位	×××	责任人　×××	修订日期	20××-××-××
定期更新	每一年	总页码　×	版　本	第×版

一、目　的

本院位处×××××,为预防台风、地震等自然灾害,拟研制本院孤立运作计划。

二、范　围

适用范围:全院。

三、定　义

无。

四、权　责

责任科室:综合办公室。

五、参考文献

1. 评鉴条文

   1.1 《JCI医院评审标准》(第5版),FMS.6。

   1.2 《三级综合医院评审标准实施细则》(2011版),第一章"坚持医院公益性"(四、应急管理)1.4.5.1。

六、政　策

1. 饮水及工作所需饮水
   依据《停水突发事件应急预案》执行应变措施。

2. 基本照明及医疗作业所需电力
   依据《停电突发事件应急预案》执行应变措施。

3. 其他相关应变配合措施

   3.1 食物供应:由本院营养室及餐厅,利用现有库存食材烹煮供餐,并至×××食堂寻求后续食物供应支援。

   3.2 药品供应:由本院药剂科药库及医药公司供应现场使用,且由相关配合单位支援补充。

   3.3 血库备血:由本院输血科库存血袋支援现场使用,若有不足,则联系×××县献血办支援供应;若仍有不足,则动员院内员工捐输。

   3.4 人力的调派:依本院紧急灾害应变计划支援编组动员及任务分派。

3.5　消耗品的调节:卫材及药品供应依紧急应变计划准备50人份支援量,放于推车上随时推送支援。

3.6　床单、工作服:由被服间依计划准备适当备品于推车上支援使用。

3.7　医疗相关废弃物处理:依据医院内废弃物的收集及处理程序收集,并将其储放于垃圾场收存处理。

3.8　如遇重大灾害事件,且周边医院已经无法支援情况下,执行场外替代医疗站,我院在南门和北门各有一停车场,南门停车场靠近急诊楼,可临时将其规划作为场外医疗站使用。室外停车场紧急医疗站平面图如下。

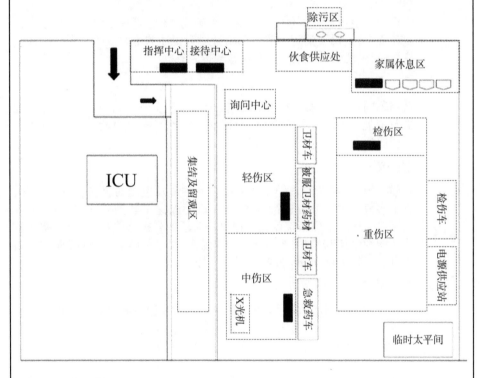

七、审　核

部　门		核准主管	核准日期
主　办	综合办	科　长:	
		院　长:	
协　办	1. 保卫科	主　任:	
	2. 后勤保障部	主　任:	

参考文件十七:《院外重大事故现场灾害应急预案》

	类　别	全院制度-应急预案		编　号	N-1-19
	名　称	院外重大事故现场灾害应急预案		生效日期	20××-××-××
	制定单位	×××	责任人　×××	修订日期	20××-××-××
	定期更新	每一年	总页码　×	版　本	第×版

一、目　的

依据国家卫生和计划生育委员会《院前医疗急救管理办法》,配合象山县卫计委、公安局及消防大队等部门针对突发性的重大事故发生时的任务指派,提供现场灾难应变所需紧急救护服务。

二、范　围

适用范围:院前急救。按照就近、安全、迅速、有效的原则,×××医院救护范围包含×××县各镇乡、街道及×××区域,但不包含海岛及海上救援任务(由×××医院负责)。

三、定　义

院前急救:指在医院之外的环境中对各种危及生命的急症、创伤、中毒、灾难事故等的伤病者进行现场救护、转运及途中救护的统称,即在患者发病或受伤开始到医院就医之前这一阶段的救护。着重在呼吸、循环系统功能的维持与监护,外伤的止血、包扎、固定和搬运,进行解痉、镇痛、止血、止喘、止吐、抗晕、催吐等对症处理。

四、权　责

1. ×××县卫计委:成立应变指挥中心并通知相关部门派遣任务。
2. ×××急救中心:负责决定责任医院派遣,支援系统指挥。
3. 救护医生:负责院外救护检伤分类,高级生命支持术的执行。
4. 救护护士:协助医生执行院外救护工作。
5. 救护司机:协助执行救护工作,并补充放置于救护车上的院外救护表单。

五、参考文献

1. 评鉴条文
《JCI医院评审标准》(第5版),FMS.6。

六、政　策

1. 通讯
　　1.1　120:为×××急救中心的急救呼叫代码。
2. 作业内容
　　2.1　突发性的重大事故发生时的救护准备:

   2.1.1 监控中心接获120急救中心通知后,填写"出勤纪录单",记录通知日期、时间、地点、状况,将讯息传达给负责出勤人员(120值班医生及护士),并将信息反馈给急诊预检分诊台。

   2.1.2 如遇紧急情况需要本院医疗人力支援的,急诊分诊台工作人员在正常上班时间负责通知医务科,非上班时间负责通知总值班,由医务科、总值班派遣医务人员支援院外应急救援。

3. 到达现场时,依据事故大小,布置临时救护站。

4. 进行医疗评估及现场处理

  4.1 由现场救护医生担任现场指挥官,依据现场情况判定是否需要医院进行大量伤患应变作业。

  4.2 到院前,救护患者使用头部固定器、长背板躯干固定器;到院后,依紧急医疗救护责任医院之间救护器材对换制度,进行头部固定器、长背板躯干固定器等交换,以免移动患者,造成患者二度伤害。

  4.3 当现场处置稳定后,需将患者送到适当的医疗场所,做进一步的治疗(原则上送往出勤医院,或就近医院或本院)。

5. 相关文件

  5.1 国家卫生和计划生育委员会拟定的《院前急救管理办法》。

  5.2 ×××医院紧急应变处理规范。

  5.3 急诊科大量伤员应急预案。

七、审　核

	部　门	核准主管	核准日期
主　办	医务部	主　任:	
		院　长:	
协　办	1. 护理部	主　任:	
	2. 急诊科	主　任:	

参考文件十八:《电梯意外事件应急预案》

类　　别	全院制度-应急预案		编　号	N-1-13
名　　称	电梯意外事件应急预案		生效日期	20××-××-××
制定单位	×××	责任人 　×××	修订日期	20××-××-××
定期更新	每一年	总页码　×	版　本	第×版

一、目　的

电梯意外事故发生后,确立相关支援单位及处理程序,做到事权统一,迅速有效处置,避免事态扩大。

二、范　围

适用范围:因电梯意外致使乘坐或出入电梯人员身体遭受损害时适用。

三、定　义

电梯意外事件:人员如患者、来访者或员工被困于电梯内的任何情况。若被困人员中有身体状况差或病情不稳定等情况,如即将分娩、正在出血、急需氧气或药物治疗者,则同时需要医疗急救。任何员工意识到发生电梯紧急故障,如接到从故障电梯里打来的电话或报警,听到敲打电梯门的声音或内乘人员的呼救时,应立即联系监控中心(电话××××),由监控中心联系电梯维修人员及电梯维修公司,同时告知故障电梯的位置及有关故障电梯和被困人员的信息。

四、权　责

消控中心:接报警电话,派24小时驻院电梯维修保养人员前去查看处理故障。

保卫科:维持现场秩序,安抚被困人员,稳定其情绪。

总值班:宏观把握,包括协调院内医疗急救小组的配合,记录当日事件并向领导汇报,负责后期电梯维修及状态的追踪。

医疗小组:对被困人员进行医疗救护(由总值班根据实际情况进行协调)。

电梯司机:遇险拨打消控中心电话,请求支援,安抚被困人员,稳定其情绪。

驻院电梯维保人员:24小时驻院,遇到电梯故障情况,应接到电话后第一时间到达事发现场进行处理(24小时保持手机畅通)。

五、参考文献

1. 评鉴条文
   1.1 《JCI医院评审标准》(第5版),FMS.6、FMS.9.2。
   1.2 《三级综合医院评审标准实施细则》(2011版),第一章"坚持医院公益性"(四、应急管理)1.4.3。

1.3　《三级综合医院评审标准实施细则》(2011版),第六章"医院服务"(八、后勤保障管理)6.8.2。

六、政　策

1. 电梯困人事件发生时,拨打×××服务中心电话(×××)。
2. ×××通知医院常驻电梯专业维修人员(24小时在医院)的同时,应通知总值班(×××)进行相应协调;消控中心要告诉被困人员注意事项(不要扒门等),同时安抚被困人员情绪。
3. 如电梯内被困人员为危重患者,则由总值班进行医疗急救组的协调(需要医疗急救吗? 若需要,需要小孩的还是成人的医疗急救?)
4. 电梯维修人员立即建立与电梯内被困人员的联系,并了解以下情况:
   4.1　几号电梯? 内有多少人? 成人及小孩各几人?
   4.2　被困人员中是否有患者? 如果有,有几人?
   4.3　电梯内的人员大约已被困多长时间了?
   4.4　假如电梯停止运行,大约位于或靠近哪一楼层?
5. 向被困人员说明救援正在进行,建议他们站在电梯后部。
6. 定期与电梯内人员联系,告知救援进展情况。
7. 根据规定,记录事件发生和救援的详细经过。
8. 停止使用该电梯,做进一步检查和修理,并由电梯维修公司决定该电梯何时重新投入运行。

七、流　程

电梯意外事件处理流程图如下。

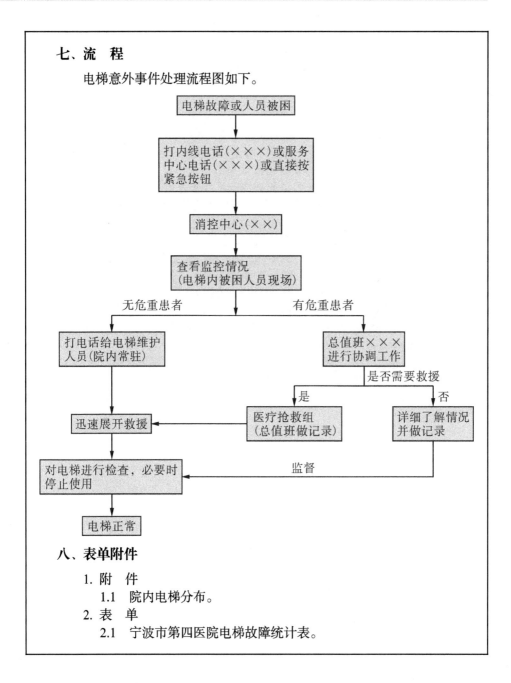

八、表单附件

1. 附　件
   1.1　院内电梯分布。
2. 表　单
   2.1　宁波市第四医院电梯故障统计表。

九、审 核

部 门		核准主管	核准日期
主 办	后勤保障部	主 任:	
		院 长:	
协 办	1. 综合办公室	主 任:	
	2. 医务部	主 任:	

标准　FMS.7

标准　FMS.7　医院应制定和实施相应的方案,在设施中预防、早期检测、扑救、消除以及提供安全出口,以应对火灾和非火灾突发事件。

　　FMS.7.1　医院要定期检查其火灾和烟雾安全方案,包括任何与早期检测和扑救相关的设备运行状况,并记录检测结果。

标准解读　火灾是医院里始终存在的风险。因此,每家医院都需要制订计划,在遇到火灾或烟雾时保证院内人员的安全。医院尤其要针对以下方面制定方案。

1. 通过降低风险来预防火灾,例如,安全存放和处理潜在的易燃物质,包括氧气等可燃性医用气体。
2. 与住院大楼内部或附近的任何施工项目有关的危害。
3. 发生火灾时安全通畅的撤离出口。
4. 早期预警与早期检测系统,例如,烟雾探测器、火警报警器和消防巡逻。
5. 灭火装置,如水软管、化学灭火剂或喷淋系统。

　　将这些措施联合使用,能在火灾或烟雾发生时给予患者、家属、员工以及探视者足够的时间安全逃离。与此同时,无论这些设施的新旧、大小和结构如何,这些措施都是有效的。

　　医院的消防安全方案包括如下几方面。

1. 符合要求的检查、测试、保养消防防护和安全系统的频率。
2. 发生火灾或烟雾时安全疏散设施的方案。
3. 每年对方案的各个部分进行测试的流程。
4. 必要的员工培训,让他们知道如何在紧急情况下有效地保护和疏散患者。
5. 员工每年至少参加一次消防演习。

　　可通过多种方式来测试方案,所有检查、测试和维护都应被记录在案。

参考文件一:《消防管理制度》

类　　别	全院制度-后勤保障		编　　号	K-1-28
名　　称	消防管理制度		生效日期	20××-××-××
制定单位	×××	责任人 ×××	修订日期	20××-××-××
定期更新	每一年	总页码 ×	版　　本	第×版

一、目 的

为了加强和规范医院消防安全管理,预防火灾和减少火灾隐患,故特制定本规定。

二、范 围

适用范围:患者及家属、全体员工以及外包单位。

三、定 义

无。

四、权 责

1. 医院院长:医院的消防安全责任人,全面负责本院的消防安全工作。
2. 分管院领导:医院的消防安全管理人,协助院长分管消防安全工作。
3. 保卫科:协调处理防火工作及消防安全管理措施的落实,开展消防安全培训,提高职工消防安全意识及应急技能。
4. 各科室、部门负责人:领导科室成员开展消防安全工作,协助上级领导、保卫科落实消防安全法规。

五、参考文献

1. 法律法规
   1.1 《中华人民共和国消防法》,主席令第6号,2009年5月1日起实施。
   1.2 《浙江省消防条例》,浙江省人大常务委员会第52号,2010年5月28日起实施。
   1.3 《机关、团体、企业、事业单位消防安全管理规定》,公安部令第61号,2001年11月14日起实施。
2. 评鉴条文
   2.1 《JCI医院评审标准》(第5版),FMS.4、FMS.7。
   2.2 《三级综合医院评审标准实施细则》(2011版),第六章"医院管理"(八、勤保障管理)6.8.7。
3. 其他参考文献
   《建筑设计防火规范》GB 50016—2014。

六、政　策

1. 各级人员消防安全职责
   1.1 医院消防安全责任人职责
      1.1.1 贯彻执行消防安全法规,保证医院消防安全符合规定,掌握本院的消防安全情况。
      1.1.2 建立健全医院消防规章制度,将消防工作与科研、教育、医疗活动统筹安排,批准实施年度消防工作计划,为消防安全提供必要的经费和组织保障,按规定建立义务消防队。
      1.1.3 确定逐级消防安全责任,组织防火检查,及时处理和研究涉及消防安全的重大问题。
   1.2 医院消防管理人职责
      1.2.1 督促并落实消防安全隐患的消除工作,协调保卫科与各部门、科室的消防安全工作。
      1.2.2 协助医院消防安全责任人开展工作。
      1.2.3 组织完善火灾应急预案,并督促开展消防安全模拟演练。
   1.3 保卫科职责
      1.3.1 开展消防安全检查工作,发现隐患及时整改落实。情节严重的,须报上级领导。
      1.3.2 开展消防安全培训工作,包括岗前培训及年度培训,提高职工的消防专业技能和安全意识。
      1.3.3 协助指导各科室、部门开展消防安全工作。
      1.3.4 密切关注消防报警系统,一旦发现报警,则按《火灾应急预案》处理。
      1.3.5 配合上级领导、部门开展消防安全工作。
   1.4 各科室、部门消防责任人职责
      1.4.1 各科消防责任人在院消防安全责任人和管理人的领导下,对本部门的消防安全负全面责任,与医院签订防火目标责任书,将消防安全工作纳入部门的管理之中。
      1.4.2 根据医院规定,须与科室消防安全联系人定期进行防火安全检查,及时消除火灾事故隐患,及时报告重大隐患,配合有关部门对隐患开展整改工作,并做好记录。
      1.4.3 确定各成员在火灾应急处理中的职责(通报安全防护、灭火、疏散引导、救护)。在职工中经常性地开展消防知识教育和灭火及逃生等技能培训,提高每位职工的消防安全意识。
   1.5 科室职工职责
      1.5.1 自觉遵守消防法规和医院消防规章制度,认真履行公民、职工的防火义务和责任。

1.5.2 自觉接受防火安全教育和培训,服从安全防火管理,掌握防火和灭火的基本知识,做到"三懂三会"(即懂得本岗位的不安全因素和火险隐患,懂得火灾预防措施,懂得扑救初起火灾;会报警,会扑灭初起火灾,会使用灭火器材)。提高防火意识和技能,积极参加义务消防组织。

1.5.3 掌握岗位防火情况,熟悉和保护消防设施,了解灭火器所在的位置,落实本岗位防火管理和检查职责;一旦发现火灾,须及时报警,积极扑救并向领导和主管部门报告。

2. 消防例会制度

2.1 设施管理与安全委员会每年召开一次全体人员会议,总结前一段时间有关消防安全的主要问题和工作,研究和布置下一段时间的工作,确保消防安全工作计划的完成。

2.2 保卫科消控中心每月开展消防工作例会。

2.3 各科室、部门可结合本科室实际情况,专项开展消防安全会议或将消防安全事宜作为科室例会内容展开讨论。

3. 消防宣教制度

3.1 新职工岗前培训:
医院实行全员防火安全教育,新职工接受相应防火教育并经考试合格后方可上岗工作,适时开展防火知识讲座和防火技能培训,提高职工自防自救能力。

3.2 全院年度消防培训:

3.2.1 保卫科每年进行4次全院性消防安全知识培训,培训时间为2小时,受训人员包括在职人员、实习进修人员、外包人员等,受训人员每年可以选择其中一次培训参加。

3.2.2 保卫科下科室培训,每个科室每年培训至少一次,每次1小时,保卫科事先联系科室负责人预约确定培训时间、地点;每次培训完成后进行登记,工作人员定期统计反馈,确保培训率达100%。

3.2.3 培训内容:院内报警方式、灭火器、消防栓的使用方法,如何疏散逃生等,特殊科室根据实际情况另增培训内容。

3.3 消防宣传:

3.3.1 医院具有人流量大、人员复杂等特点,因此,对外来人员——培训不切实际,院内职工特别是病区员工应做好口头消防安全宣教工作,提高患者及家属的消防安全意识及自救能力。

3.3.2 在医院有关部门的允许下,还可通过张贴图片、文字等宣传形式进行消防安全宣教。

3.4 科室消防演练:
各科室应根据《火灾应急预案》定期组织开展科室消防演练,演练时可联系保卫科派人协助指导,对演练过程中存在的不足及时改进。

4. 施工中消防安全管理

  4.1 对于需要动用明火作业的施工,基建科须与施工单位一起到保卫科办理动火许可证,现场由保卫科协同基建科每日进行动火安全检查。

  4.2 基建科施工负责人和消防负责人按风险评估等级记录《施工中消防安全持续监测表》并上报后勤保障部主任。

  4.3 施工现场消防管理,参照消防风险评估和相应等级防护措施说明执行(参照《医院施工管理消防风险评估表》)。

  4.4 施工现场须配备一定数量的灭火设施,由保卫科监督执行,否则禁止施工。

  4.5 施工现场须合理布局,设置用火作业区、材料堆放区、工具存放区、废料及建筑垃圾堆放区等专门区域,严禁物料垃圾随地放置,由基建科负责监督执行。

  4.6 严禁堵塞消防安全通道。

  4.7 施工现场禁止吸烟。

  4.8 明火作业时按照动火许可证相关查核内容执行。

  4.9 违法使用明火作业或电焊、气焊操作人员无证上岗,一经查实,按《消防法》相关规定处罚施工单位和个人。

5. 防火安全检查制度

  5.1 科室自查:

    科室须每天组织一次消防安全自查,检查内容包括消防设施、消防通道、用火用电情况等,发现消防安全隐患及时整改。对于不能整改的,则及时通过院内消防报警电话(×××)上报至消控中心。

  5.2 消控中心消防检查制度:

    5.2.1 每个月检查一次灭火器,检查内容:

      a 灭火器周围是否有障碍物阻塞。

      b 灭火器表压是否正常。

      c 喷嘴把手安全插销是否正常。

      d 橡皮管接头是否松脱或破损。

      e 灭火器机体是否清洁、是否防锈上漆。

    5.2.2 每个月检查一次消防栓,检查内容:

      a 消防栓箱是否破坏及清洁。

      b 出水瞄子接头是否灵活或缺少。

      c 水带是否破损、发霉或存放不当。

      d 水栓、接头是否卡住或漏水。

      e 消防栓周围是否有障碍物阻塞。

      f 消防栓箱是否除锈上漆。

      g 消防泵运转是否正常。

  5.3 消防维保外包单位检查:

    5.3.1 每季度检查一次消防喷淋末堆,检查内容:

      a 末堆排水阀门能否正常开启和关闭。

  b 压力表是否显示正常,压力是否达到规范要求($1.5kg/cm^2$~ $4kg/cm^2$)。

  c 放水试验压力能随压力变化而变化。

5.3.2 每季度检查一次消防泵,检查内容:

  a 起动压力是否正常(正常范围$3.5kg/cm^2$~$6kg/cm^2$)。

  b 停止压力是否正常(正常范围$2kg/cm^2$~$5kg/cm^2$)。

  c 泵浦进/出水压力是否正常(正常范围$2kg/cm^2$~$5kg/cm^2$)。

  d 补给水箱水位是否正常。

  e 泵浦运转是否有异声、震动、漏水。

  f 各阀位置是否正确(完成时必须确认)。

  g 电路开关是否在"ON"或"AUTO"位置。

  h 闸阀是否正常或是否漏水。

  i 润滑油是否添加。

  j 检查配电盘内组件及电气接点是否正常。

  k 马达绝缘测试是否正常。

  l 设备是否清洁、是否防锈上漆。

  m 机房是否保持整洁。

5.3.3 每季度测试一次烟感、温感,测试其是否正常报警。

5.3.4 每季度检查一次消防主机,检查内容:

  a 逐个测试公共场所烟感信号点、报警的正确性,电源电压显示的正确性。

  b 检查主电源、备用电源及互切换功能。

  c 检查面板各功能。

  d 全面紧固柜内所有接线端子。

  e 清理柜内及电子板、各电器元件表面灰尘。

  f 检查电子版元件表面状态、抹灰除尘。

  g 检测报警分机的工作电压。

5.3.5 每季度检查一次防火卷帘门,检查内容:

  a 铁卷(防火)门AUTO。

  b 铁卷(防火)门手动。

  c 铁卷(防火)门轨道。

  d 电机。

5.3.6 每季度测试一次火警传感器,测试其是否正常报警。

5.3.7 每季度测试一次紧急广播,测试其是否正常工作。

5.3.8 每季度测试一次手动报警器,测试其是否正常报警。

5.4 动力科每季度检查一次公共区域安全指示灯、应急照明灯是否正常。

5.5 保卫科每季度跟踪检查一次消控中心对灭火器、消防栓检查的记录情况。

6. 消防设施维修制度

　6.1　检查人员须及时纠正违章行为,立即消除火灾隐患,通报科室负责人,如情节严重的,须上报保卫科或院领导。

　6.2　能当场处理的问题,须即时处理;无法当场处理的,须整理汇总后报保卫科。

　6.3　消防安全出口、应急指示灯、灭火器、消防栓由动力科负责维修。

　6.4　消防喷淋、消防泵、烟感温感、消防主机、防火卷帘门、火警传感器、手动报警器、紧急广播系统由消防外包单位维修。

7. 全院火灾集结点

　7.1　1号楼:中央花坛。

　7.2　2号楼:2号楼前小广场(停车场)。

　7.3　3号楼:中央花坛。

　7.4　4号楼:中央花坛。

　7.5　5号楼:中央花坛。

　7.6　6号楼:液氧站东边草坪。

　7.7　7号楼:液氧站东边草坪。

　7.8　9号楼:9号楼南边道路。

　7.9　10号楼:液氧站东边草坪。

　7.10　11号楼:液氧站东边草坪。

　7.11　12号楼:液氧站东边草坪。

　7.12　13号楼:13号楼南边停车场。

8. 消防安全工作考评奖惩制度

　8.1　对于在消防安全工作中做出成绩的,予以通报表扬或物质奖励。

　8.2　造成消防安全事故的责任人,将依据所造成后果的严重性予以不同的处理,除已达到依照国家《消防法》或已够追究刑事责任的事故责任人将依法移送国家有关部门处理外,根据本单位的规定,对下列行为予以处罚。

　　8.2.1　有下列情形之一的,视损失情况与认识态度(除责令赔偿全部或部分损失外),予以口头告诫。

　　　a　使用易燃危险品,未严格按照操作程序进行或保管不当而造成火警、火灾,损失不大的。

　　　b　在禁烟场所吸烟或处置烟头不当而引起火警、火灾,损失不大的。

　　　c　未及时清理区域内易燃物品,而造成火灾隐患的。

　　　d　未经批准,违规使用加长电线、用电未使用安全保险装置的或擅自增加小负荷电器的。

　　　e　谎报火警。

　　　f　未经批准,没有火灾的情况下擅自使用消防设施、器材,未造成不良后果的。

　　　g　对消防隐患未予以及时整改而无法说明原因的部门管理人员。

        h 阻塞消防通道、遮挡安全指示标志等未造成严重后果的。

    8.2.2 有下列情形之一的,视情节轻重和认识态度(除责令赔偿全部或部分损失外),予以通报批评。

        a 擅自使用易燃、易爆物品的。

        b 擅自挪用消防设施、器材的位置或改为他用的。

        c 违反安全管理和操作规程、擅离职守从而导致火警、火灾,损失轻微的。

        d 强迫其他员工违规操作的管理人员。

        e 发现火警,未及时依照紧急情况处理程序处理的。

        f 对安全检查未予以配合、拒绝整改的管理人员。

    8.2.3 对任何事故隐瞒事实,不处理、不追究的或提供虚假信息的,予以解聘。

    8.2.4 对违反消防安全管理导致事故发生(损失轻微的),但能主动坦白并积极协助相关部门处理事故、挽回损失的肇事者或责任人,可视情况予以减轻或免予处罚。

9. 消控中心值班制度

    9.1 消防控制中心是消防重点部位,消防控制室必须实行每日24小时专人值班制,每班不应少于2人,分工明确。

    9.2 值班人员必须经过专门消防安全培训,必须持证上岗,掌握系统的工作原理和操作规程,熟悉设备按键的功能,能熟练操作系统,熟悉火灾自动报警系统编码表所对应的具体位置。

    9.3 值班人员到岗后,要利用设备自检功能对自动消防设施进行巡检,对巡检中发现的设备故障,要及时填写《故障通知单交》维修部门签字维修,将巡检结果认真填写在《消防控制室值班》记录单上。

    9.4 值班人员应当保证在岗在位,值班期间要保持头脑清醒,对各种报警提示音要迅速做出反应,按照相应的报警处置程序进行及时准确的确认、处理。对确认为误报的,要及时将系统复位;对确认为火警的,要立即启动火灾应急疏散预案,按照应急程序处置,并填写《消防控制室值班记录》。

    9.5 严格实施交接班,交班时应通报消防设施运行情况,检查火灾报警控制器的自检、消音、复位功能及主备电源切换,记录故障及报警处置等交接情况。

    9.6 及时报告设备故障情况,协助做好设备维修保养和故障期间的消防安全工作。

    9.7 值班人员严禁违章关闭消防设施、切断消防电源。

    9.8 值班人员要遵守值班纪律,不得私自串班;不得擅离职守;不准长时间占用值班电话;严禁在控制室内打瞌睡、睡觉;严禁喝酒、吸烟、会客和搞各种娱乐活动;严禁动用明火;严禁酒后上岗。

9.9 控制室内严禁外来人员入内。外来人员参观学习,必须经有关领导批准,方可进入,进入后严禁乱动各种设备;厂家的工作人员维修设备必须经主管领导批准,并由维修部门的人员陪同方可进入工作。

9.10 控制室内禁止存放易燃、易爆化学危险物品和其他杂物。

9.11 严格管理消控室内物品,非本科室的院内工作人员或监控、消防维保单位工作人员如需借用物品,必须填写《借物登记表》,院外人员原则上不得直接向消控借用物品。值班人员在下班前认真检查是否归还常用物品,如梯子、钥匙、门禁卡等。

9.12 消防控制室交接班制度

9.12.1 按班次要求:准时到岗,到岗后逐项交接。

9.12.2 交接项目:自动消防系统是否处于正常运行状态;上个班次发生的报警点、故障点及处理情况;有无重大设备故障;交接设备操作情况;备品交接情况;各项通知及其他情况。

9.12.3 交接班过程中,交接双方要逐项认真填写《消防控制室值班记录》并签字,《消防控制室值班记录》和有关资料要存档备查。

9.12.4 监控夜班值班人员在值班期间与搭班人员一起认真做好消控卫生工作,保持室内整洁。

10. 消防档案管理制度

10.1 明确消防档案管理的责任部门和责任人,明确消防档案的制作、使用、更新及销毁的要求。

10.2 消防档案管理应符合下列要求。

10.2.1 按照有关规定建立纸质消防档案,并宜同时建立电子档案。

10.2.2 消防档案应包括消防安全基本情况、消防安全管理情况、灭火和应急疏散预案。

10.2.3 消防档案内容应翔实,全面反映消防工作的基本情况,并附有必要的图纸、图表。

10.2.4 消防档案应由专人统一管理,按档案管理要求装订成册。

10.2.5 消防安全基本情况应包括下列内容:

a 概况和消防安全重点部位情况。

b 建筑(装修)消防设计审核、消防验收以及场所使用或者开业前消防安全检查的许可文件和相关资料。

c 消防组织和各级消防安全责任人信息。

d 消防安全管理制度和保证消防安全的操作规程。

e 消防设施、灭火器材配置情况。

f 志愿消防队人员及其消防装备配备情况。

g　消防安全管理人、自动消防设施操作人员、电气焊工、电工操作人员的基本情况。

h　新增消防产品、防火材料的合格证明材料。

10.3　消防安全管理情况应包括下列内容。

10.3.1　消防安全例会纪要或决定。

10.3.2　公安消防机构填发的各种法律文书。

10.3.3　消防设施定期检查记录、自动消防设施全面检查测试的报告以及维修保养记录。

10.3.4　火灾隐患、重大火灾隐患及其整改情况记录。

10.3.5　防火检查、巡查记录。

10.3.6　消防安全培训记录。

10.3.7　灭火和应急疏散预案的演练记录。

10.3.8　火灾情况记录。

10.3.9　消防奖惩情况记录。

八、教育训练

对　象	具体做法
1. 新进人员	岗前培训
2. 在职人员	每年定期培训(消防培训课程4次/年,每次课程2小时,全院消防疏散演练每年至少4次),每人每年参加3小时消防培训,其中2小时为全院消防培训,1小时为科室消防培训

九、质量管理

控制重点/指标	衡量、验证、监测、改善	
1. 指标名称:消防教育训练合格率	1.1	分子/分母:消防教育训练合格人数/消防教育训练总人数×100%
	1.2	目标值:≥95%
2. 指标名称:员工消防培训率	1.1	分子/分母:员工消防培训合格人数/员工消防培训总人数×100%
	1.2	目标值:100%
3. 指标名称:年度消防设施检查完成率	1.1	分子/分母:消防设施检查符合项目/消防设施检查总项目×100%
	1.2	目标值:100%

十、表单附件

1. 表　单

1.1　防火卷帘门定期检查保养表。

1.2　消防栓箱定期检查保养表。

1.3　灭火器定期检查保养表。

1.4　火警传感器定期检查保养表。

1.5　消防泵定期检查保养表。

1.6　消防主机定期检查保养表。

1.7　紧急广播系统定期检查保养表。

1.8　公共区域安全指示灯、应急灯、照明系统检查表。

1.9　烟感温感定期检查保养表。

1.10　消防喷淋检查保养表。

1.11　手动报警器定期检查保养表。

1.12　施工中消防安全持续监测表。

1.13　医院施工管理消防风险评估表。

十一、审　核

	部　门	核准主管	核准日期
主　办	保卫科	主　任：	
	设施与安全管理委员会	院　长：	

参考文件二:《火灾应急预案》,见FMS.6。

标准　FMS.7.2

标准　FMS.7.2　消防安全方案应包括吸烟限制,仅允许员工和患者在指定的非治疗区域吸烟。

标准解读　施行吸烟限制的消防安全方案,适用于所有患者、家属、员工和探视者。

1. 禁止在医院的设施中吸烟,或者至少限制吸烟者只能在与外界通风的指定非治疗区吸烟。

2. 涉及限制吸烟的消防安全方案应明确与患者相关的任何例外情况(例如,由于医疗或精神的原因,允许某患者吸烟)以及哪些人员可被批准属于这种例外情况。当确定属于例外情况时,患者应在指定的非治疗区域吸烟,远离其他患者。

参考文件:《禁烟制度》

类　别	全院制度-后勤保障		编　号	K-1-19
名　称	禁烟制度		生效日期	20××-××-××
制定单位	×××	责任人 ×××	修订日期	20××-××-××
定期更新	每一年	总页码 ×	版　本	第×版

　一、目　的

　　　为加强医院环境卫生管理,美化环境,防治污染,促进医院人群健康,参照国务院《公共场所卫生管理条例》相关规定,故特制定医院禁烟制度。

　二、范　围

　　　适用范围:所有出入于医院的人,包括医院全体工作人员、患者、家属和探视者。

三、定　义

无。

四、权　责

1. 防保科:负责政策制定和禁烟宣传工作。
2. 总务科和保卫科:负责禁烟监管工作。
3. 院办:配合禁烟宣传工作。
4. 各职能科室:配合禁烟监管工作。
5. 院内各科室:落实和执行医院禁烟制度。

五、参考文献

1. 法律法规
   1.1 《公共场所卫生管理条例实施细则》,中华人民共和国原卫生部令第80号,2011年3月10日起实施。
   1.2 《浙江省加强无烟医疗卫生机构建设意见》,浙卫办〔2013〕24号,2013年9月22日起实施。
2. 评鉴条文
   2.1 《JCI医院评审标准》(第5版),FMS.7.2。
   2.2 《三级综合医院评审标准实施细则》(2011版),第六章"医院服务"(八、后勤保障管理)6.8.9。

六、政　策

1. 医院成立禁烟领导小组,下设禁烟工作办公室,具体负责本制度的实施。实行院科两级管理,责任明确。各科室实行科主任、护士长负责制,开展禁烟宣传、监督和管理工作。
2. 医院内全面禁烟,所有场所禁止任何人员吸烟。对烟瘾特别严重者、癌症末期和临终患者等可以酌情放宽限制,先劝导其用电子烟替代,病情允许者由家属或医护人员护送至院外吸烟,病情较重者可自备尼古清替代治疗(电子烟、戒烟贴、尼古清等可在当地药店购买)。
3. 在院内工作场所包括门厅、楼道、会议室、接待室、办公室、食堂、厕所等摆放明显的禁止吸烟标志,并不得放置吸烟器具。
4. 医院内禁止各种形式的烟草广告和赞助活动。
5. 禁止在医院小卖部、餐厅等区域销售香烟。
6. 本院职工负有劝阻他人在禁烟区内吸烟的义务和责任。
7. 医院的禁烟巡查员由全体保安、保洁和服务台人员组成,负责院内巡查,及时劝阻和纠正违规行为,发现烟头及时处理。
8. 若患者、家属或探视者出现吸烟行为,先由员工劝导停止吸烟,经劝导无效者,则通知保安人员协助处理。
9. 在院内利用多种形式开展吸烟有害健康的宣传教育工作。
10. 呼吸内科兼禁烟门诊,把禁烟工作长期纳入临床诊疗或防治工作中,医务人员指导患者戒烟和使用戒烟药物、禁烟用品。

11. 将禁烟工作纳入到各科室的工作计划,列入质控检查指标,与年度评优工作挂钩。禁烟领导小组对禁烟制度的执行情况进行不定期检查,根据禁烟考评标准及奖惩制度给予奖惩。

七、教育训练

对　象	具体做法
1. 新进人员	禁烟制度岗前培训
2. 在职人员	禁烟宣导活动

八、审　核

部　门		核准主管	核准日期
主　办	防保科	科　长:	
		院　长:	
协　办	1. 后勤保障部	主　任:	
	2. 保卫科	主　任:	

标准 FMS.8

标准 FMS.8 医院应规划和实施一项方案,用于检查、测试和维护医疗器械并记录结果。

标准解读 为确保医疗器械可用并且正常发挥作用,医院应执行和记录:

1. 医疗器械盘存及清单。

2. 医疗器械的定期检查。

3. 根据使用情况和制造商的要求检测医疗器械。

4. 预防性维护的开展。

应由产品合格人员提供这些服务。检查、测试新购入的医疗器械,并根据产品的年限、用途和制造商的说明,定期检查和测试在用的医疗器械。检查、测试结果及任何维护情况都要被记录在案。这有利于保证维护过程持续进行,并为医疗器械更新、升级等资金规划提供参考。

参考文件一:《医疗设备管理制度》

<table>
<tr><td rowspan="4"></td><td>类　　别</td><td>全院制度-设备管理</td><td>编　　号</td><td>M-1-01</td></tr>
<tr><td>名　　称</td><td>医疗设备管理制度</td><td>生效日期</td><td>20××-××-××</td></tr>
<tr><td>制定单位</td><td>×××　　责任人　　×××</td><td>修订日期</td><td>20××-××-××</td></tr>
<tr><td>定期更新</td><td>每一年　　总页码　　×</td><td>版　　本</td><td>第×版</td></tr>
</table>

一、目　的

加强本院医疗设备的科学管理,合理配置和有效利用医疗设备资源,保证使用安全。

二、范　围

适用范围:本院在用医疗设备和医用卫生材料。

三、定　义

无。

四、权　责

责任科室:医学装备部。

五、参考文献

1. 法律法规

1.1 《医疗器械监督管理条例》,国务院令第650号,2014年6月1日起施行。

1.2 《浙江省医疗机构药品和医疗器械使用监督管理办法》,浙江省政府令第238号,2007年12月1日起施行。

1.3 《医疗器械不良事件监测工作指南(试行)》,国食药监械〔2011〕第425号附件,2011年9月16日起施行。

1.4 《医疗器械不良事件监测和再评价管理办法》,国食药监械〔2008〕第766号,2008年12月29日起施行。

1.5 《医疗器械临床使用安全管理规范》,卫医管发〔2010〕第4号,2010年1月18日起施行。

2. 评鉴条文

2.1 《JCI医院评审标准》(第5版),FMS.8。

2.2 《三级综合医院评审标准实施细则》(2011版),第六章"医院服务"(九、医学装备管理)。

六、政　策

1. 总　则

1.1 为加强本院医疗设备的科学管理、合理配置和有效利用,并保障其使用安全,医学装备部作为全院医疗设备的主管部门,具备以下权责。

1.1.1 负责制订全院医疗设备管理计划,并根据该计划管理医疗设备。

1.1.2 负责对全院医疗设备的资产登记,并每年实行医疗设备资产清查工作,确保账物相符。

1.1.3 负责医疗设备的采购、验收和培训工作,建立医疗设备档案。

1.1.4 负责制订与实施医疗设备预防性维护计划。

1.1.5 开展医疗器械不良事件监测工作,事件发生后,应积极核实、收集相关资料,及时上报至县市场监督管理局。

1.2 各部门负责人应做到:

1.2.1 确保部门员工掌握以下要点:

a 基本操作步骤和安全注意事项。

b 某些特殊医疗设备的适用范围。

c 设备故障时的报告步骤及紧急处理程序。

1.2.2 监督医疗设备一级保养工作。

1.2.3 应与医学装备部一起在患者第一次使用前,对新的生命支持设备/抢救用医疗设备完成安全性能的检查。

1.2.4 指定科室人员协助完成设备清查、计量强检等工作。

1.3 各部门员工应做到:

1.3.1 安全地使用设备。使用前应进行检查,使用后保持设备状态良好。做好医疗设备的使用记录。

1.3.2 熟悉操作规程或说明书放置的地方,以备查用。

1.3.3 设备发生故障时,应采取下列措施:

    a 故障的设备,应立即挂上"停用"警告标牌并将可移动设备脱离服务区。

    b 通知医学装备部及时维修。

    c 如发生可疑医疗器械不良事件,应按《医院不良事件报告制度及处理规程》及时上报,并通知医学装备部。

1.4 卫生材料仓库要按器械和耗材的性质分类保管,做到账物相符,库房应通风、防潮、整洁,防止器械和耗材损坏。

2. 员工培训

2.1 使用科室员工

2.1.1 新安装的医疗设备,由医学装备部或设备供应商负责对设备使用部门员工进行设备操作和日常保养方面的培训。培训结束后需进行受训员工的操作考核,合格后在验收报告上做好记录。

2.1.2 接受培训的员工应配合医学装备部及时根据培训内容制定新设备的操作规程,科室负责人落实全体员工的培训,并做好培训记录。

2.2 医学装备部员工

2.2.1 所有医学装备部新员工须接受上岗前基本技能及安全常识的岗前培训。医学装备部应尽量争取对新购医疗设备的维修技能培训。参加维修技能培训的医学装备部员工,应负责本部门其他员工的培训工作,并做好相应的培训记录。

2.2.2 医疗设备操作不到位引起故障率高的,医学装备部应对该设备使用部门进行针对性的指导与培训。

3. 医疗设备维修管理

3.1 医学装备部负责医院所有医疗设备的维修管理工作,医学装备部员工应在接到报修通知后尽快到设备所在科室维修出现故障的设备。生命支持设备故障时,应优先启用调度方案。

3.2 维修完成后及时填写维修报告。

3.3 需要购买维修配件或申请院外公司维修时,应先由公司出具报价单,随后通报医学装备部部长,在商议确定合理价格后,方可购买配件或通知公司上门维修。

3.4　完成维修的医疗设备需确认功能完好后方可使用。

3.5　医学装备部应储备好医疗设备常用配件,以提高维修效率。

3.6　使用部门提出的医疗设备报损申请,须上交至医学装备部。经医学装备部工程师判定、审核后,给出具体意见,并做相应处理。若因使用年数较长等原因,造成医疗设备主要部件发生损坏,导致故障难以修复或不具备修复价值的,可由医学装备部向使用部门给出报损处理建议。

3.7　每位维修工程师应进行每月一次的医疗设备巡检,发现问题要及时处理。

4.　医疗设备预防性维护

4.1　在用医疗设备与新购入的医疗设备,应根据生产厂家要求及风险评估结论来制订相应的预防性维护计划。

4.2　完成预防性维护后,应及时做好相应记录,在检测合格的医疗仪器上粘贴PM标签,注明下次再检日期。

4.3　对预防性维护工作中发现存在故障的医疗设备,按维修程序进行维修。

5.　医疗设备档案管理

5.1　档案员负责对医疗设备建立档案,内容包括:购置申请单、医疗器械注册证、医疗器械生产企业许可证、医疗器械经营企业许可证、营业执照、购买合同和安装验收记录;十万元以上的医疗设备还应包括招投标文件、评标报告、中标通知书等;进口医疗设备应保留报关单及商检报告。

5.2　在新购入医疗设备安装验收时,参与验收的工程师应协助档案员确认并收集齐全所需资料,交至档案员。

5.3　妥善保存设备档案,并至少在该设备停止使用后再保留四年。

七、审　核

部　门		核准主管	核准日期
主　办	医学装备部	主　任:	
		院　长:	

参考文件二:《医疗设备风险评估作业程序》

类 别	全院制度-设备管理		编 号	M-1-05
名 称	医疗设备风险评估作业程序		生效日期	20××-××-××
制定单位	×××	责任人 ×××	修订日期	20××-××-××
定期更新	每一年	总页码 ×	版 本	第×版

一、目 的

1. 为评估医疗设备的风险,从而保证其功能完好和正常运行。
2. 为制定医疗设备的保养周期和淘汰更新提供依据。
3. 在医疗设备采购时作为一种产品横向比较的依据。

二、范 围

适用范围:本院在用医疗设备。

三、定 义

大型医疗设备:依据《大型医用设备配置与使用管理办法》(卫规财发〔2004〕474号)指定的大型医疗设备。

一类医疗器械产品:依据国家食品药品监督管理总局《关于发布第一类医疗器械产品目录的通告》(2014年第8号)规定的医疗器械产品。

四、权 责

责任科室:医学装备部。

五、参考文献

1. 法律法规
   1.1 《医疗器械临床使用安全管理规范(试行)》,卫医管发〔2010〕4号,2010年1月18日起实施。
   1.2 《大型医用设备配置与使用管理办法》,卫规财发〔2004〕474号,2005年3月1日起实施。
2. 评鉴条文
   2.1 《JCI医院评审标准》(第5版),FMS.8.1
   2.2 《三级综合医院评审标准实施细则》(2011版),第六章"医院服务"(九、医学装备管理)6.9.4。

六、政 策

1. 为了评价在用新购医疗设备是否运行良好、协助制定医疗设备的保养周期,以及评估在用设备是否应当淘汰更新,故执行医疗设备风险评估程序。医疗设备的风险评估,应每年重新进行一次。

2. 医疗设备采购时的风险评估:

    2.1   新购设备时,除效益分析外,应由医学装备部依据本院医疗设备风险评估表进行风险评估。

    2.2   评估结果需被纳入采购资料中。

3. 医疗设备验收时的风险评估:

    比较新购医疗设备的风险评估结论与厂商建议的保养频率,两者中应选择频率高者作为新购医疗设备的保养频率。

4. 年度医疗仪器风险评估:

    4.1   医学装备部在规划医疗设备年度保养计划前,要做年度风险评估。

    4.2   每台设备的历史运行情况和维修记录应被纳入该评估中,一起决定该设备在本年度的保养频率。

5. 评估方法:

    本院采用的《医疗设备综合风险评估系统表》,以设备临床功能、设备风险程度、损坏发生概率预估、事故历史,以及制造商/管理部门的特殊要求作为评估依据。

评分标准	权 重	分 数
设备临床功能		
不接触患者	1	
设备可能直接接触患者,但是并不起关键作用	2	
设备用于患者疾病诊断或直接监护	3	
设备用于直接为患者提供治疗	4	
设备用于生命支持	5	
设备风险程度		
设备故障不会导致风险	1	
设备故障导致低风险	2	
设备故障会导致治疗失误,诊断错误或对患者监护失效	3	
设备故障可能导致患者或使用者的严重损伤乃至死亡	4	
问题避免概率		
维护检查不影响设备的可靠性	1	
常见设备故障类型是不可预计或者不是非常容易预计的	2	
常见的设备故障类型不易预计,但设备历史纪录表明是技术指标测试中经常检测到的问题	3	

续　表

评分标准	权　重	分　数
常见的设备故障类型可以预计,并且可以通过预防性维护措施避免	4	
制造商有明确具体的规定,要求决定预防性维护或测试	5	
事故历史		
没有显著的事故历史	1	
存在显著的事故历史	2	
制造商/管理部门的特殊要求		
没有要求	1	
*有独立于数值评级体系的测试要求	2	
总分		

注:*若有独立于数值评级体系的测试要求,按照生产厂家或相关法规制度的要求设定保养频率。

6. 降低风险策略

等　级	风险分数	其他条件	降低风险策略
I	≥13分	无	1. 预防性维护频率为每年2次 2. 医学装备部与厂商现场教育训练,确认人员操作技能 3. 随设备放置操作规程 4. 操作人员经教育训练后,方可进行操作
		1. 彩色多普勒超声诊断设备 2. 大型医疗设备	1. 预防性维护频率为每季度1次 2. 医学装备部与厂商现场教育训练,确认人员操作技能 3. 随设备放置操作规程 4. 操作人员必须具备上岗证方能操作 5. 操作人员经教育训练后,方可进行操作
		输液室、急诊与儿科门诊的空气消毒机	预防性维护频率为每季度1次
II	≤12分 ≥8分	无	1. 预防性维护频率为每年1次 2. 操作人员经教育训练后,方可进行操作 3. 随设备放置操作规程

续　表

等　级	风险分数	其他条件	降低风险策略
Ⅲ	≤7分 其他	根据《医疗器械监督管理条例》国务院令第650号的要求,对第一类医疗器械实行产品备案管理,降低风险评估等级	1. 使用科室日常保养 2. 医学装备部巡检 3. 设备安装验收时经工程师现场指导后才可进行操作
		其他无医疗器械注册证的产品	

7. 其他降低风险策略

7.1　若该医疗设备使用已超过10年,则提高保养频率。

7.2　厂商告知停产,且公告维修配件停产年限时,应着手寻找替代产品。

7.3　厂商建议保养频率与医院风险评估保养频率相比,应采纳频率较高者。

7.4　医疗设备风险评估等级及保养周期的结论,应与保养实施记录一同保存。

七、流　程

1. 医疗设备风险评估流程图如下。

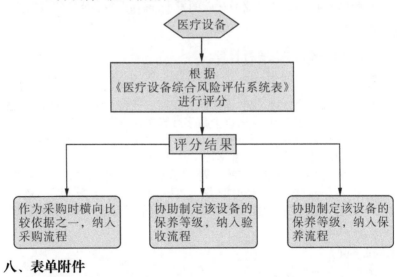

八、表单附件

医疗设备综合风险评估系统表。

九、审　核

部　门		核准主管	核准日期
主　办　医学装备部	主　任：		
	院　长：		

参考文件三：《巡检及预防性保养制度》

类　别	全院制度-设备管理		编　号	M-1-08
名　称	巡检及预防性保养制度		生效日期	20××-××-××
制定单位	×××	责任人　×××	修订日期	20××-××-××
定期更新	每一年	总页码　×	版　本	第×版

一、目　的

通过保养,使在用医疗设备处于良好的运行状态,减少或避免设备偶然故障的发生,延缓设备必然故障的发生,确保设备性能稳定可靠。

二、范　围

适用范围:本院在用医疗设备。

三、定　义

1. 大型医疗设备:X线电子计算机断层扫描装置(CT)、医用磁共振成像设备(MRI)和800毫安以上数字减影血管造影X线机(DSA)。
2. 生命支持设备/抢救用医疗设备:除颤仪、监护仪、微量注射泵、呼吸机、麻醉机、婴儿培养箱、高频电刀和洗胃机。
3. 预防性维护:按照一定的计划,周期性地对医疗器械进行系统检查、维护和保养,减少或避免设备偶然故障的发生,延缓设备必然故障的发生,确保设备性能稳定可靠,避免因故障停机而采取的预防性保护措施。

四、权　责

责任科室:医学装备部。

五、参考文献

1. 法律法规
    1.1 《医疗器械临床使用安全管理规范(试行)》,卫医管发〔2010〕4号,2010年1月18日起实施。
2. 评鉴条文
    2.1 《JCI医院评审标准》(第5版),FMS.8。
    2.2 《三级综合医院评审标准实施细则》(2011版),第六章"医院服务"(九、医学装备管理)6.9.6。

六、政　策

1. 医学装备部巡检工作
    1.1 根据工程技术人员不同管理区域划分,由工程技术人员分别根据《医疗医学装备部室检对/签名表》实施巡检工作。巡检频率设定为1次/月,并保证每月能巡检到每一个科室。
2. 全院医疗设备采取3级保养制度,即使用科室日常保养、医学装备部定期保养、厂家定期保养。
3. 使用科室日常保养
    3.1 医疗设备使用科室应领取《医疗设备使用登记本》,每日记录风险等级为Ⅰ级与Ⅱ级的设备的运行情况。
    3.2 医疗设备使用人员应当按照设备附带的操作规程来进行操作,以避免不当使用所造成的设备故障、性能下降和使用寿命缩减。
    3.3 设备使用人员也应当参照操作规程的指示来对设备进行第1级保养,保持接触面及设备外表清洁,延长使用寿命。
4. 医学装备部定期保养
    4.1 医学装备部负责对全院设备进行第2级保养,具体措施有:巡检、预防性维护、计量检定等,并做好记录工作。
    4.2 巡检周期为1次/月;预防性维护周期根据设备风险评估得分确定;计量检定周期根据《中华人民共和国计量法》确定。
5. 厂家定期保养
    5.1 医学装备部负责定期联系设备售后部门,要求派遣工程师来我院对部分设备进行保养,检查其运行状态、更换易耗易损配件,保证设备可靠运行,并要求其出具设备保养工单,交医学装备部存档。

七、流 程

1. 预防性维护作业流程图如下。

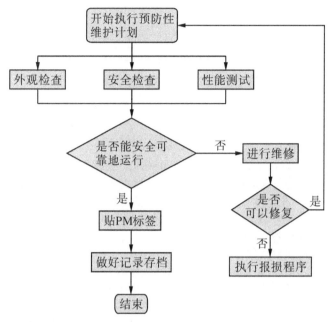

2. 巡检流程步骤

步 骤	流程说明
1. 巡检流程	1.1 工程技术人员领取新的《巡检科室签名表》和《医疗设备巡检表》 1.2 根据《巡检科室签名表》,对辖区所有科室进行巡检工作 1.3 每当完成一个科室的巡检后,在《医疗设备巡检表》上填写巡检记录,并由该科室人员在《巡检科室签名表》上签名确认,然后继续巡检下一科室 1.4 完成本次巡检后,巡检人员将《医疗设备巡检表》交回医学装备部存档,记录保留4年 1.5 对巡检中发现的问题,巡检人员要及时处理,保持设备的良好运行状态

3. 预防性维护工作流程步骤

步 骤	流程说明
1. 外观检查	1.1 设备清洁:确保该设备在患者使用后已清理,检查外部单元的清洁,如果有血迹或其他液体溅出的痕迹,设备应按照制造商的清洁指导进行清洁 1.2 箱体、显示器、底座、推车及其余组件无损坏:检查装置的外观状况,确保塑料外壳完好无损,而且所有组装件都在,并且安装稳固。检查设备外部是否存在裂缝,检查架子和箱子的安全,检查脚轮的情况并确保其能够正常转动,并且旋转的方式适当。检查刹车的状态 1.3 控制开关正常:确保所有开关、按钮、旋钮和其他控制器件的可操作性,验证旋钮的旋转方向与控制面板上的标识一致 1.4 有正确清晰的资产号、各种标签和警示:确保所有的资产号、设备标签、警告标签或其他的标签可以很容易地阅读,检查资产号码,确保其没有覆盖任何警示、警告标签或其他设备信息 1.5 管路:检查所有外部接管的情况,确保它们没有被压破或拗折。检查连接器的状态,查找如剥离或跨线等损害,确定连接器连接紧密 1.6 电源线、电缆配件、充电器:检查电源线的外观状态,查看是否存在电线折断、老化、绝缘失效等情况。检查插头的外观状态,查看是否存在插头弯曲或松动的情况。确保应变释放器件完好无损。检查电缆的外观状态,查看是否存在电线磨损,接头松动或弯曲的情况。确保连接处干净,并无腐蚀或阻塞物如残胶或头发。确认用完即弃的配件都是在有效期内 1.7 过滤器和通风口清洁:确保过滤器和通风口无尘埃堆积,且无其他阻塞物。特别注意要冷却风扇,必要情况下清洁或更换过滤器
2. 更换维修与保养	2.1 对已达到使用寿命的、性能下降至不符要求的或说明书规定要定期更换的配件,要及时进行更换,预防可能的故障发生,进而造成整机故障。应检查电池的工作状况,并按说明书要求定期更换,若电量不足要督促科室人员及时充电 2.2 对设备表面与内部电气部分及机械部分进行清洁,清洗空气过滤网及管路;对设备插头、插座进行抛光清洁,防止接触不良;对必要的机械部分加油润滑

续　表

步　骤	流程说明
3. 性能测试	3.1　开机检查设备的指示灯、LED 灯和显示器在日间是否有足够的显示亮度,状态是否正常。进入各功能菜单,检查设备的基本功能是否正常。通过模拟测试,检查设备各项报警功能是否正常,包括参数设置范围报警、故障代码显示与报警、声光报警、机械安全保护、过载报警。检查设备开机自检与手动自检功能是否良好等 3.2　利用检测用仪器与标准品,定期对医疗设备主要技术指标进行检测,以保证设备运作在制造商的技术指标范围之内且符合国家相关的法律法规要求,确保机器安全有效地应用于患者。若机器的技术指标存在偏差,可根据说明书的要求进行必要的校正和调整,随后重新进行检测直至符合要求;若机器主要指标偏离太大,应进行维修;对于无法维修的,应执行报损程序
4. 安全检查	4.1　电气安全检查 　　4.1.1　检查各种引线、插头、连接器等有无破损 　　4.1.2　接地线是否可靠连接,测量接地线电阻和漏电电流(患者漏电电流、机壳漏电电流、接地漏电流、患者导联漏电电流)是否在允许限度内 4.2　机械检查 　　4.2.1　检查机架是否稳固,机械运转是否正常 　　4.2.2　各连接部件有无松动、脱落或破裂等迹象

八、表单附件:

1. 附　件
   1.1　医疗设备巡检表。
   1.2　医疗设备巡检科室检对/签名表。

九、审　核

部　门		核准主管	核准日期
主　办	医学装备部	主　任:	
		院　长:	

参考文件四:《医疗设备及卫生材料供应链管理作业程序》

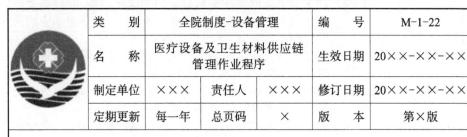

类　别	全院制度-设备管理		编　号	M-1-22
名　称	医疗设备及卫生材料供应链管理作业程序		生效日期	20××-××-××
制定单位	×××	责任人　×××	修订日期	20××-××-××
定期更新	每一年	总页码　×	版　本	第×版

一、目　的

为了更好地规范医院医疗器械采购程序,不断完善与提高采购工作中的规范性、合法性和透明度,最大限度地维护医院利益。

二、范　围

适用范围:本院在用医疗设备、医用卫生材料。

三、定　义

无。

四、权　责

责任科室:医学装备部。

五、参考文献

1. 法律法规
    1.1 《中华人民共和国政府采购法》,主席令第68号,2002年6月29日起实施。
    1.2 《中华人民共和国招标投标法》,主席令第21号,1999年8月30日起实施。
    1.3 《机电产品国际招标投标实施办法》,商务部2014年1号令。
    1.4 《浙江省医疗机构药品和医疗器械使用监督管理办法》,浙江省人民政府令第238号。
2. 评鉴条文
《JCI医院评审标准》(第5版),FMS.8。

六、政　策

1. 医疗设备的请购、采购与验收
    1.1 医疗设备请购
        1.1.1 各业务科室应根据临床、科研、教学工作需要,按年度编报设备购置申请计划,填写《医疗设备固定资产购置申请表》,评估效益、性能、可行性,由医学装备部汇总后,交医学装备委员会讨论通过,由院领导批准后执行。

1.1.2　购置属于政府集中采购目录内的医疗设备,应将购置申请计划上报当地政府采购部门,经批准后,再报相应的采购机构实施。

1.1.3　对紧急情况或临床急需的医疗设备,应由使用科室提出申请,交院领导批准后,优先办理。

1.1.4　购置医疗设备所需的耗材及配件时,应将购置申请表交至医学装备部审核,再报分管领导批准执行。

1.1.5　科研项目所需要的医疗设备,应根据科研经费、批准项目,由科教部门统一提出计划,报医学装备部审核后,由分管领导批准执行。

1.1.6　本院禁止医疗设备与卫生材料的赠送、科研合作、临床试用等行为。

1.1.7　各业务科室不得对外签订订购合同或向厂商承诺购置意向。

1.2　医疗设备采购

1.2.1　医学装备部应根据各专业科室业务的性质和医疗与教学的需要,按批准计划项目内容进行采购。

1.2.2　购置医疗设备前,必须查验供应商提供的《医疗器械注册证》《医疗器械生产企业许可证》《医疗器械经营企业许可证》等证件的真实性与有效性,所有证件复印件必须加盖经销单位公章。不得购置无证和伪劣产品,优先选择无发生召回事件与不良事件的产品,严格把好质量关。

1.2.3　医疗设备采购以政府采购办批准的方式进行。属于政府采购目录或集中采购招标范围的医疗设备,应按规定委托招标采购。对于自行采购招标的,应做到公开、公平、公正。

1.2.4　对于急需和因特殊情况不适合招标采购的设备,可采用询价或定向单一来源采购,但应报单位领导批准。属政府采购范围的,应报当地政府采购部门批准。

1.2.5　采购部门应及时掌握采购计划的进度,临床急需的设备应优先采购。

1.2.6　使用科室不得擅自采购或以先试用后付款的方式采购医疗设备。

1.2.7　购置大型医疗设备,必须先填写可行性报告及大型医疗设备配置申请表,报浙江省卫生厅批准后执行。

1.3　医疗设备验收

1.3.1　购进的各种医疗设备,必须严格按照验收程序进行。验收合格以后方可入库。与要求不符或有质量问题的,应及时退货或换货。

1.3.2　验收工作必须及时,尤其是进口设备,必须掌握合同验收与索赔期限,以免因验收不及时而造成损失。

1.3.3 医疗设备验收应有使用科室、医学装备部及厂商代表共同参加,如要申请进口商检的设备,必须有当地商检部门的商检人员参加。验收结果必须有记录并由参加验收各方共同签字。

1.3.4 验收情况必须做详细记录,严格按合同的品名、规格、型号、数量逐项验收。对与合同不符的情况,应及时与厂商交涉或上报商检部门要求索赔。

1.3.5 技术质量验收应按生产厂商提供的各项技术指标或按招标文件中承诺的技术指标、功能和检测方法,逐项验收。对大型医疗设备的技术质量验收,应由浙江省卫生厅授权的机构进行。验收结果应做详细记录,并作为技术档案保存。

1.3.6 依据《浙江省医疗机构药品和医疗器械使用监督管理办法》的要求,所有设备验收时须填写《医疗机构购进医疗仪器/设备验收记录卡》。

1.3.7 对违反验收作业程序而造成经济损失或医疗伤害事故的,应追究有关责任人的责任。

2. 医用卫生材料请购、采购、验收
   2.1 医用卫生材料请购
       2.1.1 常用卫生材料的请购,由库管员根据库存情况,当发现该材料库存不足时,通过 ERP 软件向医学装备部提出采购申请。
       2.1.2 各业务科室应根据临床、科研、教学工作需要,需购买新增卫生材料时,填写《新增卫生材料购置申请表》,由医学装备部汇总后,交医学装备委员会讨论通过,由院领导批准后执行。

   2.2 医用卫生材料采购
       2.2.1 医学装备部应根据各专业科室业务的性质和医疗、教学、科研的需要,按批准计划项目内容进行采购。
       2.2.2 购置卫生材料前,必须查验供应商提供的《医疗器械注册证》《医疗器械生产企业许可证》《医疗器械经营企业许可证》等证件的真实性与有效性,所有证件复印件必须加盖经销单位公章。不得购置无证和伪劣产品,优先选择无发生召回事件与不良事件的产品,严格把好质量关。
       2.2.3 属于省市集中招标采购确定的中标品种,参照中标品种价格采购。对于自行采购招标的,应做到公开、公平、公正。
       2.2.4 采购部门应及时掌握采购计划的进度,对临床急需的卫生材料应优先采购,以保障临床需要。
       2.2.5 使用科室不得擅自采购或以先试用后付款的方式采购卫生材料。

2.3　医用卫生材料验收入库

2.3.1　严格执行并做好医用卫生材料采购验收记录,填写验收单。采购验收记录至少应包括:购进产品的企业名称、产品名称、型号规格、产品数量、生产批号、灭菌批号、产品有效期等。根据记录应能追查到每批卫生材料的进货来源。

2.3.2　卫生材料入库,在ERP系统详细登记材料信息,须录入产品名称、型号规格、生产批号、产品有效期等;高值耗材采用序列号条码管理,须逐一贴码,确保一物一码。

2.4　医用卫生材料出库

2.4.1　卫生材料出库,应提交单据,如领用单、调拨单、报损单、退货单及盘存清单,出库分别为领用出库、盘亏出库和调拨出库。

2.4.2　仓库保管员按照"先进先出"的原则,按批号逐批发货。

2.4.3　仓库保管员和领用人对出库货物的名称、规格、型号、数量、有效期、包装标示等进行核对检查。如有差错及时纠正,核对无误后,双方在出库单上签字确认。

2.5　医用卫生材料库房养护

2.5.1　应当设置与使用规模相适应的库房。库房应与生活、办公和医疗区域分开。库房面积应与正常使用量相适应。库内应有必要的货架、地面衬垫物,存放环境须干燥、清洁,并有必要的温度、湿度控制设备。做好通风、避光、防尘、防虫、防鼠、温湿度调节,以及消防安全工作。

2.5.2　按照规定划分四个区,按色标管理:合格区为绿色,不合格区、退货区为红色,待检区为黄色。

2.5.3　应按产品说明书标明的贮存条件存放医疗器械。贮存区域的温湿度一般要求为:气温10~24℃左右,相对湿度应保持在35%~75%。

2.5.4　产品要制作好标识,做到医疗器械产品按品种、批次摆放,离地离墙保持至少10厘米的距离。

2.5.5　发现库内有过期失效或包装破损、质量异常、标识模糊的医疗器械时,应做好记录并存放于不合格区,不得私自随意处理。

2.5.6　正确记载产品的进出动态,做到日记日清,季对季盘,保证账物相符。

2.5.7　每月应对存储的医疗器械进行检查与养护,对有效期在6个月以内和有质量问题的,应写入《月度医疗器械检查养护记录》中。

2.5.8　每月进行库存产品的盘存,并做好记录,做到账物相符。

七、流 程

1. 医疗设备购置申请、采购与验收作业流程图如下。

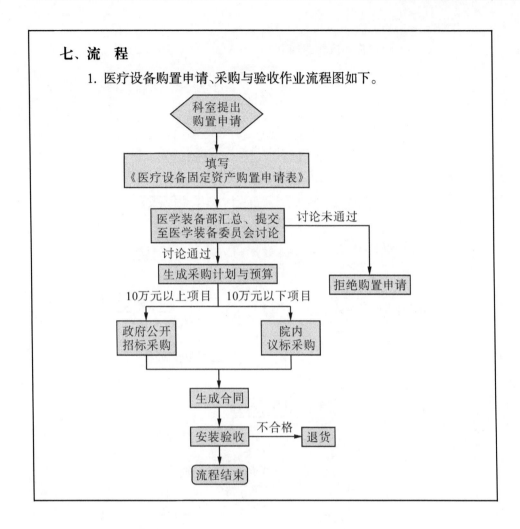

2. 卫生材料作业流程图如下。

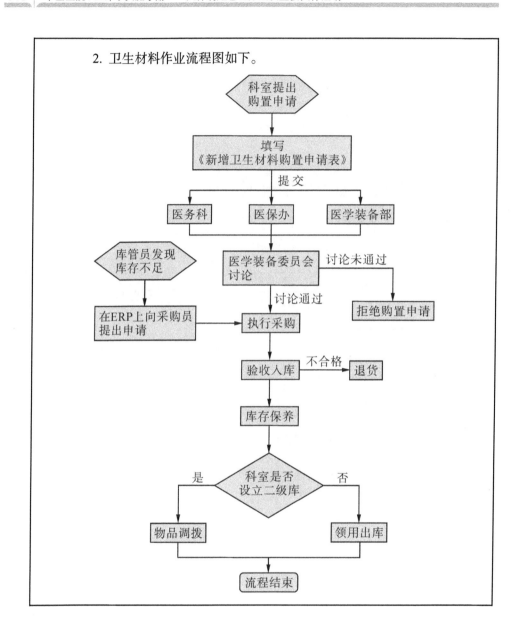

3. 流程步骤

步　骤	流程说明
1. 计划请购流程	1.1　各科室根据科室需要,填写《医疗设备固定资产购置申请表》。 1.2　医学装备部收集并汇总各科室的申请表,检查其内容真实性及完整性后上交医学装备委员会。 1.3　医学装备委员会讨论各科室的申请计划,经院领导批准后执行。
2. 紧急请购流程	2.1　对于紧急情况或临床急需的医疗器械,由所在科室领导填写申请表,并上交医学装备部。 2.2　医学装备部证实情况后交由院领导批准,优先办理。
3. 大型设备购置请购流程	3.1　医学装备部和申请购置科室共同填写可行性报告及大型医疗设备配置申请表。 3.2　医学装备部报浙江省卫生厅批准后执行。
4. 设备验收流程	4.1　设备经销商在合同约定时间内通知医学装备部装机时间。 4.2　医学装备部通知使用科室在装机日做好准备工作。 4.3　新设备与装机工程师到达医院后,医学装备部派出工程师进行全程陪同的装机验收工作。 4.4　院方工程师检查设备实物、配件数量等与证件、合同是否相符,外观是否完好,有无损伤。 4.5　厂方工程师开始装机。 4.6　装机完成后由使用科室试运行,并做好培训工作。运行成功并可满足该科室需求后方可由科室领导签字验收。 4.7　院方工程师收集随机文档及备件,将文档与验收单交至档案管理员;备件则放置于设备仓库以供未来使用。 4.8　档案管理员检查证件合同的一致性后经医学装备部领导签字验收后入档。 4.9　验收合格的设备应由档案管理员办理入库手续。入库单一式三联,一联交会计作记账凭证,一联交库房保管作入账凭证,一联交采购员存查。

八、表单附件

1. 表　单

1.1　医疗设备固定资产购置申请表。

1.2　医疗机构购进医疗设备验收记录卡。

1.3　新增卫生材料购置申请表。

九、审 核

部 门		核准主管	核准日期
主 办	医学装备部	主 任:	
		院 长:	

参考文件五:《医疗设备安全操作使用管理制度》

类 别	全院制度-设备管理		编 号	M-1-11
名 称	医疗设备安全操作使用管理制度		生效日期	20××-××-××
制定单位	×××	责任人 ×××	修订日期	20××-××-××
定期更新	每一年	总页码 ×	版 本	第×版

一、目 的

为了加强医疗设备临床使用安全管理工作,降低医疗设备临床使用风险,提高医疗质量,保障医患双方合法权益。

二、范 围

适用范围:医疗设备使用人员。

三、定 义

无。

四、权 责

责任科室:医学装备部。

五、参考文献

1. 法律法规

《医疗器械临床使用安全管理规范(试行)》,卫医管发〔2010〕4号,2010年1月18日起实施。

2. 评鉴条文

《JCI医院评审标准》(第5版),FMS.8。

六、政 策

1. 操作准入制度

    1.1 新进医疗设备使用人员须由厂方工程师进行使用培训或指导(参见《医疗设备、植入性器械使用人员培训考核制度》),未通过培训考核者不得开机使用。

    1.2 大型医用设备须取得卫生部颁发的《大型医用设备配置许可证》方能投入使用,使用人员须持有大型医用设备上岗合格证,且须经由医学装备部与厂家进行操作培训及考核后,方能上岗操作。

2. 日常操作使用管理制度

    2.1 使用科室负责人负责本科室医疗设备的管理。

    2.2 操作人员在医疗设备使用过程中不应离开工作岗位,如发生故障应立刻停机、切断电源、停止使用。同时须挂上"故障停用"警告标牌,以防他人误用,并向医学装备部报修。

    2.3 根据《医疗设备风险评估作业程序》,风险等级为Ⅰ,Ⅱ级的医疗设备应建立《医疗设备一级保养登记本》,对开机状态、使用情况和出现的问题进行登记。使用人员应做好医疗设备日常保养工作,爱护设备,保持设备的清洁。

    2.4 根据《医疗设备风险评估作业程序》,风险等级为Ⅰ,Ⅱ级的医疗设备应随机挂置或摆放操作规程,科室使用人员按照操作规程对设备进行规范化操作。

    2.5 使用人员在下班前应按规定顺序关机,并切断电源、水源,以免发生意外事故;对于需连续工作的设备,应做好交接班工作。

    2.6 大型医用设备,或临床诊断工作任务较重的设备,发生故障停机时应及时向院领导和医务部上报。

    2.7 科室人员要精心爱护医疗设备,对人为因素造成的设备故障将追究责任并给出相应的处理。

七、审 核

部 门		核准主管	核准日期
主 办	医学装备部	主 任:	
		院 长:	

标准　FMS.8.1

标准　FMS.8.1　医院应具备用于监测医疗器械危险警报、召回、可报告事件、问题和故障并采取相应措施的系统。

标准解读　医院应具备用于监测制造商、供应商或监管机构发出的医疗器械危险警报、召回、可报告事故、问题和故障并采取相应措施的系统。有些国家和地区要求报告任何涉及死亡、严重伤害或疾病的医疗器械。医院必须遵从适用于医疗器械事故报告的法律法规。医疗器械管理方案包含任何存在已报告问题或故障的医疗器械，或已发出危险警报或正被召回的医疗器械的使用情况。

参考文件一：《医疗器械不良事件监测和报告制度》

	类　　别	全院制度-设备管理		编　　号	M-1-04
	名　　称	医疗器械不良事件监测和报告制度		生效日期	20××-××-××
	制定单位	×××	责任人　×××	修订日期	20××-××-××
	定期更新	每一年	总页码　×	版　　本	第×版

一、目　的

　　为了加强院内医疗器械的科学管理,减少不良事件的发生,对有隐患的医疗器械迅速做出处理,保障医疗设备的安全使用。

二、范　围

　　适用范围:本院在用医疗器械。

三、定　义

　　1. 医疗器械不良事件:获准上市的、合格的医疗器械在正常使用情况下,发生的或可能发生的任何与医疗器械预期使用效果无关的有害事件。

2. 医疗不良事件的监测:对可疑医疗不良事件的发现、报告、评价和控制的过程。

四、权 责

责任科室:医学装备部。

五、参考文献

1 法律法规

1.1 《医疗器械不良事件监测工作指南(试行)》,国食药监械〔2011〕425号,2011年09月16日起实施。

1.2 《医疗器械不良事件监测和再评价管理办法(试行)》,国食药监械〔2008〕766号,2008年12月29日起实施。

2. 评鉴条文

2.1 《JCI医院评审标准》(第5版),FMS.8.1。

2.2 《三级综合医院评审标准实施细则》(2011版),第六章"医院管理"(九、医学装备管理)6.9.4。

3. 其他参考文献

《不良事件侦测及分析管理办法》。

六、政 策

1. 不良事件监测体系

1.1 医疗器械使用科室护士长作为各科室医疗器械不良事件监测联络员。

1.2 医学装备部设立专职监测员。

2. 职 责

2.1 科室联络员做好对医疗器械在正常使用情况下,发生的或可能发生的任何与医疗器械预期使用效果无关的有害事件的收集、整理和上报工作。

2.2 医学装备部监测员负责调查、核实和上报工作。

七、流 程

1. 不良事件处理流程图如下。

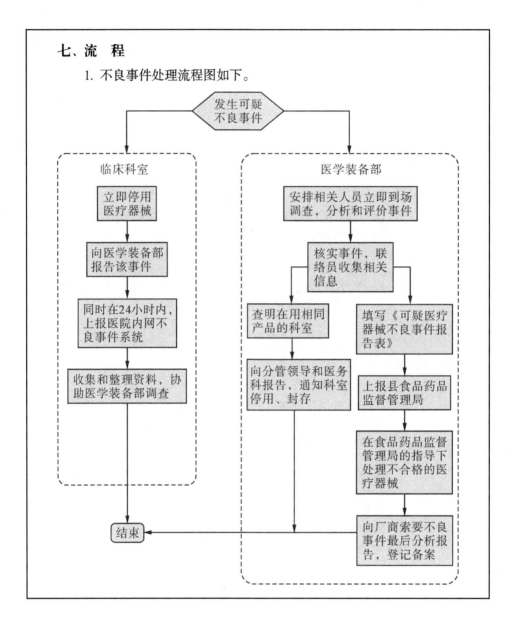

2. 医疗器械不良事件处理流程说明如下。

对　象	流程说明
1. 临床科室	1.1　如发生医疗器械相关的可疑不良事件,应立即停用、封存 1.2　及时电话报告至医学装备部 1.3　24小时内上报医院内网不良事件系统 1.4　收集和整理资料,协助医学装备部调查
2. 医学装备部	2.1　医学装备部安排相关人员立即到现场调查、分析和评价 2.2　联络员应及时对相关信息进行收集、核实、记录,填写《可疑医疗器械不良事件报告表》,上报县食品药品监督管理局 2.3　同时应立即查明医院是否有其他科室还在使用同样的产品,马上通知停用、封存,并立即向分管领导和医务科汇报 2.4　及时报告所在地药品监督管理部门,经验证为不合格的医疗器械后,应在所在地药品监督管理部门的监督下予以处理 2.5　向厂商索要不良事件最终分析报告,做出改进意见后登记备案 2.6　根据不良事件调查情况,医学装备部向全院各相关科室通报,以引起警惕,避免造成新的危害

八、表单附件

可疑医疗器械不良事件报告表。

九、审　核

部　门		核准主管	核准日期
主　办	医学装备部	主　任:	
		院　长:	
协　办	医评办	主　任:	

参考文件二:《医疗器械召回程序》

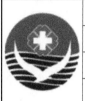

类　别	全院制度-医学装备		编　号	M-1-02
名　称	医疗器械召回程序		生效日期	20××-××-××
制定单位	×××	责任人　×××	修订日期	20××-××-××
定期更新	每一年	总页码　×	版　本	第×版

一、目　的

为了加强本院医疗设备的科学管理,减少不良事件的发生,对有隐患的医疗设备迅速做出处理,保障医疗设备的安全使用。

二、范　围

适用范围:本院在用医疗器械。

三、定　义

医疗器械召回:医疗器械生产企业对其已上市销售的但存在安全隐患的产品,按照规定的程序,采取警示、检查、修理、重新标签、修改说明书、软件升级、替换、收回、销毁等方式消除其产品危害的行为。

四、权　责

责任科室:医学装备部。

五、参考文献

1. 法律法规
   1.1 《国务院关于加强食品等产品安全监督管理的特别规定》,国务院令第503号,2007年7月26日起施行。
   1.2 《医疗器械监督管理条例》,国务院令第650号,2014年6月1日起施行。
   1.3 《医疗器械召回管理办法(试行)》,原卫生部令第82号,2011年7月1日起施行。
2. 评鉴条文
   2.1 《JCI医院评审标准》(第5版),FMS.8.1。
   2.2 《三级综合医院评审标准实施细则》(2011版),第六章"医院管理"(九、医学装备管理)6.9.4。

六、政　策

1. 为保障医疗器械在医院内使用的安全有效性,根据《医疗器械监督管理条例》及《医疗器械召回管理办法(试行)》特制定本制度。
2. 医疗器械召回是指由缺陷医疗器械的生产企业在原地/异地选择警示、修理、修改、调整、重新标签、修改说明、销毁、检查、替换等方式消除其产品缺陷的过程,医疗机构协助医疗器械生产企业履行召回的义务。

3. 医疗器械召回包括医疗设备和耗材的召回,在下列情况下实行召回。

　3.1　响应医疗器械生产厂商主动召回的指示。

　3.2　产品存在严重质量/安全隐患问题。

　3.3　已确定发生不良事件对患者或员工造成危害。

　3.4　国家卫生行政主管部门勒令淘汰的医院在使用的医疗器械。

4. 医学装备部有责任配合使用科室保存医疗器械的相关信息,及时向县食品药品监督管理部门报告可能存在的医疗器械缺陷,填写《医疗器械不良事件报告表》。

5. 医学装备部由专人每周定期查看国家食品药品监督管理局的医疗器械召回栏目与医疗器械不良事件信息通报,寻找是否有我院在用设备（网址:http://www.sda.gov.cn/WS01/CL0861/）,并订阅美国FDA Medical Device Safety通告邮件与ECRI通告邮件,关注医疗器械安全及召回事件。如以上信息源有提供安全警讯处理方法的内容,应告知院内相关部门科室,做好预防或培训工作。

七、流　程

1. 医疗器械召回流程图如下。

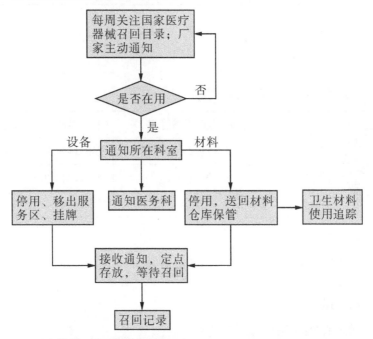

2. 医疗器械召回流程步骤如下。

　2.1　医学装备部通知使用科室被召回的医疗器械名称。

　2.2　使用科室接到医疗器械召回通知后立即停用该器械。

　　2.2.1　如是医疗仪器,则将该器械移离患者服务区,并挂上"停用"警告标牌。

2.2.2　如是医用耗材,则将未使用的耗材立即送回卫生材料库房。
2.3　医学装备部在接到召回通知书后,应当立即将库存医疗器械移至专门区域,并做好召回工作记录。
2.4　对于已经使用不合规或召回产品的患者,应由所在科室通知医务科处理。
2.5　填写《医疗器械召回事件报告表》。

八、表单附件

医疗器械召回事件报告表。

九、审　核

部　门		核准主管	核准日期
主　办	医学装备部	主　任:	
		院　长:	
协　办	医务科	主　任:	

参考文件三:《医疗设备报修、维修程序》

	类　别	全院制度-设备管理	编　号	M-1-09
	名　称	医疗设备报修、维修程序	生效日期	20××-××-××
	制定单位	×××　责任人　×××	修订日期	20××-××-××
	定期更新	每一年　总页码　×	版　本	第×版

一、目　的

减少医疗设备由于故障而引起的损失,提高设备可用率,提升设备的经济效益。

二、范　围

适用范围:全院在用医疗设备。

三、定　义

无。

四、权　责

责任科室:医学装备部。

五、参考文献

1. 法律法规

1.1 《医疗器械监督管理条例》,国务院令第650号,2014年6月1日起施行。

1.2 《浙江省医疗机构药品和医疗器械使用监督管理办法》,浙江省政府令第238号,2007年12月1日起施行。

1.3 《医疗器械临床使用安全管理规范》,卫医管发〔2010〕4号,2010年1月18日起施行。

2. 评鉴条文

2.1 《JCI医院评审标准》(第5版),FMS.8.1。

2.2 《三级综合医院评审标准实施细则》(2011版),第六章"医院管理"(九、医学装备管理)6.9.2。

六、政　策

1. 临床科室在使用医疗器械时遇到设备故障应及时报修,报修号码为内线66××。报修时应提供所在科室、故障设备与故障表现等信息。

2. 医疗设备的维修流程如下。

2.1 对使用科室提出的设备维修申请,维修人员应及时响应和处理。维修结束后,维修人员应填写维修记录,并通知使用科室恢复使用。产生费用的维修需填写纸质《医疗设备维修单》或索取厂家维修报价单与维修工单留存,作为发票附件按月提交至计财科。

2.2 维修人员对疑难问题或无法独立解决的问题,应及时与院内外工程师联系协助;对无法在当日修复的维修案例,应及时通知使用科室负责人,说明情况并告知预计修复日期。

2.3 对急救设备,维修人员应优先进行抢修,以保证临床一线需要,保障患者安全。

2.4 使用科室要按规定做好医疗设备的第1级保养工作,并定期检查执行落实情况。

2.5 定期深入科室对所负责的仪器设备进行巡检工作,发现问题不论大小应及时处理,避免故障加重引发意外。

2.6 积极开展预防性保养,降低设备故障发生概率。

2.7 仍在保修期内或购买保修服务的设备,发生故障时,及时与保修厂方联系,对维修结果做好记录,按合同要求检查其执行情况。

2.8 做好休息时间与节假日的维修值班工作,处理好突发维修事件。

2.9 保持维修工作区域的安全与整洁。保管好各种维修工具和仪器,防止损坏、丢失。

3. 医疗设备损坏事故处理方式如下。

3.1 各类医疗设备发生人为损坏时,有关人员应立即向医学装备部报告,如实反映情况,不得推诿、隐瞒不报。

3.2 在按规程操作的情况下,人为造成万元以下医疗设备损坏但尚能修复且不影响使用的,按一般事故处理。

3.3 由于未按规程操作,人为造成万元以下医疗设备损坏且不能修复者,按责任事故处理,赔偿费用则根据使用年限折旧后确定。

3.4 由于工作责任心不强、玩忽职守,造成万元以上医疗设备损坏且不能修复者,按重大责任事故处理。医学装备委员会在研究后将对责任人提出处理意见,报院领导审批,赔偿费用则根据使用年限折旧后确定。

3.5 医疗器械和低值易耗品由于管理不善丢失者,按原价赔偿;造成损坏的,应根据损坏程度确定赔偿费用。

3.6 医疗设备发生损坏后,一律由医学工程技术人员维修。未经同意擅自维修造成损失的,由责任人按医疗设备原值折旧后赔偿。

七、流 程

1. 设备报修、维修流程图如下。

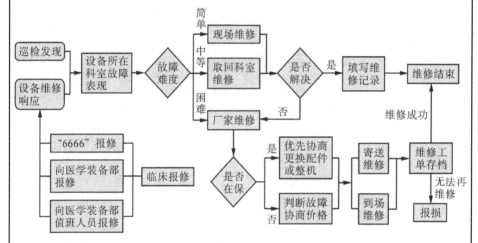

2. 流程步骤如下。

2.1 医疗设备使用科室提出设备维修申请。

2.2 维修人员及时予以响应和处理。根据现场检修情况,由医学装备部现场维修或者送修。

2.3 维修完毕后,通知使用科室恢复使用。

2.4 维修人员填写维修记录。

八、审　核

部　门		核准主管	核准日期
主　办	医学装备部	主　任：	
		院　长：	
协　办	综合管理服务中心	主　任：	

第十五章　人员资质及教育(SQE)

人员资质及教育(SQE)文件

标　准		英文 (是/否)	文件名称
SQE.1.1	现有岗位描述规定每位员工的职责	否	岗位说明书制定制度
SQE.5	每位员工都建有个人信息档案	否	员工个人档案管理制度
SQE.6	医院领导和科室/部门负责人共同制订人员配置计划,明确员工数量、类型及所要求的资质	否	人力编制计划
			人力编制制度
SQE.8.2	医院应制订员工健康和安全计划	否	员工健康与安全计划
SQE.9	医院应建立标准化的程序,用于收集审核那些允许在医院内不需要监督即可为患者提供服务的医务人员的资质	否	员工资格认证制度
SQE.9.2	应有统一、透明的决策程序用于决定医务人员的首次聘任	否	员工招聘/聘任办法
SQE.10	医院应具备标准化、客观的循证程序,用于授权医务人员收治患者和(或)提供与其资格相符的其他临床服务	是	医生授权管理规定
SQE.11	医院使用标准化办法持续地监督和评价每位医务人员提供的医疗服务质量和安全性	是	医生年度考核办法
SQE.12	根据每一位医务人员的持续监督和评估结果,医院至少每三年对医务人员的员工资质和临床专业权限是否可以延续或修正进行一次判定	否	医生授权管理规定
		否	医生续聘办法
SQE.15	医院应建立标准化的程序,用于收集、核实和评估其他卫生专业人员的资质证明(执照、教育、培训和工作经历)	否	员工资格认证制度

标准　SQE.1.1

标准　SQE.1.1　　现有岗位描述规定每位员工的职责。

标准解读　　岗位描述是对员工任务分配、熟悉工作情况和评价员工履行岗位职责的基础。当使用国家或通用岗位描述时,如"护士"岗位描述,需要写明各类护士各自的特定职责,如ICU护士、儿科护士或手术室护士;当员工同时担任专业和管理岗位时,岗位描述是专业岗位和管理岗位的双重责任;当人员在进修、实习、规范化培训等参加教育计划并接受监管时,计划描述可以作为岗位描述;在岗位描述中需定义无独立执业许可的人员的职责。在法律和医院许可范围内,对从事岗位的独立执业的人员,应有专业、教育、培训和经验等资质要求。岗位描述必须是现行的。

参考文件:《岗位说明书制定制度》

	类　　别	全院制度-人力资源		编　　号	H-1-01
	名　　称	岗位说明书制定制度		生效日期	20××-××-××
	制定单位	×××	责任人　×××	修订日期	20××-××-××
	定期更新	每一年	总页码　　×	版　　本	第×版

一、目　的

人力资源部根据相应的法律及法规、医院宗旨和患者需求,按照不同的岗位和岗位等级,组织全院范围内岗位职责的制定,使医院的每一位员工都有明确有效的书面岗位职责,作为员工任务分配、工作培训、工作绩效评价的依据。

二、范　围

适用范围:医院全体员工(包括全职、兼职、外聘、志愿者、临时员工和受训人员)。

三、定　义

岗位说明：每一位员工有明确有效的书面岗位职责解释说明。

四、权　责

责任科室：人力资源部。

五、参考文献

1. 评鉴条文
《JCI 医院评审标准》(第 5 版)，SQE.1.1。

六、政　策

1. 岗位说明书主要包括以下内容。
　1.1　基本资料。
　1.2　任用条件：
　　1.2.1　专业学科(教育要求)。
　　1.2.2　学历/经历。
　　1.2.3　专业资格/证书。
　　1.2.4　素质要求。
　1.3　工作概述。
　1.4　工作职责：
　　1.4.1　工作内容。
　　1.4.2　评估标准。
　　1.4.3　工作量比例(%)。
2. 岗位说明书格式、内容应统一，内容的页眉部分包括部门名称、部门代号、姓名、技术职称/分层级别、行政职务、工号和修订日期。
3. 新员工或变动工作岗位的员工在到岗一周内，部门/科室主管须提供新岗位的岗位说明书，待双方签字后，完成人力资源部及科室资料的归档工作。
4. 岗位说明书签订后，每年在 11 月(在年度考核评价之前)更新岗位说明书，但遇到转岗、工作职责变动时需确认新的岗位说明书，并完成人力资源部及科室资料的归档工作。
5. 新成立部门/科室主管须制定该部门/科室各个岗位的岗位说明书。部门/科室提出新增岗位人力增编需求时，须提供岗位说明书。

七、表单附件

岗位说明书。

八、审　核

部　门		核准主管	核准日期
主　办	人力资源部	主　任：	
		院　长：	

附　件

岗　位　说　明　书

一、基本资料

部门名称		部门代号		姓　名	
技术职称/分层级别		行政职务		工　号	
修订日期					

二、任用条件

专业学科	□ 临床医学　　　　□ 护理相关专业　　　　□ 医疗相关专业 □ 其他专业　专业名称： □ 不限	
学历/经历	□ 博士	经历：□ 不需要　□ 需要　＿＿＿＿年
	□ 硕士	经历：□ 不需要　□ 需要　＿＿＿＿年
	□ 本科	经历：□ 不需要　□ 需要　＿＿＿＿年
	□ 专科	经历：□ 不需要　□ 需要　＿＿＿＿年
	□ 高中/中专	经历：□ 不需要　□ 需要　＿＿＿＿年
	□ 不限	经历：□ 不需要　□ 需要　＿＿＿＿年
专业资格/证书	国家法律法规规定的和医院层面规定的证书	
素质要求	身体健康,恪尽职守,勇于创新,具有良好的职业道德素质、沟通协调能力及团队合作精神	

三、工作概述

四、工作职责

序号	工作内容	评估标准 （需量化和质化）	工作量 比例(%) （权重）
1			
2			
3			
4			
5			
6			
7			
8			
9			
10			

员工签名：_____　　日期：_____

主管签名：_____　　日期：_____

标准 SQE.5

标准 SQE.5 每位员工都建有个人信息档案。

标准解读 医院的每位员工,包括经法律和医院批准独立执业的人员,都应有关于其资质的信息记录和评估结果,其中包括个人工作职责的履行情况和能力情况,以及工作经历。记录应采用标准格式,并根据医院制度保持最新。

参考文件:《员工个人档案管理制度》

	类 别	全院制度-人力资源	编 号	H-1-05
	名 称	员工个人档案管理制度	生效日期	20××-××-××
	制定单位 ××× 责任人 ×××		修订日期	20××-××-××
	定期更新 每一年 总页码 ×		版 本	第×版

一、目 的

通过对员工个人档案的建立和保存,了解员工的学历、资质、工作经历、专业技能、工作职责的履行、教育、健康等重要情况。

二、范 围

适用范围:医院全体员工(包括全职、兼职、外聘、志愿者、临时员工和受训人员)。

三、定 义

员工档案:医院的每位员工,包括经法律和医院批准独立执业的人员,应有关于其资质的信息记录和评估结果,其中包括个人工作职责的履行情况和能力情况,以及工作经历,并根据医院制度保持最新。

四、权 责

责任科室:人力资源部。

五、参考文献

评鉴条文

《JCI医院评审标准》(第5版),SQE.5。

六、政　策

1. 个人档案内容包括如下。

　1.1　员工个人信息表,包含工作经历及查验记录。

　1.2　身份证、学历、学位证书的复印件及查验记录。

　1.3　专业执照、特殊岗位执照的复印件及查验记录。

　1.4　岗位说明书。

　1.5　岗前培训记录单(全院级、部门级、科室级)。

　1.6　试用期考核表。

　1.7　急救证书的复印件(院外颁发需查证)。

　1.8　在职教育记录。

　1.9　医生首次授权项目表。

　1.10　医生续聘评核表。

　1.11　医生授权展延项目表。

　1.12　员工评价考核表(年度)或医生年度考核表。

　1.13　体检报告。

　1.14　专业技术人员考核登记表。

　1.15　医德考评档案(电子版本)。

　1.16　信用记录本(卫生系统)。

　1.17　其他材料(聘书、合同等)。

2. 医务科保存所有医生的医疗权限。

3. 科教科保存所有员工的在职继续教育、培训记录。

4. 新员工在办理入职手续前,人力资源部应通过信函、网络、电话等途径对员工的学历、执照、经历等必要项目进行来源处(发证单位)查验。

5. 当个人信息资料如学历、资质有变化时,员工应及时提供给人力资源部新的证件原件,人力资源部予以查核及更新相关资料,并将复印件存入个人档案。

6. 做好员工档案保密工作,人事档案资料只限在下列情况下提供:

　6.1　外单位政审时,凭正式介绍信。

　6.2　员工向人力资源部提出有效证明或充分理由,由人力资源部职员代为拷贝所需材料。

　6.3　有特殊需要时。

7. 每年检查更新所有员工个人档案,使档案维持最新状态。

七、表单附件

1. 附　件

　1.1　员工个人档案目录。

　1.2　员工个人信息表。

八、审 核

部　门		核准主管	核准日期
主　办	人力资源部	主　任:	
		院　长:	
协　办	1. 医务科	主　任:	
	2. 科教科	主　任:	
	3. 防保科	科　长:	
	4. 纪律监察室	主　任:	
	5. 护理部	主　任:	
	6. 全院各部门、科室	部门/科室主管:	

标准　SQE.6

标准　SQE.6　医院领导和科室/部门负责人共同制订人员配置计划,明确员工数量、类型及所要求的资质。

标准解读　合适和充足的人员配置对做好患者服务、教学和科研工作非常重要。人员配置计划由医院领导和科室/部门负责人共同制订。制订计划时应用公认的方法来决定人员配置的水平,应有书面的人员配置计划,并确定各部门所需人员的数量、类别、临床技能、知识和其他要求。计划还应包括:根据患者需求的变化或人员短缺情况,把员工从一个部门重新分配到另一个部门;根据文化价值观或宗教信仰的差异,考虑员工要求重新分配工作的请求。

参考文件一:《人力编制计划》

	类　　别	全院计划		编　　号	O-1-16
	名　　称	人力编制计划		生效日期	20××-××-××
	制定单位	×××	责任人 ×××	修订日期	20××-××-××
	定期更新	每一年	总页码 ×	版　　本	第×版

一、目　的

配合医院的总体目标,招聘所需人员,并合理分配,以履行医院宗旨和满足患者需求,实现提高医疗水平、增强科研能力、保证人才质量、确保医疗安全的目的。

二、范　围

适用范围:全院各部门/科室。

三、定　义

无。

四、权　责

责任科室:人力资源部。

五、参考文献

1. 法律法规

    1.1　《综合医院组织编制原则试行草案》,卫医字第1689号,1978年12月2日起实施。

    1.2　《护士条例》,国务院令第517号,2008年5月12日起实施。

2. 评鉴条文

    2.1　《JCI医院评审标准》(第5版),SQE.6、SQE.6.1。

    2.2　《三级综合医院评审标准实施细则》(2011版),第六章"医院管理"(四、人力资源管理)6.4.1.2、6.4.1.3。

    2.3　《三级综合医院评审标准实施细则》(2011版),第五章"护理管理与质量持续改进"(二、护理人力资源管理)5.2.2.1、5.2.3.1。

六、编制要求

1. 上述参考文献总体标准要求如下。

    1.1　床位数:全院人员数 = 1:1.6以上。

    1.2　卫技人员:床位 = 1.15:1以上。

    1.3　病房实际床位:病房护士总数 = 1:0.4以上。

    1.4　护士占卫技人员≥50%。

七、编制现状

1. 《三级综合医院评审标准实施细则》(2011版)评审指标分A、B、C三级,C级是基本保证指标,B级是适当考虑指标,A级是实事求是对待指标。

2. 我院2014年开放床位×××张,床位使用率为××%,实际床位使用×××张,符合三级医院评审要求的配置人数为:总人员数×××名,病房护士×××名,卫技人员×××名。

3. 目前我院总共有人员×××名(包含外包人员×××名),护士×××名,其中病房护士×××名,医生人员×××名,医技人员×××名,卫技人员×××名,行政后勤人员×××名。

八、政　策

1. 工作程序如下。

时　间	流　程
2014年11月	各部门/科室主管填写《科室人员需求申报表》,交予人力资源部,上报人员需求数量及资格,新增岗位人员需求必须附上岗位说明书(申请医生人员需求上报医务科,申请护士人员需求上报护理部)

续　表

时　间	流　程
2014年11月	人力资源部统计数据
2014年11月	人力资源部会同相关部门讨论拟定
2014年11月	人力资源部将讨论结果呈递院长办公会议审核
2014年12月	人力资源将审核结果(人员招聘需求)上报卫生局
2015年1月至9月	公开报名
2015年1月至9月	符合条件者参加考核
2015年1月至9月	考核合格者参加体检
2015年3月至11月	调档考察、录用公示
2015年7月至11月	收集相关证件并进行来源处查验
2015年8月至12月	办理报到手续
2015年8月至2016年1月	依据指标进行监控、回顾

2. 根据配置要求,结合医院总体目标及现有客观实际需求,制订2015年各类人力编制计划。

2.1　2015年各职类人员编制汇总表如下。

职　类	2014年12月人数(名)	2015年计划招聘人员数(名)	说　明
医生	×××	×××	补缺、新开科室储备人才、业务量增加
护士	×××	×××	补缺、业务量增加、新开科室储备人才
医技	×××	×××	补缺、业务量增加
行政后勤	×××	×××	工作量增加
外包人员	×××	不需要	无
总　计	×××	×××	无

2.2 2015年医生人力编制计划表如下。

科 室	目前人数(名)	高级职称人数(名)	主治医生人数(名)	医生人数(名)	计划招聘		
					人数(名)	学 历	职 称
神经内科	××	×	×	×	×	本科以上学历	医生
呼吸内科	××	×	×	×	×	本科以上学历	医生1名、副主任医生1名
肾内科	××	×	×	×	×	本科以上学历	医生
血液内科	××	×	×	×	×	本科以上学历	医生
皮肤科	××	×	×	×	×	本科以上学历	医生
消化内科	××	×	×	×	×	本科以上学历	医生
内分泌科	××	×	×	×	×	本科以上学历	医生
心内科	××	×	×	×	×	本科以上学历	医生
全科医学、肿瘤内科	××	×	×	×	×	本科以上学历	医生
儿科、新生儿科	××	×	×	×	×	本科以上学历	医生
肝病、感染科	××	×	×	×	×	本科以上学历	医生
普内科门诊	××	×	×	×	×	本科以上学历	医生
普外一科	××	×	×	×	×	本科以上学历	医生
普外二科、肛肠外科	××	×	×	×	×	本科以上学历	医生
神经外科	××	×	×	×	×	本科以上学历	医生、副主任医生
泌尿外科	××	×	×	×	×	本科以上学历	医生
骨科	××	×	×	×	×	本科以上学历	医生
普外科门诊	××	×	×	×	×	本科以上学历	医生
产科	××	×	×	×	×	本科以上学历	医生
妇科	××	×	×	×	×	本科以上学历	医生
妇产科门诊	××	×	×	×	×	本科以上学历	医生

续　表

科　室	目前人数（名）	高级职称人数（名）	主治医生人数（名）	医生人数（名）	计划招聘		
					人数（名）	学　历	职　称
眼科	××	×	×	×	×	本科以上学历	医生
耳鼻喉科	××	×	×	×	×	本科以上学历	医生
康复医学科	××	×	×	×	×	本科以上学历	医生
ICU	××	×	×	×	×	本科以上学历	医生
心胸外科	××	×	×	×	×	本科以上学历	医生
急诊科（含病房）	××	×	×	×	×	本科以上学历	医生
中医科	××	×	×	×	×	本科以上学历	医生
口腔科	××	×	×	×	×	本科以上学历	医生
麻醉科	××	×	×	×	×	本科以上学历	医生
检验科	××	×	×	×	×	本科以上学历	医生
放射科	××	×	×	×	×	本科以上学历	医生
超声科	××	×	×	×	×	本科以上学历	医生
心电图室	××	×	×	×	×	本科以上学历	医生
病理科	××	×	×	×	×	本科以上学历	医生
高压氧	××	×	×	×	×	本科以上学历	医生
营养科	××	×	×	×	×	本科以上学历	医生
体检中心	××	×	×	×	×	本科以上学历	医生
总　计	××	××	××	××	××		

2.3 2015年护理人力编制计划表如下。

科　　室	床位数(张)	目前护士数(名)	计划招聘	
			人数(名)	学　　历
护理部	×	×	×	本科以上学历
神经内科 （内一病区）	××	××	×	本科以上学历
呼吸内科 （内二病区）	××	××	×	本科以上学历
肾内科、血液内科、 皮肤科 （内三病区）	××	××	×	本科以上学历
血透室	××	××	×	本科以上学历
消化内科、内分泌科 （内四病区）	××	××	×	本科以上学历
内镜中心	××	××	×	本科以上学历
心内科 （内五病区）	××	××	×	本科以上学历
全科医学、肿瘤内科 （内六病区）	××	××	×	本科以上学历
肝病、感染科	××	××	×	本科以上学历
儿科	××	××	×	本科以上学历
新生儿科	××	××	×	本科以上学历
普外一科 （外一病区）	××	××	×	本科以上学历
普外二科、肛肠外科 （外二病区）	××	××	×	本科以上学历
神经外科 （外三病区）	××	××	×	本科以上学历
泌尿外科 （外四病区）	××	××	×	本科以上学历
骨科 （外五病区）	××	××	×	本科以上学历
普外科门诊	××	××	×	本科以上学历

续　表

科　室	床位数(张)	目前护士数(名)	计划招聘	
			人数(名)	学　历
产科病区一	××	××	×	本科以上学历
产科病区二	××	××	×	本科以上学历
分娩室	××	××	×	本科以上学历
妇科	××	××	×	本科以上学历
妇产科门诊	××	××	×	本科以上学历
胎心监护室	××	××	×	本科以上学历
眼科、耳鼻喉科 (五官科病区)	××	××	×	本科以上学历
眼科、耳鼻喉科门诊	××	××	×	本科以上学历
ICU	××	××	×	本科以上学历
急诊、心胸外科	××	××	×	本科以上学历
手术室	××	××	×	本科以上学历
麻醉复苏室	××	××	×	本科以上学历
放射科	××	××	×	本科以上学历
高压氧	××	××	×	本科以上学历
输血科	××	××	×	本科以上学历
供应室	××	××	×	本科以上学历
急诊科	××	××	×	本科以上学历
输液室	××	××	×	本科以上学历
PICC	××	××	×	本科以上学历
口腔科	××	××	×	本科以上学历
分诊台	××	××	×	本科以上学历
门诊健康宣教	××	××	×	本科以上学历
门诊办公室	××	××	×	本科以上学历
体检中心	××	××	×	本科以上学历
总　计	×××	×××	××	

2.4　2015年医技人力编制计划表如下。

科　室	目前人数(名)	计划招聘		
		人数(名)	专　业	学　历
检验科	××	×	检验专业	本科以上学历
输血科	××	×	检验专业	本科以上学历
放射科	××	×	放射技术	本科以上学历
药剂科	××	×	药学专业	本科以上学历
中药房	××	×	中药学专业	本科以上学历
营养科	××	×	营养专业	本科以上学历
康复医学科	××	×	康复治疗专业	本科以上学历
病理科	××	×	检验专业	本科以上学历
口腔科	××	×	口腔医学	本科以上学历
心电图室	××	×	心电专业	本科以上学历
脑电图、肌电图、肺功能室	××	×	临床专业	本科以上学历
静脉配置	××	×	护理专业	本科以上学历
药物准备室	××	×	护理专业	本科以上学历
合　计	×××	×		

2.5　2015年行政及后勤等其他人力编制计划表如下。

科　室	目前人数(名)	计划招聘		
		人数(名)	专　业	学　历
院长办公室	×	×	临床医学	本科
综合办(档案室、工会、小车司机)	×	×	专业不限	中专及以上
纪检监察室	×	×	不限	中专及以上
人力资源部	×	×	不限	中专及以上
财务部(包含进出院办、挂号收费室)	×	×	会计学、财务管理等相关专业	中专及以上
		×(挂号收费)	专业不限	中专及以上

续　表

科　室	目前人数(名)	计划招聘		
		人数(名)	专　业	学　历
医务科	×	×	临床医学	中专及以上
质控部	×	×	医学相关专业	中专及以上
病案统计室	×	×	不限	中专及以上
科教科	×	×	医学相关专业	中专及以上
图书室	×	×	不限	中专及以上
院感科	×	×	医学相关专业	中专及以上
防保科	×	×	医学相关专业	中专及以上
社会发展办	×	×	不限	中专及以上
医保管理科	×	×	不限	中专及以上
信息科	×	×	计算机或软件工程相关专业	本科
安全办	×	×	不限	中专及以上
医学装备部(含材料仓库、设备维修部)	×	×	生物医学工程、医用电子仪器与维护	大专及以上
综合服务中心	×	×	不限	中专及以上
后勤保障部	×	×	不限	中专及以上
基建科	×	×	土木工程相关专业	中专及以上
总务科(包含总务仓库、食堂)	×	×	不限	中专及以上
动力科(含液氧站、锅炉房、污水处理站)	×	×	水电、压力容器等专业	中专及以上
保卫科(含保安队)	×	×	不限	不限
门诊办公室	×	×	医学相关专业	中专及以上
病员服务中心	×	×	不限	中专及以上

续　表

科　室	目前人数(名)	计划招聘		
		人数(名)	专　业	学　历
供应室	×	×	不限	中专及以上
内镜中心	×	×	不限	中专及以上
放射科	×	×	医学相关专业	中专及以上
超声科	×	×	医学相关专业	中专及以上
检验科	×	×	不限	中专及以上
手术室	×	×	不限	中专及以上
煎药室	×	×	不限	不限
体检中心	×	×	不限	中专及以上
总　计	×××	×		

2.6　招聘人员具体资格要求详见岗位说明书。

九、质量管理

控制重点/指标	衡量、验证、监测、改善
1. 员工离职率 2. 缺额率 3. 招聘进度完成率	1. 分子/分母： 　1.1　员工离职率:离职人员数/全院人员数 　1.2　缺额率:缺配人员数/应配人员数 　1.3　招聘进度完成率:已招聘人员数/应招聘人员数 2. 收集方法:全年离职人员数、缺配人员数、已招聘人员数的统计 3. 异常分析与改善:分析员工离职、员工缺配、缺招人员原因,并制定改善措施

每年监测员工离职、缺配、缺招人员数,2016年1月计算年离职率、缺额率、招聘进度完成率,分析原因,并制定改善措施。

十、表单附件

科室人员需求申请表。

十一、审 核

部 门		核准主管	核准日期
主 办	人力资源部	主 任：	
		院 长：	
协 办	1. 医务科	主 任：	
	2. 护理部	主 任：	
	3. 后勤保障部	主 任：	
	4. 医学装备部	主 任：	

参考文件二:《人力编制制度》

	类 别	全院制度-人力资源		编 号	H-1-19
	名 称	人力编制制度		生效日期	20××-××-××
	制定单位	×××	责任人 ×××	修订日期	20××-××-××
	定期更新	每一年	总页码 ×	版 本	第×版

一、目 的

依据本院宗旨、使命、愿景及目标,配合年度工作计划并遵从法律法规规定,合理配置部门/科室有资质的人员数量,并做好人员调配,以确保人才质量和医疗安全。

二、范 围

适用范围:医院全体员工(包括全职、兼职、外聘、临时员工和受训人员)。

三、定 义

无。

四、权 责

责任科室:人力资源部。

五、参考文献

1. 法律法规

《综合医院组织编制原则试行草案》,卫医字第1689号,1978年12月2日起实施。

2. 评鉴条文

2.1 《JCI医院评审标准》(第5版),SQE.6、SQE.6.1。

2.2 《三级综合医院评审标准实施细则》(2011版),第一章"坚持医院公益性"(一、医院设置、功能和任务符合区域卫生规划和医疗机构设置规划的定位和要求)1.1.1.1、1.1.3.1、1.1.4.1。

2.3 《三级综合医院评审标准实施细则》(2011版),第六章"医院管理"(四、人力资源管理)6.4.1.2、6.4.1.3、6.4.1.4。

六、政　策

1. 人员配置原则

根据卫生部《综合医院组织编制原则试行草案》和《三级综合医院评审标准实施细则》(2011版)制定,床位数:人员数 = 1:1.6以上;床位数:卫技人员 = 1:1.15以上;病房实际床位:病房护士总数 = 1:0.4以上;护士占卫技人员≥50%。

1.1 增配原则:除增补缺配人员外,考虑以下因素。对于医生人员,依据业务量增加,新业务、新技术开展,人才梯队、人员储备综合考虑;对于护士,依据实际使用床位数的增加、业务量增加、人才梯队、人员储备综合考虑;对于医技人员、行政后勤,应依据出缺抵补、工作量增加综合考虑。

1.2 减配原则:依据业务量减少,工作量下降,科室合并,工作外包。

2. 人员资质管理

依据《综合医院组织编制原则试行草案》,各类人员资格设置如下。

不同专业医生	学　历	法令规定证书	特殊上岗证/培训证
一般医生	本科以上学历	医师资格证书 医师执业证书	不需要
麻醉医生	本科以上学历	医师资格证书 医师执业证书	岗位培训合格证书（麻醉学专业）
急诊科医生	本科以上学历	医师资格证书 医师执业证书	急诊上岗证
重症监护病房医生	本科以上学历	医师资格证书 医师执业证书	不需要
血透室医生	本科以上学历	医师资格证书 医师执业证书	透析质量控制培训合格证

续 表

不同专业医生	学 历	法令规定证书	特殊上岗证/培训证
放射科医生	本科以上学历	医师资格证书 医师执业证书	大型医用设备上岗合格证或医用设备使用合格证、放射工作人员证
超声科医生	本科以上学历	医师资格证书 医师执业证书	大型医用设备上岗合格证或医用设备使用合格证
检验医生	本科以上学历	医师资格证书 医师执业证书	不需要
病理诊断医生	本科以上学历	医师资格证书 医师执业证书	岗位培训合格证书（病理诊断）

护 士	学 历	法令规定证书	特殊上岗证/培训证
一般护士	本科以上学历	护士执业证书	不需要
急诊科护士	本科以上学历	护士执业证书	急诊上岗证
血透室护士	本科以上学历	护士执业证书	血液透析质控标准培训合格证书
高压氧护士	本科以上学历	护士执业证书	医用高压氧专业上岗合格证

各类医技人员	学 历	法令规定证书	特殊上岗证/培训证
药剂师	本科以上学历	专业技术资格证书	不需要
检验师	本科以上学历	专业技术资格证书	不需要
放射技师	大专以上学历	不需要	大型医用设备上岗合格证或医用设备使用合格证、放射工作人员证
输血科检验师	本科以上学历	专业技术资格证书	岗位培训合格证书（输血技术）
康复治疗师	本科以上学历	专业技术资格证书或康复医学专业毕业	不需要

续　表

各类医技人员	学　历	法令规定证书	特殊上岗证/培训证
营养技师	大专以上学历	专业技术资格证书	不需要
病理技师	大专以上学历	不需要	岗位培训合格证书（病理技术）
脑电技师	大专以上学历	专业技术资格证书	不需要
心电技师	大专以上学历	专业技术资格证书	心电图专业岗位培训合格证书

行政后勤人员	学　历	法令规定证书	特殊上岗证/培训证
行政干事、管理岗位	本科以上学历（2008年之后）	不需要	不需要
司机	不限	不需要	驾驶证
电工	不限	不需要	低压电工作业证、高压作业证、维修电工作业证
液氧管理员	不限	不需要	氧舱维护作业证、压力容器作业证
锅炉工	不限	不需要	锅炉作业证
污水处理工	不限	不需要	污水处理资格证
供应室消毒员	不限	不需要	压力容器作业证、消毒灭菌技术上岗证
电梯司机	不限	不需要	电梯司机作业证、电梯安全管理作业证

3. 人力编制工作

　3.1　年度人力编制：须持续监测与改善,每年至少回顾2次。与各部门共同回顾人员配备情况,必要时进行计划调整,并上报院长办公会议讨论通过。

　3.2　日常人力编制：全院各部门/科室如有业务扩展或业务缩减或人员出缺或人员调动需求时,须及时提出增(减)人员或人员调动申请。

4. 人员分配及调动原则

　4.1　对新进员工1个月内进行岗前培训,试用期满医院对其进行考核评价。

4.2 新进院校毕业的护士,试用期满,考核合格,并取得执业资格后,护理部根据《护士岗位分配与调配制度》进行人员分配和调配。

4.3 医生进行3年住院医生规范化培训后,临床医学专业人员由医务科根据规范化培训方向,进行人员分配。有专业方向的本科生或研究生学历医生,进行2年或3年住院医生规范化培训后,分配到专业相对应科室。

4.4 新进医技人员根据专业,分配到相对应的科室。

4.5 对定科后的医生及医技人员,原则上不更换科室,如果工作需要,由医务科提出,经院长办公会议确定通过后,方可换科室。

5. 持续监测与改善

5.1 各个科室每月需向人力资源部上报科室人员变动情况(包括人员增加、调动、辞职、退休、请假),人力资源部每月汇总人员变动情况。

5.2 每季度人力核查一次,更新全院人员名单,并制作报表监测每个科室的出缺名额,尽量及时补缺。

5.3 每年度监测员工离职率,分析员工离职原因,并制定改善措施。

5.4 每年年底监测本年度人力编制计划的执行情况,未完成部分列入下一年度进入计划内继续实施。

6. 制度核定程序

《人力编制制度》由人力资源部拟定,经院长办公会议核准实施。

七、流 程

人力编制工作流程图如下。

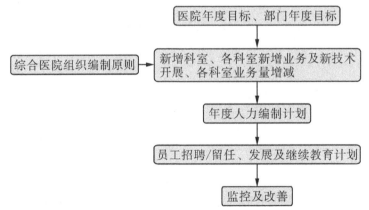

八、表单附件

1. 表 单

科室人员需求申请表。

2. 附 件

护士岗位分配与调配制度。

九、审 核

部 门		核准主管	核准日期
主 办	人力资源部	主任：	
		院 长：	
协 办	1. 医务科	主 任：	
	2. 护理部	主 任：	
	3. 后勤保障部	主 任：	
	4. 医学装备部	主 任：	

标准 SQE.8.2

标准 SQE.8.2 医院应制订员工健康和安全计划。

标准解读 保护员工的健康与安全对维护员工的身心健康、满意度、工作效率和安全的工作环境非常重要。医院员工因工作性质,经常与患者及其传染物接触,对于可通过疫苗预防的传染病,医院应实施计划免疫,从而确保这类高风险员工的健康。

医院暴力事件会严重威胁员工安全,医院应确定有可能发生暴力事件的科室,采取防范措施来降低员工遭受暴力侵袭的风险。医院要培训和指导员工在遇到职业暴露和受到暴力侵袭而受伤时应如何报告、接受治疗、咨询、随访等,了解如何识别工作场所中的风险和危险情况等。

保护员工健康和安全须成为制订医院质量和安全计划的一部分。

参考文件:《员工健康与安全计划》

类 别	全院计划	编 号	O-1-04
名 称	员工健康与安全计划	生效日期	20××-××-××
制定单位 ×××	责任人 ×××	修订日期	20××-××-××
定期更新 每一年	总页码 ×	版 本	第×版

一、标 准

　　医院为员工提供健康和安全计划(SQE.8.2)。

二、目 的

　　1. 制订医院员工的健康和安全计划对于维持员工身心健康、满意度、工作效率和工作环境安全是非常重要的。与患者、患者的感染性物质接触,很多医护人员暴露在风险中,对于有疫苗可预防的疾病,医院应实施计划免疫,确保员工安全。

2. 辨识重要的流行病学感染,确定暴露在这些高感染风险中的工作人员接受疫苗,并实施筛查和预防方案(如免疫接种),可以显著减少传染病传播的发生率。(另请参阅PCI.5、ME2。)

3. 工作场所的暴力已成为医疗机构越来越普遍的问题。人手短缺、患者的敏锐度增加,人们错误地认为暴力不会发生在医疗机构,这有碍于对暴力行为的认知以及预防措施的制定。(另请参阅QPS.7。)

4. 保障员工的健康和安全必须是医院的质量和患者安全计划的一部分。医院指导和训练员工,为其提供一个安全的工作环境,通过设备和医疗科技预防和控制感染,确保员工的健康和安全。(另请参阅PCI.5.1、ME2。)

5. 员工健康和安全计划可整合在医院内部实施,或者整合到外部计划中。无论此计划的员工配置和结构如何,对于锐器刺伤、传染性疾病暴露、工作场所暴力等,员工应了解如何报告、被接受治疗、影响接受辅导和后续的追踪,辨识风险和设施的危险状况,以及其他影响健康和安全的事件。

6. 该计划也可以提供初步的就业健康检查,定期进行预防性免疫接种和检查,以及治疗与工作相关的常见状况,如背部受伤,或较紧急的伤害。

三、范　围

适用范围:医院全体员工(包括全职、兼职、外聘、志愿者、临时员工、受训人员)。

四、定　义

无。

五、权　责

1. 管理权责
  1.1 本计划由防保科、院感科、保卫科、总务科、体检中心共同负责制订,呈予医院感染管理委员会核准后公告实施。
  1.2 本计划制订、修改、废止均应由防保科提出,呈院方核准后公告实施。
  1.3 本计划内相关制度应该在各负责部门或相关委员会进行讨论更新修改。

2. 流程相关人员职责

单位名称	权　责
防保科	制订员工健康与安全计划 员工健康管理(含心理卫生) 员工锐器伤处置与监测 规划督导放射工作场所防护检测
院感科	制定血源性病原体的职业暴露管理制度 职业暴露后的处理程序及措施 职业防护及防护用品的穿戴规程

续　表

单位名称	权　责
保卫科	负责管理医院安全保安任务 是医院与地方警察安全联系的窗口
总务科	制定并落实医院环境安全相关制度及流程 定期规划督导环境监测
体检中心	规划并执行全院职工健康体检 执行员工未体检追踪 执行新进编外员工体检 执行特殊岗位员工体检 把员工体检结果提交防保科
各单位	督导员工执行各项健康及安全计划
医院感染管理委员会	制定院感预防制度,保障医院进出人员的健康及安全
放射安全委员会	制定放射安全制度,保障放射和诊断影像人员、其他人员及患者的安全
实验室生物安全委员会	制定实验室生物安全制度,保障实验室人员的健康及安全

六、参考文献

1. 法律法规

　　1.1 《中华人民共和国传染病防治法》,主席令第17号,2004年12月1日起实施。

　　1.2 《中华人民共和国职业病防治法》,主席令第52号,2011年12月31日起实施。

　　1.3 《医院感染管理办法》,卫生部令第48号,2006年9月1日起实施。

2. 评鉴条文

　　《JCI医院评审标准》(第5版),SQE.8.2。

七、计划发展

员工健康与安全计划的制订是依据国家法律法规进行的,秉持"员工是最重要的资产"的理念来照顾员工健康,进行异常追踪与关怀,以增进员工身心健康,进而提升医疗质量。

1. 依据《中华人民共和国传染病防治法》第十五条,国家实行有计划的预防接种制度。国务院卫生行政部门和省、自治区、直辖市人民政府卫生行政部门,根据传染病预防、控制的需要,制定传染病预防接种规划并组织实施。用于预防接种的疫苗必须符合国家质量标准。

2. 依据《中华人民共和国职业病防治法》第三十六条,对从事接触职业病危害的作业的劳动者,用人单位应当按照国务院安全生产监督管理部门、卫生行政部门的规定组织上岗前、在岗期间和离岗时的职业健康检查,并将检查结果书面告知劳动者。职业健康检查费用由用人单位承担。

3. 依据《医院感染管理办法》第十五条,医疗机构应当制定医务人员职业卫生防护工作的具体措施,提供必要的防护物品,保障医务人员的职业健康。

九、组织与流程

1. 有关员工健康管理制度,如职工医疗保健服务,由防保科制定并呈核。
2. 有关放射防护制度,如放射工作人员职业健康管理制度,由防保科制定并呈核。
3. 有关院内有害物质管理制度,由防保科制定,递交设施管理与安全委员会审核后实施。
4. 有关职业暴露制度,如职业暴露后的处理程序及措施,由防保科制定,递交医院感染管理委员会审核后实施。
5. 有关员工接种疫苗相关制度,由防保科制定,递交医院感染管理委员会审核后实施。
6. 有关医院感染制度,由院感科制定,送呈医院感染管理委员会审议,再由医务会议及院长核定,制度内容包含:
   6.1 手部卫生感染预防制度。
   6.2 各单位院内感染管理措施。
   6.3 隔离防护制度。
7. 有关员工于工作场所遭受暴力的处理与预防相关办法,如《暴力事件应急预案》,由保卫科制定并呈核。
8. 有关设施设备安全管理制度,如《2015年度设施设备安全管理计划》,由总务科递交设施管理与安全委员会审核后实施。

十、教育训练

对　象	具体做法
1. 新进人员	1.1 员工保健与职业防护教育: 员工健康体检制度 员工疫苗接种制度 放射工作人员职业健康管理制度 有害物质管理 职业暴露后的处理程序及措施 1.2 感染控制教育: 职业防护及防护用品穿戴 医务人员手部卫生 隔离预防分类、适用疾病、隔离措施 医院感染暴发的报告及处置 新发传染病处置规范

续 表

对　象	具体做法
2. 在职人员	2.1　年度必修课程:员工保健与职业防护教育训练 2.2　年度必修课程:感染控制在职教育训练

十一、质量管理

控制重点/指标	衡量、验证、监测、改善
1. 员工健康管理	1.1　员工健康体检完成率 1.2　员工健康体检异常率 1.3　放射工作人员健康体检完成率 1.4　放射工作人员健康体检异常率
2. 员工安全管理	2.1　员工锐器伤统计分析 2.2　员工遭受工作场所暴力事件统计分析

十二、表单附件

1. 附　件
   1.1　员工健康体检制度。
   1.2　员工疫苗接种制度。
   1.3　放射工作人员职业健康管理制度。
   1.4　2015年度有害物质和废弃物管理计划。
   1.5　职业暴露后的处理程序及措施。
   1.6　职业防护及防护用品穿戴规程。
   1.7　血源性病原体的职业暴露管理制度。
   1.8　隔离预防分类、适用疾病措施。
   1.9　2015年安全与保卫管理计划。
   1.10　暴力事件应急预案。

十三、审　核

部　门		核准主管	核准日期
主　办	医院感染管理委员会	主　任：	
		院　长：	
协　办	1. 防保科	科　长：	
	2. 人力资源部	主　任：	
	3. 院感科	科　长：	
	4. 保卫科	科　长：	
	5. 后勤保障部	主　任：	
	6. 体检中心	主　任：	

标准　SQE.9/SQE.9.1/SQE.15

标准　SQE.9　医院应建立标准化的程序,用于收集审核那些允许在医院内不需要监督即可为患者提供服务的医务人员的资质。

　　SQE.9.1　医务人员的教育、执照/注册证、法律法规和医院要求的其他资质证明都应接受验证,并保持是最新的。

　　SQE.15　医院应建立标准化的程序,用于收集、核实和评估其他卫生专业人员的资质证明(执照、教育、培训和工作经历)。

标准解读　资质证明指的是个人取得国家公认机构或单位颁发的代表个人能力、知识的证书、文件,说明个人的能力水平已达到国家要求或符合资质要求,例如医学院颁发的毕业证书、专业培训(实习)完成取得的证书、执业许可证。部分证书、文件是国家法律法规所要求的,另一部分证书、文件则是医院政策所要求的;所有证书、文件均需经过对文件颁发原始来源的查证方能有效。

　　查证指的是从颁发证书的来源处检查证书的有效性和完整性的过程。此过程可以通过查询安全的在线数据库完成,例如,查验学历的学信网、查验执业证书的国家卫生部网站,也可以通过记录与颁发证书来源处的电话内容,或者通过网络、电话、公文、发送电子邮件咨询颁发来源处完成。国外资质证书或小部分学历的查证可能更加复杂,在某些情况下无法完成,应当有证据证明医院对资质证书已进行查证,查证是通过各种方法(例如电话、电子邮件和信件)进行了多次尝试(60天内至少有两次),并且有尝试和结果纸质记录。

　　医院聘用或允许很多其他卫生专业人员为患者提供各种服务或参与患者治疗过程。医院应收集审核允许在医院内工作或实习的这类人员的各项资格证书。医院必须确保其他卫生专业人员有资格提供服务与治疗,如果法律法规没有明确规定,医院必须具体规定他们允许提供的服务与治疗的类型。

参考文件:《员工资格认证制度》

类　　别	全院制度-人力资源		编　　号	H-1-14
名　　称	员工资格认证制度		生效日期	20××-××-××
制定单位	×××	责任人　×××	修订日期	20××-××-××
定期更新	每一年	总页码　　×	版　　本	第×版

一、目　的

通过员工资格证明的收集、审核和查证来确保医院的每位员工有资格为患者提供安全和有效的医疗服务及行政后勤保障工作,以确保患者医疗安全及医院人才质量。

二、范　围

适用范围:全院在职员工(包括全职、兼职、外聘、临时工和受训人员)。

三、定　义

1. 资格证明:具有公信力的机构颁发的文件,说明已达到要求或符合资格要求,系法律法规所要求和医院制度所要求的文件,所有文件均需经过对文件颁发原始来源的查证方能有效。
2. 认证:从颁发证书的来源检查证书的有效性和完整性的过程。

四、权　责

责任科室:人力资源部、科教科、医务科和护理部。

五、参考文献

1. 评鉴条文
   1.1 《JCI医院评审标准》(第5版),SQE.9、SQE.9.1、SQE.13、SQE15。
   1.2 《三级综合医院评审标准实施细则》(2011版)6.4.1.4。

六、政　策

1. 证明收集和认证的范围如下。
   1.1 各类医生、护士资格证明收集和认证的范围。
       1.1.1 住院医师、护士资格证明:学历证书,医生或护士资格证书,医生或护士执业证书,特殊上岗证书(特殊岗位),急救证书。
       1.1.2 主治医师、主管护士资格证明:学历证书,医生或护士资格证书,医生或护士执业证书,中级专业技术资格证书,特殊上岗证书(特殊岗位),急救证书。
       1.1.3 副主任医师、副主任护士资格证明:学历证书,医生或护士资格证书,医生或护士执业证书,高级专业技术资格证书,特殊上岗证书(特殊岗位),急救证书。

　　　　1.1.4　主任医师、主任护士资格证明：学历证书，医生或护士资格证书，医生或护士执业证书，高级专业技术资格证书，特殊上岗证书(特殊岗位)，急救证书。

　1.2　执业医生、执业护士除外其他员工证明收集和认证的范围(按照岗位要求)：学历证书、专业技术资格证书、特殊上岗证书。

　1.3　认证流程及办法如下。

　　　　1.3.1　新进员工报名时收集和核对该员工相关证明的原件与复印件。

　　　　1.3.2　入职之前人事科通过网络、电话、信函、政府机构等途径对该员工的学历、执照、经历进行来源处查证，并在查验证明单、复印件或员工个人信息表上签名盖章。

　　　　1.3.3　对于确实无法查证的学历证书，写明实际查验经过，存入个人档案。

　　　　1.3.4　岗位要求取得的特殊上岗证，须通过相关职能部门或科室查验，并将查验证明存入个人档案。

　　　　1.3.5　员工在填写《员工个人信息表》时，必须确保所填内容属实，并同意对其所填资料进行核查。

　　　　1.3.6　医师执业证书被认证之前，不能执行医疗业务。对于已查证执业证明，但其他资格证明查证程序尚未完成的，须在被授权医生监管下执行医疗业务，每周填写《医疗工作监管表》并存入个人档案，直至所有资格证明查证完毕。

　1.4　员工在入职三个月内必须取得急救相关证书，并将证书复印件保存到个人档案。

　1.5　员工取得的特殊上岗证书(特殊岗位)、急救相关证书，必须在有效期内。

　1.6　岗前培训：入职1个月内进行全院级、部门级岗前培训，并考核通过；进入科室1个月内进行科室级岗前培训，并考核通过。

2. 员工申请首次聘任必须完成资格查证，聘任后须进行试用期考核。

3. 人事部门每年检查更新员工个人档案，具备的资质证书必须在有效期内，相关职能科室定期检查特殊上岗证书、急救证书的有效性，在到期前6个月通知个人办理证件更新，使档案维持最新状态。

七、表单附件

医疗工作监管表。

八、审 核

部 门		核准主管	核准日期
主 办	人力资源部	主 任:	
		院 长:	
协 办	1. 医务科	主 任:	
	2. 科教科	主 任:	
	3. 护理部	主 任:	

标准　SQE.9.2

标准　SQE.9.2　应有统一、透明的决策程序用于决定医务人员的首次聘任。

标准解读　聘任指的是一项过程,是评估申请者是否具备为患者提供所需要的,并且医疗机构工作人员的资格和能力可支持的医疗服务的资质的过程。医院在聘任前,应对员工资质进行查证后才能对其聘任,使其在监督下提供医疗服务,并在个人信息档案中记录其监管责任人、监管方法和监管频率。

参考文件:《员工招聘/聘任办法》

	类　别	全院制度-人力资源	编　号	H-1-06
	名　称	员工招聘/聘任办法	生效日期	20××-××-××
	制定单位	×××	责任人	×××	修订日期	20××-××-××
	定期更新	每一年	总页码	×	版　本	第×版

一、目　的

为适应医院发展需要,招聘符合资格的优秀员工到医院任职服务,并建立公平、公正、公开的标准化作业流程,特制定本办法。

二、范　围

适用范围:全院员工。

三、定　义

无。

四、权　责

责任科室:人力资源部。

五、参考文献

1. 评鉴条文

《JCI医院评审标准》(第5版),GLD.3.3、SQE.2、SQE.9.2。

六、政 策

1. 招聘人数如下。
   - 1.1 医生:根据临床科室业务发展需求制定的年度编制人员数办理。
   - 1.2 护士:根据护理部业务发展需求制定的年度编制人员数办理。
   - 1.3 医技人员:根据医技部门业务发展需求制定的年度编制人员数办理。
   - 1.4 其他人员:根据各部门发展需求制定的年度编制人员数办理。
2. 招聘条件如下。
   - 2.1 医生:根据岗位说明书要求相关专业,本科学历以上。
   - 2.2 护理:根据岗位说明书要求护理专业,本科学历以上。
   - 2.3 医技人员:根据岗位说明书要求相关专业,本科学历以上。
   - 2.4 其他人员:根据岗位说明书要求相关专业及学历。
   - 2.5 对应聘人员的性别、种族、宗教信仰、党派、婚姻不能有限制。
3. 招聘程序如下。
   - 3.1 将年度编制人员数上报卫计委。
   - 3.2 公布人员招聘信息。
   - 3.3 报名:招聘在编人员由卫计委组织报名,编外人员由人力资源部组织报名。
   - 3.4 资格审核:招聘在编人员由人力资源部审查资格后,再由卫计委审核,编外人员由人力资源部审核资格。
   - 3.5 组织考核:在编人员由卫计委组织考核,编外人员由医院组织考核。
   - 3.6 体检:员工入职前应按卫计委规定进行体检,体检合格者方可进行公示。
   - 3.7 公示:根据考核、体检结果筛选人员,公示被录取在编人员的名单。
   - 3.8 查验:新员工在办理入职手续前,人力资源部应通过信函、网络、电话等途径对员工的学历、执照、经历进行来源处查验。有虚假者,给予辞退处理。
   - 3.9 在招聘过程中秉承公平、公正、公开的原则。
4. 具有执业资格的医生、护士及专业技术人员,在入职时办理变更注册手续;新进毕业生未取得执照者,应在规定期限内取得资格证书,并遵照《象山县第一人民医院未取得执业资格人员管理暂行规定》处理。
5. 聘任程序如下。
   - 5.1 新进员工入职时申请填写《员工聘任表》。
   - 5.2 人事科对员工资质证书查证资料再次核实。核实通过后,方可予以聘任。
   - 5.3 医生的执业证书查证通过,其他证书查证未完成,建议首次聘任,入职后每周填写《医疗工作监管表》,直至其他证书查证通过完成。
   - 5.4 科室主管对本科室《员工聘任表》查证内容进行审核,签署意见;分管院长对结果进行审核并签署意见。

6. 新进人员入职一个月内,必须参加完成全院级、部门级的岗前培训;进入科室一个月内完成科室岗前培训;急救培训三个月内完成。

7. 新进人员入职满三个月进行试用期考核,考核通过者才准许成为正式员工。

七、表单附件

1. 表　单
   1.1　员工聘任表。
   1.2　医疗工作监管表。
2. 附　件
   2.1　宁波市第四医院未取得执业资格人员管理暂行规定。
   2.2　试用期考核表。

八、审　核

部　　门		核准主管	核准日期
主　办	人力资源部	主　任:	
		院　长:	

标准　SQE.10/SQE.12

标准　SQE.10　医院应具备标准化、客观的循证程序,用于授权医务人员收治患者和(或)提供与其资格相符的其他临床服务。

标准解读　判定医务人员的临床能力,并允许其开展何种临床服务的决定常被称为授权,是医院为保护患者安全和提高临床服务质量所做出的最关键的决定。

医院使用的临床专项授权的程序应符合以下要求:

(1) 是标准化的、客观的、循证的流程。

(2) 在医院的制度中有文件备案。

(3) 随着医务人员的资格证的变化是不断更新和持续的。

(4) 是针对所有级别的医务人员而言的。

(5) 该流程被证明是高效利用的。

所有医务人员的临床专项授权是通过书面、电子邮件或其他形式通知该医务人员提供服务的场所(例如手术室、急诊科)。

每位医务人员只能提供由医院专门授权的服务项目。

标准　SQE.12　根据每一位医务人员的持续监督和评估结果,医院至少每三年对医务人员的员工资质和临床专业权限是否可以延续或修正进行一次判定。

标准解读　再次聘任前至少每隔三年复审医务人员的资质证明文件,以确认以下内容:①其执照可以延续;②医务人员没有受到许可和认证机构的违规处分;③该文件包含在医院取得新的资质证明文件中;④医务人员在无监管的情况下,在生理和精神上都能为患者提供护理和治疗。该审查所需的一部分信息来自医院内部对医务人员的持续监督和评估,另一部分来自监管或专业组织或机构等外部监督和评估。医务人员的资质证明文件应该是动态的信息来源,并且需接受持续审查。再次聘任时临床专业权限确定也要考虑一些特殊因素。

参考文件一:《医生授权管理规定》

类 别	全院制度-人力资源	编 号	H-1-08
名 称	医生授权管理规定	生效日期	20××-××-××
制定单位	×××	责任人	×××	修订日期	20××-××-××
定期更新	每一年	总页码	×	版 本	第×版

一、目 的

为确保患者安全及为其提供完善的医疗服务,医院必须评估医生的临床能力,以授权该医生执行临床服务的范围或项目。

二、范 围

1. 在我院从事临床诊疗工作的所有医生都必须首先获得医院权限授予。
2. 在我院工作的医生必须在其授权范围内从事诊疗工作,超越授予的权限进行操作,被视为严重违规。
3. 需要授权的人员资格:
   3.1 获得中华人民共和国执业医师资格证书的正式入职医生,医院要按其执业范围进行授权。本院医生只有在办妥卫生行政管理部门所需求的相关手续后,方可办理正式授权。
   3.2 获得中华人民共和国执业医师资格证书的进修医生,按其执业范围进行授权。
   3.3 没有获得中华人民共和国执业医师资格证书的医生,不具备独立诊疗资格,必须在有执业资格医师的监控下实习,其医疗文书必须有执业资格医生签字。毕业后两年以上仍未取得执业医师资格证书的,不得在我院继续从事临床医疗工作。
   3.4 实习医生不能获得授权,必须是在已获得授权的医生指导和监控下进行实习。

三、定 义

无。

四、权 责

责任科室:医务科。

五、参考文献

1. 法律法规
   1.1 《医疗机构手术分级管理办法(试行)》,卫办医政发〔2012〕94号,2012年10月1日起实施。

1.2 《浙江省抗菌药物临床应用分级管理目录》(2012版),浙卫发〔2012〕168号,2012年7月19日起实施。

2. 评鉴条文

《JCI医院评审标准》(第5版),SQE.10、SQE.12。

六、政　策

1. 首次医疗授权的规定及程序

1.1 首次医疗授权项目分一般项目授权及特殊项目授权,首次医疗授权项目由各科室全体医生共同讨论确定,由医务科审核通过。

1.2 本院新晋升或新到任医生(并已在本院注册)或申请恢复权限的医生,需在取得的专业技术资格等级对应的诊疗项目范围内提出申请,经科主任考核通过,并经资格与授权管理委员会主任审核通过,才可以执行该医疗项目。

2. 授权展延规定及程序

2.1 医生需先接受三年一次的续聘考核,通过续聘考核的同时可取得再次一般项目授权,以及特殊医疗授权展延申请资格。

2.2 医生想要取得特殊项目授权展延,需提出申请及通过《特殊项目授权展延考核表》上的相关考核,并经科主任、资格与授权管理委员会核准后,方能执行特殊医疗项目。

2.3 特殊项目的考核指标,由科内全体医生共同开会讨论拟定,并经质控科审查,分管院长核准实施。

3. 授权展延失败和授权中止

3.1 医生未通过授权展延考核,视为一般授权展延失败。未通过特殊授权考核,视为特殊展延失败。

3.2 医生在执行被授权行为时,如有发生身心健康问题不适合执行医疗项目、医疗过度行为或其他特殊情况,科主任得向资格与授权管理委员会提出授权中止申请,经委员会审议后,提请院长核准中止授权。

4. 恢复授权

4.1 医生授权展延失败或授权中止后,经学习、培训,3个月后得提出恢复授权申请,以首次授权程序进行,经科主任考核通过,并经资格与授权管理委员会审核通过,才可以恢复医疗项目授权。

4.2 授权恢复日期由资格与授权管理委员会指定。

5. 短期授权

前来本院指导的医生,在院内执行医疗项目,须向科室主任提出短期授权申请,经授权程序后,才可以在院内执行医疗项目。

6. 紧急授权

若遇到患者出现生命危急的状况,且无法联络上有被授权的医生,未经授权的医生得向科室主任口头报告,取得口头同意后施以必要的医疗,治疗后须向科主任报告治疗结果。

7. 其他医疗项目授权
    7.1 化疗药物权限:需要经过医务科组织的化疗药物知识培训考核合格后,授予化疗药物处方权。
    7.2 镇静权限:需要经过医务科组织的镇静知识培训考核合格后,并具备ACLS急救证书,才得授予镇静权限。
    7.3 抗菌药物处方权限:需要经过医务科组织的抗菌药物知识培训考核合格后,授予抗菌药物处方权限。
    7.4 精麻类药品处方权:第一类精神类药品、麻醉药品,需通过象山县卫生与计划生育局或我院医务科组织的麻醉药品处方权考试,考核合格后授予精麻类药品处方权。

8. 授权期限
    每次授权期限为三年。

9. 考核时间
    7月份。

10. 公布方式
    医生医疗权限项目表公布于院内网。

七、表单附件

1. 附 件
    1.1 医生首次授权项目表。
    1.2 医生临床授权展延项目表。
    1.3 医生医疗授权考核表——首次一般项目授权。
    1.4 医生授权考核表——首次特殊项目授权。
    1.5 特殊项目授权展延考核表。
    1.6 医生特殊项目授权考核指标。
    1.7 手术权限项目表。

八、审 核

部 门		核准主管	核准日期
主 办	医务部	主 任:	
		院 长:	

参考文件二:《医生续聘办法》

类　　别	全院制度-人力资源		编　　号	H-1-17
名　　称	医生续聘办法		生效日期	20××-××-××
制定单位	×××	责任人　×××	修订日期	20××-××-××
定期更新	每一年	总页码　　×	版　　本	第×版

一、目　的

为确保患者安全及为其提供完善的医疗服务,在复审医生资质证明证书,监督、评估医生的临床能力的基础上,以决定聘任的延续。

二、范　围

适用范围:全院医生。

三、定　义

无。

四、权　责

责任科室:人力资源部。

五、参考文献

评鉴条文
《JCI医院评审标准》(第5版),SQE.12。

六、政　策

1. 每隔三年人事部门组织复审所有医生的资质证明证书,不包括当年新进医生。
2. 医生资质证书必须保持现时有效。
3. 医生首次聘任之后取得的资质证书,医生在申请增加和更改医生授权范围之前,人事部门必须完成核实查证工作。
4. 人事部门在规定时间内根据医生年度考核和资质复审通过人员名单完成继续聘任工作。
5. 续聘程序包括如下。
   5.1　人事科每隔三年于当年6月初公布医生续聘时间安排及相关事宜。
   5.2　医生提出申请,填写《医生续聘评核表》。
   5.3　人事科与相关部门对每位申请医生进行证书复审。
   5.4　科室主管对本科室医生《医生续聘评核表》评核内容进行评核,并签署意见;员工本人签署意见;上一级主管签署意见;分管副院长对结果进行审核并签署意见。
   5.5　资质证书审核和评核结果有一项不通过者,则不予续聘。

七、表单附件

医生续聘评核表。

八、审　核

部　门		核准主管	核准日期
主　办	人力资源部	主　任：	
		院　长：	
协　办	医务科	主　任：	

标准　SQE.11

标准　SQE.11　医院使用标准化办法持续地监督和评价每位医务人员提供的医疗服务质量和安全性。

标准解读　持续的监督和评价是持续不断地收集和分析有关医务人员的工作行为、职业发展以及临床工作表现的过程。部门/科室负责人有责任整合这些有关医务人员的数据和信息,并采取适当的措施进行监督和评价。措施包括:可以立即与员工谈话,使他/她接受监督,限制权限或其他用来降低对患者的风险以及改善医疗质量,保证患者的安全的方法。对医务人员的持续监督和评价主要由三部分构成:工作行为、职业发展以及临床工作表现。

参考文件:《医生年度考核办法》

	类　　别	全院制度-人力资源	编　　号	H-1-16
	名　　称	医生年度考核办法	生效日期	20××-××-××
	制定单位	×××　　责任人　　×××	修订日期	20××-××-××
	定期更新	每一年　　总页码　　×	版　　本	第×版

　一、目　的

　　　通过医生年度考核,客观地评定医生的德、能、勤、绩,为聘用及续聘、任免、晋升、医生授权、调岗等提供依据,确保医生具备相符的资格及相应的工作能力,以保证人才的质量,确保医生的知识、技能与患者的需求相一致。

　二、范　围

　　　适用范围:全院执业医生。

　三、定　义

　　　无。

四、权　责

责任科室:医务部。

五、参考文献

评鉴条文

《JCI医院评审标准》(第5版),SQE.11。

六、政　策

1. 医生年度考核规定

1.1 医生年度考核的内容:行为考核,工作职责考核,专业成长考核(包含临床照护能力、专业知识、基于实践的学习和改进、人际沟通技巧、职业精神、社会或医疗保险体系和资源管理),临床结果考核指标(包含全院性指标、部门指标和个人考核指标)。相关科室把考核医生的相关数据反馈给科室主任。

1.2 考核期限:本年度1月1日至本年度12月31日。

1.3 考核时间:次年1月10日至31日。

1.4 医生年度考核一年一次,续聘考核三年一次,连续三年考核通过者将予以续聘考核,不通过者不予续聘考核。

2. 医生年度考核程序

2.1 医务科每年12月公布医生考核时间安排及相关事宜。

2.2 医生提出申请,填写《医生年度考核表》。

2.3 科室主任对本科室医生的考核情况签署意见,员工签署个人意见,上一级主管签署意见,分管院长对考核结果进行审核。

七、表单附件

医生年度考核表。

八、审　核

部　门		核准主管	核准日期
主　办	医务部	主　任:	
		院　长:	

第十六章　信息管理(MOI)

信息管理(MOI)文件

标　准		英文 (是/否)	文件名称
MOI.2	信息的隐私和保密	否	信息保密管理制度
			计算机网络信息安全管理制度
			医院信息系统权限管理制度
MOI.3	医院制定有关记录、资料和信息保存期限的制度	否	病历保存和信息安全制度
MOI.7	保护记录和信息,防止丢失、破坏、篡改以及未经授权的查阅或使用	否	病历查阅、借调、复印制度
MOI.9	医院要建立一个书面文件来统一管理医院的制度、程序和计划(含预案)	是	医院文件实施和管理办法
MOI.9.1	医院建立标准化文件书写的格式规范编制制度、程序、计划(含预案),并使员工随时能获取相应文件,以保证正确执行	否	文件标准格式和书写指引
MOI.10	医院为每一位接受评估或治疗的患者建立和维护标准化的病历记录,并确定病历记录的条目内容、格式和位置	否	病历书写规范
MOI.11	病历书写人员的权限规定	否	病历书写管理制度

标准　MOI.2

标准　MOI.2　信息的隐私和保密。

标准解读　医院依据法律法规的要求建立制度和程序，以维护信息隐私性、保密性和安全性。该制度和程序为不同类别的数据和信息设定不同的保密级别，尤其要注重患者隐私的保密。

维护数据完整性是信息管理的一个重要方面。数据库中包含的信息必须准确，以确保对数据分析结果的解释真实可靠。

制度和程序规定信息安全程序：只有经过授权的人员，才能获取数据和信息。获取不同等级的信息权限必须根据工作需要和工作职位以及功能来确定，包括教学机构的学生。有效的流程规定：

1. 谁可以获取信息。
2. 能获取哪些信息。
3. 信息使用者在信息保密方面的义务。
4. 维护数据完整性的流程。
5. 当违反信息保密性和安全性或数据完整性时，有相应的处理程序。

参考文件一:《信息保密管理制度》

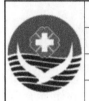

类 别	全院制度-行政管理		编 号	G-1-14
名 称	信息保密管理制度		生效日期	20××-××-××
制定单位	×××	责任人 ×××	修订日期	20××-××-××
定期更新	每一年	总页码 ×	版 本	第×版

一、目 的

为保守医院秘密,维护医院权益,特制定该制度。医院保证资料和信息的隐私和保密,并且特别注重某些敏感资料和信息的保密。计划应指出资料的分享与保密如何权衡。医院就不同类型的信息(如病历、科研资料等)与不同岗位职责,规定不同程度的隐私和保密级别。

二、范 围

适用范围:全院职工。

三、定 义

1. 保密信息:反映医院重要职能活动并要加以保护的信息。遗失、破坏或泄露此类信息是违反法律法规或医院规章制度的,并会造成医院严重损失。
2. 一般信息:医院日常活动产生的不需任何特别处理或特殊保护的信息。

四、权 责

1. 责任科室:信息科。
2. 本制度制定、修改、废止均由信息科提出,经医院信息管理委员会审核后公告实施。

五、参考文献

1. 政策法规
   1.1 《中华人民共和国保守国家秘密法》,主席令第28号,2010年10月1日起实施。
   1.2 《电子病历基本规范(试行)》,卫医政发〔2010〕24号,2010年4月1日起实施。
   1.3 《医疗机构病历管理规定》,国卫医发〔2013〕31号,2014年1月1日起实施。
2. 评鉴条文
   2.1 《JCI医院评审标准》(第5版),MOI.2。
   2.2 《三级综合医院评审标准实施细则》(2011版),第六章"医院管理"(五、信息与图书管理)6.5.4.1。

六、政　策

1. 总　则

1.1 该制度适用于医院所有信息的保存和使用,各部门的信息管理制度应与本制度相一致。

1.2 本院保密信息主要包括患者健康信息、患者病历、会议记录、绩效考核资料、科研资料、特定的合同、法律证据、员工资格审查信息、员工考评信息和健康信息、特定的财务信息。

1.3 医院信息管理系统数据的安全管理,须依据信息权限管理办法办理。

2. 保密信息执行的措施

2.1 所有患者的健康信息按照《患者权利和义务》执行。

2.2 所有病历的管理遵守《病历的查阅、借调和复印》的制度。

2.3 所有其他保密性信息都应受到保护,防止遗失、损坏或泄漏给未经授权的人员。

2.4 下列保密性信息的提供主要限于以下人员。

2.4.1 绩效考核和同事间评价资料:绩效考核人员、政府部门检查者和认证检查者、档案室工作人员等。

2.4.2 员工档案:人事科工作人员、医务科工作人员、档案室工作人员。

2.4.3 医院管理信息:

a 院长办公会议记录:医院党政班子成员、政府部门检查者、档案室工作人员。

b 委员会纪要:经委员会主任授权的医院管理人员、各自委员会成员和秘书、档案室工作人员。

c 财务信息:经院长授权的医院管理人员、财务科工作人员和档案室工作人员。

d 特定合同和其他法律文件:经院长授权的医院管理人员、财务科人员和档案室工作人员。

3. 奖　惩

3.1 发现失密、泄密情况,应立即采取补救措施,并及时向医院领导报告。

3.2 对在保密工作中做出突出成绩的科室和个人,给予表彰和奖励;对违反保密制度的责任人,视情节轻重和本人态度,给予批评教育或纪律处分,后果严重者,由有关单位依法追究其行政责任或法律责任。

七、审　核

部　门		核准主管	核准日期
主　办	医务部	主　任：	
		院　长：	
协　办	信息科	主　任：	

参考文件二:《计算机网络信息安全管理制度》

类　别	全院制度-行政管理		编　号	G-1-15
名　称	计算机网络信息安全管理制度		生效日期	20××-××-××
制定单位	×××	责任人 ×××	修订日期	20××-××-××
定期更新	每一年	总页码 ×	版　本	第×版

一、目　的

为保证医院计算机网络信息安全,特制定该制度。

二、范　围

适用范围:全院职工与信息合作厂商。

三、定　义

信息合作厂商:本院合约的相关信息厂商。

四、权　责

1. 责任科室:信息科。
2. 本制度制定、修改、废止均由信息科提出,经医院信息管理委员会审核后公告实施。

五、参考文献

1. 政策法规
   1.1 《中华人民共和国计算机信息系统安全保护条例》,国务院令第147号,1994年2月18日实施。
   1.2 《中华人民共和国计算机信息网络国际联网管理暂行规定》,国务院令第195号,1997年5月20日修正实施。
   1.3 《计算机病毒防治管理办法》,公安部令第51号,2000年4月26日起实施。

1.4　《信息安全等级保护管理办法》,公通字〔2007〕43号,2007年7月24日起实施。

1.5　《中华人民共和国保守国家秘密法》,主席令第28号,2010年10月1日起实施。

2. 评鉴条文

2.1　《JCI医院评审标准》(第5版),MOI.2。

2.2　《三级综合医院评审标准实施细则》(2011版),第六章"医院管理"(五、信息与图书管理)6.5.4。

六、政　策

1. 总则内容如下。

1.1　为了保证医院计算机网络信息系统的安全,促进医院计算机网络信息系统的应用和发展,保证网络的正常运行和用户的正常使用,特制定本安全管理制度。

1.2　计算机网络系统指为医疗、教育和科研而建立的计算机信息系统,其目的是利用计算机技术和网络通信技术,实现联网和资源共享。其主要分为院内网和因特网(Internet)二大区域。

1.3　所有用户应遵守中华人民共和国法律法规和已有的安全操作规范。

1.4　计算机仅用于办公事宜,除非有分管副院长和信息科科长的授权(包括目标、使用范围和使用期限),否则严禁用于其他用途。

1.5　计算机使用权限根据工作职责决定,由信息科负责审批工作权限。

2. 网络和数据安全内容如下。

2.1　连入网络的各部门和用户必须严格执行安全保密制度,并对所提供的信息负责。不得利用计算机和网络从事违反国家法律法规、泄露本单位机密的活动,不得制作、查阅、复制和传播有碍社会治安和有伤社会风化的信息。

2.2　不允许在网络上进行干扰网络用户、破坏网络服务和网络设备的活动。这些活动主要包括在网络上发布不真实的信息、散布计算机病毒、未经授权使用计算机和不以真实身份使用网络资源等。

2.3　除信息科外,其他部门或个人不得以任何方式登录网络服务器和网络交换机等设备进行修改、设置、删除等操作;不得盗窃、破坏网络设施。

2.4　不得利用各种网络设备或软件技术从事用户、账户口令的侦听、盗用活动(该活动被认为是对网络用户权益的侵犯)。

2.5　严禁在本院联网计算机上使用未经信息科批准使用的软件。

2.6　任何部门和个人不得在本院联网计算机上制作、查阅、复制和传播危害国家安全的信息和淫秽、色情资料。

2.7　对系统软件、应用软件及信息数据必须实行保密措施。信息资源保密等级可分为:

2.7.1　可向因特网公开的。

2.7.2　可向院内公开的。

2.7.3　可向部门公开的。

2.7.4　仅限于个人使用的。

2.8　院内各部门和个人需要连入因特网,必须经院长审批同意后,由信息科负责实施。

2.9　联网用户必须使用由信息科分配的IP地址,严禁私自设置IP、盗用IP地址。

2.10　医院对外发布信息的Web服务器的内容必须经院办主任审核,交医院综合办公室审核备案后,由院办指定专人链接其对外的信息。

2.11　员工应对输入计算机的数据准确性负责,不得随意增减或删除有效数据。

2.12　保持机房的清洁,并做好防尘、防火、防水、防静电、防高压磁场、防低磁辐射等安全工作。

2.13　做好数据备份工作:于每天凌晨1:00全库导出一次,将导出文件保存在目录S:\BACKUP下。

2.14　任何信息系统厂商要进入医院信息网络需提出申请,经信息科审核后,核定时间与开放范围。

3. 计算机管理内容如下。

3.1　硬件、软件和程序

3.1.1　除信息科的专业人员外,严禁私自拆卸或调换计算机部件和相关的电脑外设。

3.1.2　只有特定的硬件和软件配置才允许应用于医院网络系统中,所用软件必须由信息科安装,已安装的软件不得修改。

3.2　代码和密码

3.2.1　医院信息管理系统实行安全等级保护和用户使用权限划分,安全等级和用户使用及用户口令密码的划分、设置,具体事项由计算机管理中心负责制定和实施。

3.2.2　医院员工对本人代码和密码必须遵守以下规定:

a　新员工凭人事科报到单,到信息科分配代码和密码;员工离院时人事科通知信息科取消代码和密码。

b　员工不得将本人的代码和密码告诉其他人或写在任何其他人可得到的书面资料上,并每隔90天定期修改密码,对有疑问的密码应及时修改。

c　任何人员不得使用他人的代码和密码,也不得将工作范围内可接触到的数据告诉其他任何未经授权的人员,并在离开终端时及时锁定计算机。

d　建议密码长度不小于六位,可以是字母与数字的组合。

3.3　病毒防护

3.3.1　计算机必须配备标准的防毒软件,该软件由信息科规定。

3.3.2　不联网的计算机用户有责任保护使用的计算机不被病毒侵害,并由计算机中心进行适当监督。

3.3.3 未经分管院长批准,任何个人不得使用调制解调器、无线网卡连接到院内网工作站上,批准报告须由信息科存档。

3.3.4 严禁在院内网的计算机上使用可移动存储设备(如 USB 移动盘、闪存卡、数码相机、移动硬盘等);若医院领导班子、科主任、护士长有工作需要,可以向信息科提出开通使用需求。

3.3.5 建立网络杀毒系统,定时更新病毒库。

3.4 硬件维护及保养

3.4.1 硬件维护人员在作业完成后,必须将所拆卸的设备复原。

3.4.2 维护人员必须定期检查所辖计算机及外设的状况,及时发现和解决问题。

3.4.3 使用部门对计算机及外设有保管的义务,防止失窃。

3.4.4 要求使用部门采取必要措施,确保计算机及外设始终处于整洁和良好的状态。

3.4.5 对于关键的计算机设备应配备不间断电源。

4. 有以下行为者,计算机中心将根据实际情况上报医院领导班子追究当事人及其直接负责人的责任;构成犯罪的,将移交相应机关依法处理。

4.1 私自安装软件或复制文件而使计算机感染病毒。

4.2 私自使用他人计算机或对外设造成破坏。

4.3 私自拆卸、安装或调换本院计算机有关设备部件。

4.4 严重危害本院计算机有关设备和网络资源。

七、审 核

部 门		核准主管	核准日期
主 办	医务部	主 任:	
		院 长:	
协 办	信息科	主 任:	

参考文件三:《医院信息系统权限管理制度》

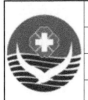

类 别	全院制度-行政管理	编 号	G-1-52
名 称	医院信息系统权限管理制度	生效日期	20××-××-××
制定单位	××× 责任人 ×××	修订日期	20××-××-××
定期更新	每一年 总页码 ×	版 本	第×版

一、目　的

为了医院信息管理系统数据的安全管理,避免操作权限失控,并防止一些用户利用取得的权限进行不正确的操作,对各科室工作人员操作医院信息管理系统进行严格的管理,并按照各用户的身份对用户的访问权限进行严格的控制,保证我院信息管理系统的正常运转,特制定本管理制度。

二、范　围

适用范围:全院职工。保密对象包括档案资料、医疗数据资料和信息系统数据库资料。

三、定　义

1. 信息系统:一种对各种输入的数据进行加工、处理,产生针对解决某些方面问题的数据和信息。
2. 电子病历系统:医疗机构内部支持电子病历信息的采集、存储、访问和在线帮助,并围绕提高医疗质量、保障医疗安全、提高医疗效率而提供信息处理和智能化服务功能的计算机信息系统,既包括应用于门(急)诊、病房的临床信息系统,也包括检查检验、病理、影像、心电、超声等医技科室的信息系统。

四、权　责

1. 责任科室:信息科。
2. 本制度制定、修改、废止均由信息科提出,经医院信息管理委员会审核后公告实施。

五、参考文献

1. 政策法规
   1.1 《电子病历基本规范(试行)》,卫医政发〔2010〕24号,2010年4月1日起实施。
   1.2 《医疗机构病历管理规定》,国卫医发〔2013〕31号,2014年1月1日起实施。
2. 评鉴条文
   2.1 《JCI医院评审标准》(第5版),MOI.2。
   2.2 《三级综合医院评审标准实施细则》(2011版),第六章"医院管理"(五、信息与图书管理)6.5.4.1。

六、政　策

1. 总　则
   1.1 用户帐号:登录医院信息系统需要有用户帐号,相当于身份标识。
   1.2 密码:为保护信息安全而对用户帐号进行验证的唯一口令。
   1.3 权限:在信息系统中某一用户的访问级别和权利,包括所能够执行的操作及所能访问的数据范围。

2. 用户帐号及密码管理

  2.1 密码设置及更改:

    2.1.1 第一次登录系统时,用户必须修改事先由系统管理员分配的密码。

    2.1.2 为避免帐号被盗用,密码长度不小于六位,建议数字与字母结合使用。

    2.1.3 每隔90天或更短时间内需要重新设定密码。

    2.1.4 对于用户忘记密码的情况,需要按照新用户申请流程处理。

  2.2 帐号与密码保管:

    2.2.1 密码不可告知他人,用户帐号不可转借他人使用。

    2.2.2 若操作用户临时不在岗,而有紧急且重要的业务需要用其权限进行处理时,可以由该用户的部门主管将该用户的权限临时授予其他用户,操作用户回岗时,取消授予其他用户的临时授权。

    2.2.3 若操作用户因离岗或转岗,所拥有的系统用户权限需相应变更时,需由该用户的部门主管签字确认《信息系统用户新增、注销、变更权限申请表》,并提交到信息科,信息科对离岗或转岗的帐号进行变更并签字。

  2.3 责任承担:帐号的注册所有者应对该帐号在系统中所做的操作及结果负全部责任。

3. 用户新增、注销、变更流程

  3.1 用户新增、变更流程:

    3.1.1 由用户本人提出申请(填写《信息系统用户新增、注销、变更权限申请表》)。

    3.1.2 由申请人所属部门主管核准。

    3.1.3 如果涉及其他部门负责的权限,需要本部门主管及其他部门主管签批。

    3.1.4 系统管理员根据《信息系统用户新增、注销、变更权限申请表》在系统中进行权限设置,维护用户及权限清单,并通知申请人及其部门主管。

    3.1.5 申请人应在收到通知的当天修改初始口令。

  3.2 用户注销流程:当用户由于工作变动、调动或离职等原因需要对用户的访问权限进行修改。

    3.2.1 人事科在办理离岗或转岗的手续后通知信息科。

    3.2.2 信息科根据《信息系统用户新增、注销、变更权限申请表》进行用户的新增、变更,维护用户清单和权限列表。

七、表单附件

信息系统用户新增、注销、变更权限申请表。

八、审　核

部　门		核准主管	核准日期
主　办	医务部	主　任：	
		院　长：	
协　办	信息科	主　任：	

标准　MOI.3

标准　MOI.3　医院制定有关记录、资料和信息保存期限的制度。

标准解读　医院制定有关病历、资料和信息保存的制度并在工作中实施。患者的病历资料、信息必须保存足够长的时间,以符合法律法规要求,并满足患者服务、医院管理、法律记录、科研和教育的要求。保存制度必须与这些信息的保密和安全相一致。当保存期限结束时,可以对病历、其他资料及信息进行适当的销毁。

参考文件:《病历保存和信息安全制度》

	类　别	全院制度-病历书写	编　号	D-1-08
	名　称	病历保存和信息安全制度	生效日期	20××-××-××
	制定单位	×××　责任人　×××	修订日期	20××-××-××
	定期更新	每一年　总页码　×	版　本	第×版

一、目　的

维护患者、医院、医务人员合法权益,保护患者隐私,确保病案安全保存。

二、范　围

适用范围:全院各部门。

三、定　义

无。

四、权　责

1. 责任科室:医务科。
2. 本制度制定、修改、废止均由医务科提出,经医院病案质量管理委员会审核后公告实施。

五、参考文献

1. 法律法规
   1.1 《电子病历基本规范(试行)》,卫医政发〔2010〕24号,2010年4月1日起实施。
   1.2 《医疗机构病历管理规定》,国卫医发〔2013〕31号,2014年1月1日起实施。
2. 评鉴条文
   2.1 《JCI医院评审标准》(第5版),MOI.3、MOI.7。
   2.2 《三级综合医院评审标准实施细则》(2011版),第四章"医疗质量安全管理与持续改进"〔二十七、病历(案)管理与持续改进〕4.27.3、4.27.6。

六、政　策

1. 病案信息安全保障
   1.1 病案资料除涉及对患者实施医疗活动的医务人员及医疗服务质量的监控人员外,其他任何机构和个人(包括患者及家属)不得擅自查阅患者的病历。
   1.2 涉及医疗纠纷或案件的病案,在未做出鉴定处理之前,应由医务科保管,任何个人未经医务科批准,不得转借、转移和复印。
   1.3 住院病历因医疗活动或复印等需要带离病区时,应当由病区指定人员负责携带和保管。
   1.4 医务人员借阅病案必须办理借阅手续,对借阅病案应妥善保管,不得涂改、转借、拆散和丢失。
   1.5 公安、司法机关因办理案件,需要查阅、复印病案资料时,必须由医务科批准,并出具采集证据的法定证明及执行公务人员的有效证件后予以协助。
   1.6 病案室应当受理下列人员和机构复印病历的申请,复印时参照病历的查阅、借调和复印制度执行,出具相应证明后给予复印。
   1.7 复印病历资料经申请人核对无误后,复印件需经病案室盖章有效。
   1.8 住院病历保存时间自患者最后一次住院出院之日起不少于30年。门(急)诊病历由医院保管,保存时间自患者最后一次就诊之日起不少于15年。遵守信息保密管理制度。
2. 病案安全保存
   2.1 防火:病案室不准明火、吸烟,下班前切断电源,禁止存放易燃、易爆物品,并配备消防器材和灭火器。
   2.2 防水/防潮:病案室密集架不得直接接触地面。
   2.3 防尘:每天做好地面卫生打扫工作,每月擦拭密集架。
   2.4 防光:配备遮阳设施。
   2.5 防虫:每年用杀虫剂进行杀虫处理,禁止将食品带入库房,保持库房清洁,保持空气流通,无异味,空气新鲜。

    2.6   防不适宜温湿度:

        2.6.1   防不适宜温度:气温高于30℃或低于0℃时,病案室用空调调节温度。

        2.6.2   防不适宜湿度:相对湿度高于70%或低于35%时,病案室用除湿机调节湿度。

3. 病历的销毁

    3.1   销毁超过保存年限的纸本病历时,须按照规定程序进行。

    3.2   销毁超过保存年限的电子病历数据时,须依照电子病历数据销毁程序办理,并应由指定人员在场监督销毁作业。

七、审 核

部　门		核准主管	核准日期
主　办	医务部	主　任:	
		院　长:	
协　办	1. 医务科	科　长:	
	2. 质控办	科　长:	

标准 MOI.7

标准 MOI.7 保护记录和信息,防止丢失、破坏、篡改以及未经授权的查阅或使用。

标准解读 时刻保护和保证患者病历和其他数据及信息的安全。例如,住院患者现病历需妥善保存在固定的地方,只有被授权的人员才能获取。所有的记录保存的地方应防热、防潮、防水、防火和防止其他危害的发生。医院采取一定的流程防止未经授权的人员使用电子贮存的信息。

参考文件:《病历查阅、借调、复印制度》

类　别	全院制度-病历书写		编　号	D-1-12
名　称	病历查阅、借调、复印制度		生效日期	20××-××-××
制定单位	×××	责任人　×××	修订日期	20××-××-××
定期更新	每一年	总页码　×	版　本	第×版

一、目 的

为维护医院所有病历使用者、公检法、保险公司及患者权益,保证病历资料的连续性、客观性、真实性,保障医疗质量与安全,维护医患双方的合法权益,使病历保存、管理完善以避免病历遗失。

二、范 围

适用范围:全院各部门。

三、定 义

病历:医务人员在医疗活动过程中形成的文字、符号、图表、影像、切片等资料的总和,包括门(急)诊病历和住院病历。

四、权　责

1. 责任科室：医务科。
2. 本制度制定、修改、废止均由医务科提出,经医院病案质量管理委员会审核后公告实施。

五、参考文献

1. 法律法规
   1.1 《电子病历基本规范(试行)》,卫医政发〔2010〕24号,2010年4月1日起实施。
   1.2 《医疗机构病历管理规定》,国卫医发〔2013〕31号,2014年1月1日起实施。
2. 评鉴条文
   2.1 《JCI医院评审标准》(第5版),MOI.2、MOI.7。
   2.2 《三级综合医院评审标准实施细则》(2011版),第四章"医疗质量安全管理与持续改进"[二十七、病历(案)管理与持续改进]4.27.6。

六、政　策

1. 总原则如下。
   1.1 病历是医院的财产,医院保管所有患者的病历以保护患者、医务工作者和医院的利益。
   1.2 医院要维护病历信息的安全,防止病历丢失、被涂改、被篡改或被未经许可的人使用。
2. 可以查阅患者病历的人员如下。
   2.1 患者医疗小组成员。
   2.2 因执行工作职责而需要查阅病历的医务人员如护士、营养师、理疗师、药师、质控检查人员等。
   2.3 在上级医生或其他医务人员指导下的实习生或进修生。
   2.4 经医务科同意的科研人员。
   2.5 经医务科同意的因工作关系而需查阅病历的保险公司、上级卫生行政管理部门和国家执法部门等单位的工作人员。
3. 在院内借阅病历时,必须由病案室工作人员登记病历去向,实习生和进修生不能从病案室借走病历。
4. 病历在科室、进出院办、医保管理科和病案统计室的流通过程中,应严格执行《病历保存和信息安全制度》。
5. 只有国家法律法规允许的机构或部门如法院等执法机构或劳动保障部门因工作需要时,才能将病历拿离医院,但必须经医务科同意,并在病案室办理相关手续,借阅病历应当在3个工作日内归还。
6. 病历的复印具体内容如下。
   6.1 医院可受理下列人员和机构复印病案资料申请:
       6.1.1 患者本人或其委托代理人。

6.1.2 死亡患者法定继承人或者其代理人。

6.1.3 公安、司法、人力资源、社会保障、保险以及负责医疗事故技术鉴定的部门。

6.2 患者有权复印以下病历资料:

6.2.1 住院病史(入院记录)、麻醉记录、手术记录、出院记录、病重(病危)患者护理记录。

6.2.2 体温单、医嘱单、化验单、医学影像检查资料、病理报告。

6.2.3 特殊检查同意书、手术同意书、麻醉同意书。

6.2.4 公安、司法、人力资源、社会保障、保险以及负责医疗事故技术鉴定的部门,因办理案件、依法实施专业技术鉴定、医疗保险审核或仲裁、商业保险审核等需要,提出审核、复印病历资料要求,经办人员提供以下证明材料后,医院可以根据需要提供患者部分或全部病历。

6.3 复印病案资料经核对无误后,病案复印人员加盖复印专用章证明。

6.4 复印病案资料,按收费规定收取工本费(每张A4纸5角)。

6.5 受理申请时,申请人按照要求应提供有关证明材料:

6.5.1 申请人为病员本人的,应当提供其有效身份证明。

6.5.2 申请人为病员代理人的,应当提供病员及其代理人的有效身份证明和代理关系的法定证明材料。

6.5.3 申请人为死亡病员近亲属的,应当提供病员死亡证明及其近亲属的有效身份证明和近亲属的法定证明材料。

6.5.4 申请人为死亡病员近亲属代理人的,应当提供病员死亡证明、近亲属及其代理人的有效身份证明、近亲属关系的法定证明材料和代理关系的法定证明材料。

6.7.5 申请人为保险机构的,应当提供保险合同复印件,承办人员的有效身份证明,病员本人或者其代理人同意的法定证明材料;病员死亡的,应当提供近亲属或者其代理人同意的法定证明材料。合同或者法律另有规定的除外。

6.7.6 公安、司法机关因办理案件,需要查阅、复印或者复制病历资料的,由公安、司法机关向医务科出具采集证明的法定证明及执行公务人员的有效身份证明后,方可给予协助办理。

7. 病历的封存和启封具体内容如下。

7.1 依法需要封存病历时,由投诉办工作人员在患者或其代理人在场的情况下,对病历共同进行确认,签封病历复印件。

7.2 医院申请封存病历时,应当告知患者或者其代理人共同实施病历封存;但患者或者其代理人拒绝或者放弃实施病历封存的,医院可以在县公证处公证的情况下,对病历进行确认,由县公证处签封病历复印件。

7.3 医院负责封存病历复印件的保管。

7.4 　封存后病历的原件可以继续记录和使用。

7.5 　按照《病历书写基本规范》要求,病历尚未完成,需要封存病历时,可以对已完成病历先行封存,当医生按照规定完成病历后,再对新完成部分进行封存。

7.6 　开启封存病历需在签封各方在场的情况下实施。

七、审　核

部　门		核准主管	核准日期
主　办	医务科	主　任:	
		院　长:	
协　办	1. 质控办	主　任:	
	2. 病案室	主　任:	

标准　MOI.9/MOI.9.1

标准　MOI.9　医院要建立一个书面文件来统一管理医院的制度、程序和计划（含预案）。

标准解读　医院要建立一个书面文件来统一管理医院的制度、程序和计划（含预案）。文件包含有关如何实现对院内规章制度、程序和计划的制订和维护，具体步骤如下：

1. 在发布前由经授权人员对所有文件进行的审查和批准；
2. 回顾和再批准的流程和频率；
3. 确保员工能获取现行文件而采取的管理措施；
4. 有效识别文件中的更改；
5. 维护文件的编号并确定字迹清晰易读；
6. 有管理来自院外文件的流程；
7. 作废文件的保存应至少符合法律法规的规定，并保证它们不会被误用；
8. 识别和跟踪正在使用的文件。

标准　MOI.9.1　医院建立标准化文件书写的格式规范编制制度、程序、计划（含预案），并使员工随时能获取相应文件，以保证正确执行。

标准解读　本手册中的评审标准均要求有相应的规章制度、程序、计划和其他书面文件（如上文所示，标有"℗"图标）。由于可以减少流程偏差和降低流程固有的风险，医院必须编制此类文件。医院需建立文件编写统一标准化格式来编制文件。同时医院需建立快捷的查询系统，使员工能快速找到与其工作任务和特定情况相关的文件，方便员工阅读并熟悉。可按照标题、发布日期、版本和（或）当前修订日期、页数、谁授权签发/回顾这些文件、数据库确认查询来识别各个文件。同时培训员工,监测文件得到有效一致的实施。

参考文件:《医院文件实施和管理办法》

类　　别	全院制度-行政管理		编　　号	G-1-03
名　　称	医院文件实施和管理办法		生效日期	20××-××-××
制定单位	×××	责任人　×××	修订日期	20××-××-××
定期更新	每一年	总页码　×	版　　本	第×版

一、目　的

为规范医院文件制定、修订、废止的申请、核查、公告及管理实施等,特制定本办法。

二、范　围

1. 文件范围:制度、程序、计划和应急预案。
2. 适用范围:全院及各部门文件的管理和实施。
3. 流程范围:文件的制定→审核→批准→发布→修订→作废实施流程。

三、定　义

1. 制度:由医院和部门依照法律、法令、政策制定相应文件,要求所属人员共同遵守准则,是医院布置某项具体工作、具体事项所必须要遵守的行为规范。
2. 程序(或标准作业程序):为完成特定任务,医院所授权核准建立的作业程序、步骤与规范,以作为执行标准。
3. 计划:确定需要,列出满足这些需要的策略并设定方向和目标的事先制定的详尽方法。其比制度或程序更全面,持续时间更长,更具战略性,针对具体的项目设定不同的优先级别。例如,质量改进和患者安全计划强调医院对于患者医疗服务质量和安全的承诺,会确定长短期优先级别,并以各种方法来实现这些优先事项。
4. 应急预案:对于医院可能发生的突发事件、流行病、自然灾害或其他灾害等,医院为迅速有序地开展应急行动而预先制定的行动方案。
5. 法律法规:中华人民共和国现行有效的法律、行政法规、司法解释、地方法规、地方规章、部门规章及其他规范性文件以及对于该类法律法规的不时修改和补充。

四、权　责

责任科室:医评办。

五、参考文献

1. 法律法规

《机关文件材料归档范围和文书档案保管期限规定》,国家档案局令第8号,2006年12月18日起实施。

2. 评鉴条文

2.1 《JCI医院评审标准》(第5版),MOI.9、MOI.9.1。

2.2 《三级综合医院评审标准实施细则》(2011版),第四章"医疗质量安全管理与持续改进"(二、医疗质量管理与持续改进)4.2.2.1。

六、政　策

1. 全院性文件

1.1 适用于全院或跨部门员工应知悉或遵守者。

1.2 影响面较大,需经院长审核通过且持续性宣传者。

1.3 内容以政策性声明为主,但可连带包含必要的相关执行程序说明。

2. 部门级文件

若未达到上述1.1,1.2,1.3条件或仅适用于单一部门的制度和程序文件。

3. 文件种类与授权、审批和批准原则

类　别	新增、修订废止申请	审　核	批　准	编号及版本管理
全院性文件	职能科室主任	医院各委员会	院　长	医评办
部门级文件	科主任	部门主管	分管院长	医评办

4. 文件的标准格式

4.1 标准格式需遵从《文件标准格式和书写指引》制定。

4.2 文件依下列规定填写内容:

项目名称	项目说明	制　度	程　序	计　划	应急预案
一、标　准	对应的条文标准	免填项	免填项	必填项	免填项
二、目　的	制定所要达成的目的	必填项	必填项	必填项	必填项
三、范　围	适用于全院或对象	必填项	必填项	必填项	必填项
四、定　义	需要解释说明的名词或定义	可选项	可选项	可选项	可选项
五、权　责	负责起草、修订、解释本文件的责任科室	必填项	必填项	必填项	必填项
六、参考文献	制定本文件的参考资料和依据(如法律法规、评鉴条文等)	可选项	可选项	可选项	可选项

续　表

项目名称	项目说明	制　度	程　序	计　划	应急预案
七、政　策	制度的具体内容或性质 应急预案依据应急预案异动说明	必填项	可选项	必填项	必填项
八、流　程	程序图示或步骤说明	可选项	必填项	可选项	必填项
九、资源分配	人力、财务、设施空间、信息等方面的资源支持	可选项	可选项	可选项	可选项
十、教育训练	目的是使相关人员(新进及在职人员)了解及遵守文件的规定	可选项	可选项	必填项	必填项
十一、质量管理	依据评鉴要求以及单位主管专业管理的要求确立监测指标	可选项	可选项	必填项	可选项
十二、风险管理	制定程序时可能产生预期或非预期的偏差和错误,一旦发生如何进行积极的危机应变说明	免填项	可选项	可选项	可选项
十三、表单附件	制度和程序中所提到的表单和附件	可选项	可选项	可选项	可选项
十四、审　核	主办:负责制定、修订规章和程序的主办部门 协办:协助制定、修订规章和程序的部门	必填项	必填项	必填项	必填项

4.2.1　必填项:必须填写内容,不可空白。

4.2.2　可选项:可填也可不填写内容,项目中(一～七项)不填写内容为无,项目中(八～十四项)无内容填写可删除项目。

4.2.3　免填项:删除项目不填。

4.2.4　计划异动情况:
　　a　上述"七、政策"项目改为计划发展。
　　b　上述"八、流程"项目改为组织与流程。

4.2.5　应急预案异动情况:政策或流程中要求遵循以下a～g关键要素。
　　a　明确危害、威胁和突发事件的类型、概率和后果。
　　b　明确医院在这些事件中的角色。
　　c　事件发生时信息传递的策略,以及针对事件的沟通战略。
　　d　事件发生过程中对资源的管理,包括替代资源。
　　e　事件发生过程中对临床医疗活动的管理,包括备用的医疗场地。
　　f　事件发生过程中对员工角色和责任的确定与分配。

   g　当员工的个人责任与医院为患者提供服务的责任发生冲突时,管理突发事件的流程的应急管理流程。

5. 文件申请和审查批准程序

 5.1　全院性文件批准程序

  5.1.1　申请:职能科室主管拟定、修订或废止并填写《宁波市第四医院文件制定、修订及废止申请表》,送协办部门签署意见后提交至医评办。

  5.1.2　编号及版本管理:医评办依据《文件标准格式和书写指引》审查各部门SOP程序版本,负责文件的编排和编码,确保各文件间不相互矛盾。

  5.1.3　审核:医评办提交给相关委员会讨论、审核。

  5.1.4　批准:经院长核决后,由医院综合办公室负责公告实施。

 5.2　部门文件批准程序

  5.2.1　申请:科室主管拟定、修订或废止并填写《宁波市第四医院文件制定、修订及废止申请表》,提交至医评办。

  5.2.2　编号及版本管制:医评办依据《文件标准格式和书写指引》审查各部门SOP程序版本,负责文件的编排和编码,确保各文件间不相互矛盾。

  5.2.3　审核:提交给分管职能科室主任审核。

  5.2.4　批准:审核后文件提交分管院长审批核决,由医院综合办公室负责公告实施。

 5.3　医院文件的公告

  5.3.1　医院综合办公室将核定文件上传公告于医院内网规章制度查询系统,以供查询。

  5.3.2　短信通知医院员工新上网的文件。

  5.3.3　新上网文件标题以闪烁的"New"提示,持续一个月。

 5.4　医院文件的生效日、修订日期、废止日

  5.4.1　生效日:生效日以公告后第三天或文件的生效日为准。

  5.4.2　生效/修订日期:核准日期为本文件生效/修订日期,若本文件是首次制定的,则核准日期即生效日期;若是修订的,则核准日期即修订日期。

  5.4.2　废止日:以行政备忘录公告日或名列之废止日为准。

 5.5　文件管理

  5.5.1　文件内容不符合现状需修改、新增时,由原制定单位的相关权责人员执行,并于该文件内容中以底色加灰的方式明显标示修订处。于三个月后恢复成一般格式。

  5.5.2　医院综合办公室发行修订的新版文件时将旧版文件移除,以防止他人误用。

  5.5.3　法令依据及遵循:

   a　由医评办统一收集法律法规,各部门应及时将本部门相关的法律法规报告医评办。

    b 如依据法令要求设立的文件,需在文件内载明所依据的法源。

    c 主办部门主管应随时注意法规修订,以及时、相应地修订本院文件。

    d 由医评办负责分配各部门必须要负责检视本院正在使用的法律和法令,各部门每半年对所属的法律法规进行检视,根据异动的内容来更新修订本院相关的文件。

5.5.4 文件需载明制定单位和负责人,由主办单位负责文件的回顾及修订,医院内网规章制度系统每年根据修订日期(首次制定的文件为生效日期)提前一个月自动以短信的形式通知负责人检视文件是否符合现行法规或与现状相符,由责任人确认并回复执行报告。

5.5.5 新修订的文件自公告实施满三个月之后,系统自动以短信的方式通知主办单位负责人提出修订,责任人确认并回复执行报告。

5.5.6 医院综合办公室负责更新及维护"规章查询系统",以供员工查询或下载现行及历史文件。

5.5.7 外来文件管理:各单位于接收到外部重要标准、规范、技术资料等(如ISO9001条文、法规规范等)时,应将文件名称交给医评办编号,并将其登记于《文件总览表》,自行使用、保存与分发单位。

5.5.8 文件的保存:每年作废、修订、新增文件由医评办负责书面归档至档案室,保存期限以医院档案管理规定为准。

七、教育训练

对 象	具体做法
1. 新进人员	科室岗前培训本制度内容
2. 在职人员	网上自学每条新文件和修订文件

八、表单附件

1. 表 单
宁波市第四医院文件制定、修订及废止申请表。
2. 附 件
  2.1 文件标准格式和书写指引。
  2.2 法律法规检视清单。

九、审　核

部　　门		核准主管	核准日期
主　办	医评办	主　任：	
		院　长：	
协　办	1. 医院综合办公室	主　任：	
	2. 信息科	主　任：	

标准　MOI.10

标准　MOI.10　医院为每一位接受评估或治疗的患者建立和维护标准化的病历记录,并确定病历记录的条目内容、格式和位置。

标准解读　每位在医院就诊接受评估或治疗的患者(住院患者、门诊患者、急诊患者)都有一本病历。每位患者都有一个区别于他人的病历号,或其他机制关联患者与他或她的病历。每位患者一本病历和一个唯一的病历号有助于医院方便保存和寻找患者的病历和其他资料。

参考文件:《病历书写规范》

	类　　别	全院制度-病历书写	编　　号	D-1-04
	名　　称	病历书写规范	生效日期	20××-××-××
	制定单位　×××	责任人　×××	修订日期	20××-××-××
	定期更新　每一年	总页码　×	版　　本	第×版

一、目　的

每位在医院就诊接受评估或治疗的患者(住院患者、门诊患者、急诊患者)都有一本病历。每位患者都有一个区别于他人的病历号,有助于医院方便保存和记录患者的治疗过程。病历格式和内容标准化有助于促进各类医疗人员对患者诊治方案的整合和实现医疗服务的连续性。在门诊、急诊或住院的基础上,医院要确定每位患者病历中的特异性数据和信息。每一位患者的病历都需要有足够的信息用以支持诊断、证明治疗的合理性、记录病程及治疗结果,并促进医疗人员连续性护理。

二、范　围

1. 适用范围:门(急)诊、住院患者所有病历。
2. 流程范围:门(急)诊、病区医务人员及患者。

三、定　义

1. 病历:包含电子病历和纸质病历,指医务人员在医疗活动过程中形成的文字、符号、图表、影像、切片等资料的总和,包括门(急)诊病历和住院病历。

2. 病历书写:医务人员通过问诊、查体、辅助检查、诊断、治疗、护理等医疗活动获得有关资料,并进行归纳、分析、整理形成医疗活动记录的行为。

3. 诊疗计划:确定患者诊治需要,列出满足这些需要的策略,记录治疗目标和方向,概述终止干预的标准并记录患者达到特定目标和方向的进展情况的计划。它基于患者评估过程中收集的信息。可依据专门的规章制度和程序、实施方案、实践指南、临床路径或这些内容的结合制订治疗计划。治疗计划可以包括预防、治疗、处置、康复和小儿康复。

4. 可衡量的目标:与医疗服务和预期临床结果相关的可观察、可实现的目标,可由负责的医生与护士和其他医务人员一起共同选定。这些目标必须以时间为基础,以特定患者为对象,从实际情况出发,提供一种可衡量诊疗计划相关的程序和结果的方法。

四、权　责

1. 不同级别医务人员书写电子病历的权限等级设置由医务科负责;相应权限分配、电子病历系统管理由信息科负责;纸质病历和已提交的电子病历管理由病案统计室负责。

2. 本制度制定、修改、废止均由质控办提出,经医院病案质量管理委员会审核后公告实施。

五、参考文献

1. 法律法规

   1.1 《电子病历基本规范(试行)》,卫医政发〔2010〕24号,2010年4月1日起实施。

   1.2 《病历书写基本规范》,卫医政发〔2010〕11号,2010年3月1日起实施。

2. 评鉴条文

   2.1 《JCI医院评审标准》(第5版),MOI.10、MOI.11、MOI.11.1。

   2.2 《三级综合医院评审标准实施细则》(2011版),第四章"医疗质量安全管理与持续改进"〔二十七、病历(案)管理与持续改进〕4.27.2。

3. 其他参考文献

   浙江省住院病历质量检查评分表(2014版)。

六、政　策

1. 本院为每一位接受评估或治疗的门(急)诊患者和住院患者建立病历。
   - 1.1 针对初诊挂号患者,信息管理系统依患者基本数据(姓名、身份证号、出生日期)进行核对,检查是否为复诊患者,以确保每位患者只有唯一的病历号。
   - 1.2 针对无证件的紧急就医患者,给予病历号产生初诊病历后,于下次回诊或补缴证件办就诊卡时,信息系统与病案管理人员仍会依患者基本数据进行核对,若经检查有病历号重复情形的,则进行病历合并,以确保每位患者只有一个病历号。

2. 病历书写基本要求如下。
   - 2.1 病历书写应当客观、真实、准确、及时、完整和规范。
   - 2.2 病历书写应当使用碳素墨水,需复写的病历资料可以使用黑色油水的圆珠笔书写。计算机打印的病历应当符合病历保存的要求。
   - 2.3 病历书写应当使用中文,通用的外文缩写和无正式中文译名的症状、体征、疾病名称等可以使用外文(见附件《医疗、医嘱通用缩写暨符号管理制度》)。
   - 2.4 病历书写应规范使用医学术语,文字工整,字迹清晰,表述准确,语句通顺,标点正确。
   - 2.5 病历书写过程中出现错字时,应当用双线画在错字上,保留原记录清楚、可辨,并注明修改日期及时间、修改人签名。不得采用刮、粘、涂等方法掩盖或去除原来的字迹。上级医务人员有审查修改下级医务人员书写病历的责任。
   - 2.6 只有具有执业医师资格并经过本医疗机构注册的医务人员才能有权限书写病历。实习医务人员、试用期等无执业医师资格的医务人员书写的病历,应当经过具有执业医师资格并经过本医疗机构注册的医务人员审阅、修改并签名后有效。进修医务人员由医疗机构根据其胜任本专业工作实际情况认定后书写病历,书写后由本医疗机构有资质的人员进行审阅、修改并签名后有效,并记录日期时间。病历中所有的记录均要由相应医务人员签名,以及记录日期时间。签名要求中文全名,不能缩写、简写,字迹要清楚。本科室医生和护士有权限使用病历,其他科室人员要使用病历的,必须是会诊人员或给患者提供辅助检查的医务人员。
   - 2.7 病历书写一律使用阿拉伯数字来书写日期和时间,日期采用公元纪年,时间采用24小时制记录,所有记录均应书写日期和时间并具体到分钟(如:2013-5-20 18:00)。

2.8　对需取得患者书面同意方可进行的医疗活动,应当由患者本人签署知情同意书。患者不具备完全民事行为能力时,应当由其法定代理人(如配偶、父母、成年子女和其他近亲属)签字;患者因病无法签字时,应当由其授权的人员签字;为抢救患者,在法定代理人或被授权人无法及时签字的情况下,或无民事行为能力、无监护人的情况下,可由医疗机构法人或法人授权人签字。在诊疗过程中需签署知情同意书时,应由主管医生或诊疗操作医生与患者本人或授权人签名及记录签名日期和时间。因实施保护性医疗措施不宜向患者说明情况的,应当将有关情况告知患者近亲属,由患者近亲属签署知情同意书,并及时记录。患者无近亲属的或者患者近亲属无法签署同意书的,由患者的法定代理人或者关系人签署同意书。

2.9　知情同意书签署的时间要求:医务人员签署告知时间在患者方签署知情同意书之前。

3. 门诊病历书写内容及要求如下。

3.1　门诊病历内容包括门诊病历首页(门诊手册封面)、病历记录、化验单(检验报告)、医学影像检查资料等。

3.2　门诊病历首页内容应当包括患者姓名、性别、年龄、出生日期、民族、婚姻状况、职业、工作单位或住址或户籍地址、药物过敏史等项目。

3.3　门诊病历记录分为初诊病历记录和复诊病历记录。

3.3.1　初诊病历记录书写内容应当包括门诊一般同意书、就诊日期时间、科别、患者的入院方式、婚姻、月经、生育史、心理状况、社会经济状况、基本生命体征、身高体重、既往史、个人史、家族史、过敏史、疼痛评估、营养评估、跌倒评估、康复评估、主诉、现病史、阳性体征、必要的阴性体征和辅助检查结果、诊断及治疗意见和医生签名等。

3.3.2　复诊病历记录书写内容应当包括:就诊日期时间、科别、疼痛评估、营养评估、跌倒评估、康复评估、主诉、病史、必要的体格检查和辅助检查结果、诊断、治疗处理意见和医生签名等。

3.4　门诊病历小结的书写要求:门诊就诊主要为糖尿病合并多并发症、尿毒症持续性血液透析、维持性化疗、慢性充血性心力衰竭Ⅲ～Ⅳ级的患者,须每三个月进行一次门诊病历小结,由门诊医生确认。

3.5　门诊病历小结要包括以下内容:

3.5.1　一般情况:姓名、性别、出生日期、年龄、职业、门诊号、病历号、就诊时间、就诊科室和评估日期。

3.5.2　既往诊断、药品不良反应事件:药物过敏史及其他不良反应、手术史、住院史和现用药物。

3.5.3　第一次门诊、末次门诊:主诉、现病史、体检和辅助检查。

　　　　3.5.4　小结:医疗需求、医疗评估(病情、治疗)。

　3.6　门诊病历记录应当由接诊医生在患者就诊时完成,医生确认完成病历书写操作后进行电子文本存档,患者需要时可凭就诊卡打印病历。

4. 急诊病历书写内容及要求如下。

　4.1　急诊病历包括急诊科接诊病历、化验检查报告单、医学影像学等检查报告单、特殊检查(或治疗)知情同意书等,抢救患者须书写《急诊抢救病历》。

　4.2　急诊病历书写内容包括急诊分诊评估、一般知情同意书、就诊时间、离院时间、科别、患者的入院方式、婚姻、月经、生育史、心理状况、社会经济状况、基本生命体征、既往史、个人史、家族史、过敏史、跌倒评估、疼痛评估、主诉、现病史、阳性体征、必要的阴性体征和辅助检查结果、诊断及治疗意见和医生签名等。急诊分诊评估内容包括来院方式、生命体征、疼痛评估、急诊分级、急诊分区、患者是否受虐等。急诊检伤分级包括A、B、C、D、E级,抢救患者离院时要记录患者离院时间、离院时病情、治疗的最终结论、去向及随诊(随诊治疗)等相关事宜。自动离院者应该有患者或家属签字。抢救危重患者时,应当书写抢救记录。

　4.3　急诊抢救病历包括患者姓名、性别、年龄、出生日期、职业、就诊日期时间、急诊患者护理评估、主要病情、抢救经过、记录日期时间、离开急诊科日期时间和在场抢救人员信息。

5. 住院病历书写内容及要求如下。

　5.1　住院病历内容包括住院病案首页、住院一般同意书、入院评估、入院记录、病程记录、术前讨论记录、手术同意书、麻醉同意书、麻醉手术前访视记录、手术安全核查记录、手术清点记录、麻醉记录、手术记录、麻醉手术后访视记录、术后病程记录、出院记录、死亡记录、死亡病例讨论记录、输血治疗知情同意书、特殊检查(特殊治疗)同意书、会诊记录、病危(重)通知书、病理资料、辅助检查报告单、医学影像检查资料、体温单、医嘱单、护理记录(包括病重、病危患者护理记录)、疼痛评估单、护理入院评估单等。

　5.2　入院记录是指患者入院后,由经治医生通过问诊、查体、辅助检查获得有关资料,并对这些资料归纳分析书写而成的记录。可分为入院记录、24小时内入出院记录、24小时内入院死亡记录。入院记录应当于患者入院后24小时内完成;24小时内入出院记录应当于患者出院后24小时内完成;24小时内入院死亡记录应当于患者死亡后24小时内完成。

　5.3　入院记录的要求及内容:

　　　　5.3.1　患者一般情况包括姓名、性别、年龄、出生日期、民族、婚姻状况、出生地、职业、入院日期时间、记录日期时间、病史陈述者、联系地址。

5.3.2　主诉是指促使患者就诊的主要症状(或体征)及持续时间。

5.3.3　现病史是指患者本次疾病的发生、演变、诊疗等方面的详细情况,应当按时间顺序书写。内容包括发病情况、主要症状特点及其发展变化情况、伴随症状、发病后诊疗经过及结果、睡眠和饮食等一般情况的变化,以及与鉴别诊断有关的阳性或阴性资料等。末尾专行增加门诊用药记录(当前仍持续在用药与三天内曾用药记录)。

    a　发病情况:记录发病的时间、地点、起病缓急、前驱症状、可能的原因或诱因。

    b　主要症状特点及其发展变化情况:按发生的先后顺序描述主要症状的部位、性质、持续时间、程度、缓解或加剧因素,以及演变发展情况。

    c　伴随症状:记录伴随症状,描述伴随症状与主要症状之间的相互关系。

    d　发病以来诊治经过及结果:记录患者发病后到入院前,在院内、外接受检查与治疗的详细经过及效果。对患者提供的药名、诊断和手术名称需加双引号("")以示区别。

    e　发病以来一般情况:简要记录患者发病后的精神状态、睡眠、食欲、大小便、体重等情况。与本次疾病虽无紧密关系但仍需治疗的其他疾病情况,可在现病史后另起一段予以记录。

5.3.4　既往病史是指患者过去的健康和疾病情况,内容包括既往一般健康状况、疾病史、传染病史、预防接种史、手术外伤史、输血史、食物或药物过敏史等。既往用药情况详细记录包括药品名称、剂量、用法和用量。

5.3.5　个人史、婚育史、月经史、家族史。

    a　个人史:记录出生地及长期居留地,生活习惯及有无烟、酒、药物等嗜好,职业与工作条件及有无工业毒物、粉尘、放射性物质接触史,有无冶游史。

    b　婚育史、月经史:婚姻状况、结婚年龄、配偶健康状况、有无子女等。女性患者记录初潮年龄、行经期天数、间隔天数、末次月经时间(或闭经年龄)、月经量、痛经及生育等情况。

    c　家族史:父母、兄弟、姐妹健康状况,有无与患者类似的疾病,有无家族遗传倾向的疾病。

5.3.6　体格检查应当按照系统循序进行书写,内容包括体温、脉搏、呼吸、血压,一般情况(神志、体位、病容、体重、身高、合作程度等),皮肤,黏膜,全身浅表淋巴结,头部及其器官,颈部,胸部(胸廓、肺部、心脏、血管),腹部(肝、脾等),直肠肛门,外生殖器,脊柱,四肢,神经系统等。

5.3.7 应当根据专科需要记录专科特殊情况。末尾专行增加入院疼痛评分、跌倒坠床风险评估、营养评分和 Barthel 评分。

5.3.8 辅助检查指入院前所做的与本次疾病相关的主要检查及其结果。应按检查时间顺序分类,并记录检查结果,如是在其他医疗机构所做的检查,应当写明该机构名称及检查号。

5.3.9 初步诊断是指经治医生根据患者入院时情况,综合分析后所做出的诊断。如初步诊断为多项时,应当主次分明。对待查病例应列出可能性较大的诊断。

5.3.10 书写入院记录的医生应签名及记录书写时间。

5.4 对于入院不足 24 小时出院的患者,可以书写 24 小时内入出院记录,内容包括患者姓名、性别、年龄、职业、入院时间、出院时间、主诉、入院情况、入院诊断、诊疗经过、出院情况、出院诊断、出院医嘱、医生签名等。

5.5 患者入院不足 24 小时死亡的,可以书写 24 小时内入院死亡记录,内容包括患者姓名、性别、年龄、职业、入院时间、死亡时间、主诉、入院情况、入院诊断、诊疗经过(抢救经过)、死亡原因、死亡诊断、医生签名等。

5.6 病程记录是指继入院记录之后,对患者病情和诊疗过程所进行的连续性记录,内容包括患者的病情变化情况、重要的辅助检查结果及临床意义、上级医生查房意见、会诊意见、医生分析讨论意见、所采取的诊疗措施及效果、医嘱更改及理由、向患者及其近亲属告知的重要事项等。病程记录的要求及内容如下。

5.6.1 首次病程记录是指患者入院后由经治医生或值班医生书写的第一次病程记录,应当在患者入院 8 小时内完成。首次病程记录的内容包括一般情况、病例特点、诊断依据、入院初步诊断、诊断分析、鉴别诊断、诊疗计划(包括治疗计划、护理评估、宣教计划、治疗目标、出院计划)等。

　　a 一般情况:姓名、性别、年龄、因何主诉、于何时入院。

　　b 病例特点:应当在对病史、体格检查和辅助检查进行全面分析、归纳和整理后的基础上写出本病例特征,包括阳性发现和具有鉴别诊断意义的阴性症状和体征等。

　　c 诊断依据:根据病例特点,提出能导出诊断的依据。

　　d 入院初步诊断。

　　e 诊断分析:对主要病情进行分析。

　　f 鉴别诊断:对诊断不明的,写出鉴别诊断并进行分析。

　　g 诊疗计划:
　　　■ 治疗计划:主要诊疗措施、抗菌药物用法等。
　　　■ 护理评估:专科护理及等级护理等。

- 宣教计划:专病知识宣教。
- 治疗目标:专病治疗到具体可衡量的目标(例如:受伤的腿部能够承受一定的重量,患者可以使用助行器从病床走到休息室;3天内腹部疼痛从7分降低到1分;出院前患者能使用胰岛素笔注射并能进行自我血糖管理)。
- 出院计划:医疗需求、家庭支持系统、资源需求、特殊教育需求评估等。

5.6.2　日常病程记录是指对患者住院期间诊疗过程的经常性、连续性进行记录。由经治医生书写,也可以由实习医务人员或试用期医务人员书写,但应有经治医生签名。书写日常病程记录时,首先标明记录时间,应当具体到分钟。另起一行记录具体内容,包括现阶段的主诉内容、客观资料(生命体征、体检、实验室检查、辅助检查结果)、医疗需求(专病需求、康复需求)、评估分析、治疗计划。对于危重、抢救患者,应根据病情随时进行评估及病程记录;一般患者每日至少评估、记录病程1次。对于非急性期患者,如血液透析、腹膜透析患者,每次透析应及时做好记录,一个月病程小结1次,如果在透析过程中发生病情变化,应随时评估及记录。

5.6.3　上级医生查房记录是指上级医生查房时对患者病情、诊断、鉴别诊断、当前治疗措施疗效的分析及下一步诊疗意见等的记录。主治医师首次查房记录应当于患者入院48小时内完成。查房记录每周不少于2次,内容包括查房医生的姓名、专业技术职务,补充的病史,症状,体征,实验室检查,辅助检查,医疗需求,评估分析及治疗计划等。科主任或具有副主任医师以上专业技术职务任职资格医生查房的记录,每周不少于1次。内容包括查房医生的姓名、专业技术职务,补充的病史,症状,体征,实验室检查,辅助检查,医疗需求,评估分析及治疗计划等。

5.6.4　疑难病例讨论记录是指由科主任或具有副主任医师以上专业技术任职资格的医生主持、召集有关医务人员对确诊困难或疗效不确切病例讨论的记录,内容包括讨论日期、主持人、参加人员姓名及专业技术职务、具体讨论意见及主持人小结意见等。
(副)主任医师查房/共同照护记录是指对确诊困难或疗效不确切并且确有需要多学科/科室共同参与制定诊疗措施的个别疑难病例的讨论记录,内容包括讨论日期、参加人员(主持人副主任/主任医师、主治医师、经管医生、护士长、责任护士、其他专业/职称医生、家属代表)、经管医生汇报、主治医师评估分析、各位讨论医生意见描述、主持人查房小结。

5.6.5 交(接)班记录是指患者经治医生发生变更之际,交班医生和接班医生分别对患者病情及诊疗情况进行简要总结的记录。交班记录应当在交班前由交班医生书写完成;接班记录应当由接班医生于接班后24小时内完成。交(接)班记录的内容包括入院日期、交班或接班日期、入院诊断、目前诊断、入院情况、诊疗经过(包括已做过的检查操作及用药等情况)、目前情况、交班注意事项或接班诊疗计划、医生签名等。

5.6.6 转科记录是指患者住院期间需要转科时,经转入科室医生会诊并同意接收后,由转出科室和转入科室医生分别书写的记录,包括转出记录和转入记录。转出记录由转出科室医生在患者转出科室前书写完成(紧急情况除外);转入记录由转入科室医生于患者转入后24小时内完成。转科记录内容包括入院日期、转出或转入日期,转出、转入科室,患者姓名、性别、年龄、主诉、入院情况、入院诊断、诊疗经过(包括已做过的检查操作及给予药物治疗及其他治疗等情况)、目前情况、目前诊断、转科目的及注意事项或转入诊疗计划、医生签名等。

5.6.7 转院记录是指患者转院时由转出科室医生书写的记录。转院记录内容包括一般项目(患者姓名、性别、年龄、科别、床号、住院号)、转院时间、患者联系方式、诊断、病历摘要(主要病史、症状、体征及辅助检查及已行诊疗经过)、诊疗经过、转院目的、转院途中情况、到达医院时生命体征、接收医院、接收医生、联系方式、护送人员和医生签名等。

5.6.8 阶段小结是指患者住院时间大于1个月,由经治医生对每月所做病情及诊疗情况的总结。在疾病的诊断与治疗有重大变化时亦须对病情和治疗及时总结。阶段小结的重点是对住院一段时间以来的诊断与治疗的情况进行总结,并提出今后的治疗计划。阶段小结的内容包括一般项目(患者姓名、性别、年龄、科别、床号、住院号)、入院日期、小结日期、入院诊断、目前诊断、入院情况(入院原因及重大发现)、诊疗经过、目前情况、诊疗计划(治疗计划、护理计划、治疗目标、出院计划),以及医生签名等交(接)班记录,转科记录可代替阶段小结。

5.6.9 抢救记录是指患者病情危重,采取抢救措施时需做的记录。因抢救急危患者,未能及时书写病历的,有关医务人员应当在抢救结束后6小时内据实补记,并加以注明。内容包括病情变化情况、抢救时间及措施、抢救结果、告知及患者家属意愿、参加抢救的医务人员姓名及专业技术职称等。记录抢救时间应当具体到分钟。

5.6.10 有创诊疗操作记录是指在临床诊疗活动过程中进行的各种诊断、治疗性操作(如胸腔穿刺、腹腔穿刺等)的记录。如果是有创安全查核记录,应当在操作完成后即刻书写,内容包括操作时间、操作名称、操作者、操作部位、使用仪器设备及操作步骤(记录患者一般情况,记录过程是否顺利、有无不良反应)、术后注意事项及是否向患者说明,由操作医生签名。

5.6.11 会诊记录是指患者在住院期间需要其他科室协助诊疗时,分别由申请医生和会诊医生书写的记录。会诊记录应另页书写,内容包括申请会诊记录和会诊意见记录。申请会诊记录应当简要载明患者病情及诊疗情况、申请会诊的理由和目的,申请会诊医生签名。会诊意见记录包括邀请科别、邀请医生、会诊意见、会诊时间及会诊医生签名等。常规会诊意见记录应当由会诊医生在会诊申请发出后48小时内完成,紧急会诊时会诊医生应当在会诊申请发出后10分钟内到场并在会诊结束后即刻完成会诊记录。申请会诊医生应在病程记录中记录会诊意见执行情况。涉及多科室会诊和疑难病例时,可以由主管医生向主任申请,由科主任向医务科提出申请,由医务科组织相关医、护、营养师、康复师等对该病例进行会诊,会诊结束后由主管医生书写多科会诊记录。

5.6.12 术前小结与评估是指在患者手术前,由经治医生对患者病情所做的总结,内容包括一般情况,简要病情,手术指征,术前诊断,术前准备(术前检查、局部准备、备血、过敏皮试、术前用药、告知谈话),手术禁忌证,患者目前的心理状态、文化需求,拟施手术方案,拟施麻醉方式,手术目标,CHA手术风险评估,术中注意及防范措施,术后处理及防范措施,出院准备需求,主刀医生意见与手术安排,医生签名和签名日期等。

5.6.13 急诊手术术前小结及评估摘要是指患者在开展急诊手术前,由经治医生对患者病情所做的总结,内容包括患者状态、主诉、既往病史、特殊检查(含检验检查)、术前诊断、手术指征、拟施手术、拟施麻醉、注意事项、医生签名及时间、接手医生签名及时间等。

5.6.14 术前讨论记录是指因患者病情较重或手术难度较大,手术前在上级医生主持下,对拟实施手术方式和术中可能出现的问题及应对措施所做的讨论。讨论内容包括讨论时间、主持人、参加人员及职称、讨论目的、讨论摘要(一般情况、简要病情、术前诊断、术前准备、手术指征、手术禁忌证、患者目前的心理状态与文化需求、手术方案、麻醉方式、手术目标、手术替代方案、可能出现的意外及防范措施、主刀医生意见、护理评估、出院后患者潜在的医疗与康复需求)、主持人小结等。

5.6.15 麻醉手术前访视记录是指在麻醉实施前,由麻醉医生对患者拟施麻醉进行风险评估的记录。麻醉手术前访视可另立单页,也可在病程中记录,内容包括姓名、性别、年龄、科别、病历号,患者一般情况、简要病史,与麻醉相关的辅助检查结果,拟行手术方式、拟行麻醉方式,麻醉适应证及麻醉中需注意的问题,术前麻醉医嘱,麻醉医生签字并填写日期。

5.6.16 麻醉计划是指麻醉医生实施麻醉前给予麻醉方式、给药方法、监测、止痛计划、预期麻醉后治疗等,需麻醉医生签字及填写日期。

5.6.17 麻醉记录是指麻醉医生在麻醉实施中书写的麻醉经过及处理措施的记录。麻醉记录应当另页书写,内容包括患者一般情况,术前特殊情况,麻醉前用药,术前诊断,术中诊断,手术方式及日期,麻醉方式,麻醉诱导与各项操作开始及结束时间,麻醉期间用药名称、方式及剂量,麻醉期间特殊或突发情况及处理,手术起止时间,麻醉医生签名等。

5.6.18 手术记录(在患者术后出麻醉后进复苏室前完成)是由手术者书写的反映手术一般情况、手术经过、术中发现及处理等情况的记录。特殊情况下由第一助手书写时,应有手术者签名。手术记录应当另页书写,记录内容包括一般项目(患者姓名、性别、年龄、科别、床号、住院号),手术起止及持续时间,主刀医生及第一助手、第二助手签名,麻醉方式及麻醉人员,手术前诊断、术后诊断、手术名称、手术经过、冰冻切片诊断、手术标本,术中失血量,ASA分级,血制品,手术类别,手术切口分级,NNIS分级,手术植入物的登记号,手术医生签名及填写时间。

5.6.19 手术安全核查记录是指由手术医生、麻醉医生和手术室护士三方,在麻醉实施前、手术开始前和患者离室前,共同核对患者身份、手术部位与标识、手术方式、麻醉及手术风险、手术使用物品清点等内容的记录,输血的患者还应对血型、用血量进行核对。应由手术医生、麻醉医生和手术室护士三方核对、确认并签字。

5.6.20 手术护理清点记录是指巡回护士对手术患者术中所用血液、器械、敷料等的记录,应当在手术结束后即时完成。手术清点记录内容包括日期、姓名、性别、住院号、科室、床号、术前诊断、手术名称、手术间、护理情况、术中所用各种器械和敷料数量的清点核对、巡回护士或医生和手术器械护士签名等。

5.6.21 术后首次病程记录是指参加手术的医生在患者术后出麻醉后进复苏室前完成的病程记录,内容包括手术时间、主刀医生、麻醉方式、麻醉医生、手术方式、术中情况、术后诊断、手术简要经过、术后生命体征、围手术期并发症、术后处理措施(围手术深静脉血栓评估、治疗计划、护理计划、宣教计划、治疗目标、术后即时需求、术后镇痛计划、出院计划)等。

5.6.22 麻醉手术后访视记录是指麻醉实施后,由麻醉医生分别于术后24小时到48小时内对术后患者麻醉恢复情况进行访视的记录。麻醉手术后访视可另立单页,也可在病程中记录,内容包括姓名、性别、年龄、科别、住院号、患者一般情况、麻醉恢复情况、清醒时间、术后医嘱、是否拔除气管插管等,如有特殊情况应做详细记录,由麻醉医生签字并填写日期。

5.6.23 出院记录是指经治医生对患者此次住院期间诊疗情况的总结,应当在患者出院后24小时内完成,内容主要包括入院日期、出院日期、入院诊断、出院诊断、入院原因、入院情况、诊疗经过、检验检查病理报告、手术操作日期、主要药物使用情况、药物不良反应、出院情况、出院去向、出院带药、随访说明、出院交通需求、出院宣教、主诊医生签名、患者或授权人签名、填写日期时间等。

5.6.24 死亡记录是指经治医生对死亡患者住院期间诊疗和抢救经过的记录,应当在患者死亡后24小时内完成,内容包括入院时间、死亡时间、入院诊断、入院时情况及抢救经过(重点记录病情演变、抢救经过)、死亡原因、死亡诊断、特殊检查编号、尸体病理解剖情况、医生签名、记录时间等。记录死亡时间应当具体到分钟。

5.6.25 死亡病例讨论记录是指在患者死亡一周内,由科主任或具有副主任医生以上专业技术职务任职资格的医生主持,对死亡病例进行讨论、分析的记录。其内容包括讨论时间、主持人、参加人员、具体讨论意见,以及主持人小结意见、记录者的签名、书写日期时间等。

5.6.26 护理记录是指护士根据医嘱和病情对患者住院期间护理过程的客观记录。护理记录应当根据相应专科的护理特点书写,内容包括患者姓名、出生日期、科别、住院号、床号,页码,记录日期和时间,出入液量、体温、脉搏、呼吸、血压、疼痛等病情观察,护理措施和效果,护士签名等。

5.6.27 患者健康教育评估单：入院后，医护人员要对患者进行健康教育，包括其所患疾病、诊治方案、用药、手术、麻醉、心理、营养、康复等多方面的内容。入院宣教护士在入院8小时内完成；住院教育在患者住院期间根据病情需要逐步完成；出院教育在患者出院前完成。健康教育记录单上重要的和特殊的教育内容要在病程记录或护理记录中记录。

5.6.28 住院患者入院护理评估：责任护士在本班内完成入院患者的入院护理评估和各专项评估，主管医生在24小时内阅读，必要时应在病程记录中体现。

5.6.29 门、急、住院一般同意书：告知患者于本院就医时的权利与义务以及注意事项。门、急初诊患者于就医时签署，住院患者于患者每次入院时签署。

5.7 手术知情同意书是指手术前，经治医生向患者告知拟施手术的相关情况，并由患者签署是否同意手术的医学文书。其内容包括简要病情及术前诊断、手术指征、计划手术名称、手术方式、术前准备及防范措施、术中可能出现的意外和危险性、术后可能出现的意外和并发症、可能的治疗效果和风险、可供选择的方案、不进行治疗可能产生的结果、成功的可能性、患者意见、患者签名及签字时间、医生签名及签字时间和手术分级审批等。

5.8 麻醉同意书是指麻醉前，麻醉医生向患者告知拟施麻醉的相关情况，并由患者签署是否同意麻醉的医学文书。其内容包括患者姓名、性别、年龄、出生年月、病历号、科别、术前诊断、拟行手术方式、拟行麻醉方式，患者基础疾病及可能对麻醉产生影响的特殊情况，麻醉中拟行的有创操作和监测，麻醉风险，可能发生的并发症及意外情况，患者签署意见及签名，麻醉医生签名并填写日期。

5.9 输血/血液制品治疗知情同意书是指输血/血液制品前，经治医生向患者告知输血/血液制品的相关情况，并由患者签署是否同意输血的医学文书。输血/血液制品治疗知情同意书内容包括患者姓名、性别、年龄、出生年月、科别、住院号、诊断、血型、输血史、孕产史、输血前检查，拟实施的输血方案，输血潜在风险和对策、备注，患者签署意见、签名和签名日期，医生签名和签名日期。

5.10 特殊检查、特殊治疗同意书是指在实施特殊检查、特殊治疗前，经治医生向患者告知特殊检查、特殊治疗的相关情况，并由患者签署是否同意检查、治疗的医学文书。其内容包括特殊检查、特殊治疗项目名称，治疗潜在风险和对策，特殊风险或主要高危因素，不进行治疗可能产生的后果，其他替代方案，成功的可能性，患者签名和签名日期，医生签名和签名日期等。

5.11　病危(重)通知书是指因患者病情危(重)时,由经治医生或值班医生向患者家属告知病情,并由患方签名的医疗文书。其内容包括患者姓名、性别、年龄、科别、床号、住院号、目前诊断、危重病情、病情可能的发展方向风险、需采取的措施及可能的预后,患方签署意见、签名和签名日期,医生签名和签名日期。一式两份,一份交患方保存,另一份归病历中保存。

5.12　医嘱指医生在医疗活动中下达的医学指令。由本院的执业医生在权限范围内开出。医嘱包括长期医嘱、临时医嘱、口头医嘱。医嘱内容及起始、停止时间应当由医生书写。医嘱内容应当准确、清楚,每项医嘱应当只包含一个内容,并注明下达时间,应当具体到分钟。医嘱不得涂改。需要取消时,应当使用红色墨水标注"取消"字样并签名。

    5.12.1　医嘱内容及起始、停止时间应当由医生书写。医嘱内容应当准确、清楚,所涉及的操作、手术方式、检查名称要遵照国家有关文件和医院规定,不得随意简写或写别名。每项医嘱应当只包含一个内容,并注明下达时间。医嘱不得涂改(具体要求详见《医嘱管理制度》)。

    5.12.2　长期医嘱的内容包括患者姓名、出生日期、科室,病历号、页码、起始日期和时间,长期医嘱内容,停止日期和时间,医生签名,执行时间,执行护士签名。医生下达长期医嘱后不得涂改,如需更改可停止该医嘱,同时重新下达医嘱。对新入院患者要求在半小时内开出医嘱,交护士执行。

    5.12.3　临时医嘱指一次性执行的医嘱,内容包括临时医嘱时间、临时医嘱内容、医生签名、护士执行时间、执行护士签字。如果临时医嘱开出后发现需要更改,护士与医生沟通后,由医生确认。

    5.12.4　口头医嘱:一般情况下,医生不得下达口头医嘱。只有在抢救患者或手术时医生可以下达口头医嘱。医生下达的口头医嘱,护士记录在口头医嘱记录单上;护士必须复述一遍医生所下达的口头医嘱,医生确认护士所复述的口头医嘱内容无误后方可执行;医生在抢救结束后即刻将口头医嘱信息补录(医嘱的下达和执行时间应为实施抢救的实际时间),记录口头医嘱补录的时间并签名;口头医嘱单放入病历中存档。所有参与抢救的医生、护士都必须严格按本规定执行。护士在其他情况下一律不得执行口头医嘱。

5.13　辅助检查报告单是指患者住院期间所做各项检查、检查结果的记录,内容包括患者姓名、性别、出生日期、住院号、检查项目、检查结果,报告日期、报告人员签名或盖章等。

  5.14 体温单的记录内容包括患者姓名、出生日期、科别、床号、住院号、住院周数、体温、脉搏、呼吸、血压、出入量、大便次数、体重、入院、出院、转科、手术、介入、机械通气、请假外出、死亡等。

  5.15 随访记录单:对办理自动出院的住院患者和急诊留观、抢救患者,由科室或随访中心人员电话随访进行关怀,以追踪患者返家后的状况;门、急诊及住院转诊患者不愿配合住院治疗时,主诊医生应详细记录患者出院当时病情状况,以供其他医院参考。

6. 打印病历内容及要求如下。

  6.1 打印病历指应用文字处理软件(如 Word 文档、WPS 文档等)编辑生成并打印的病历。打印病历应当按照本规定的内容录入并及时打印,由相应义务人员手写签名。

  6.2 医疗机构打印病历应当统一纸张、字体、字号及排版格式。打印字迹应清楚易认,符合病历保存期限和复印的要求。

  6.3 打印病历编辑过程中应当按照权限要求进行修改,已完成录入打印并签名的病历不得修改。

七、表单附件

医疗、医嘱通用缩写暨符号管理制度。

八、审　核

	部　门	核准主管	核准日期
主　办	质控办	主　任:	
		院　长:	
协　办	1. 医务科	科　长:	
	2. 信息科	科　长:	
	3. 病案统计室	负责人:	

标准　MOI.11

标准　MOI.11　病历书写人员的权限规定。

标准解读　保护患者信息安全的一个方面是决定谁有权限获取患者的病历及在病历中记录。医院制定制度来给这些人员授权,确保只有经过授权的人员才能进行病历的记录、添加、修改及病历的获取。同时制度中要建立授权人员进行病历的记录、添加、修改及病历获取的流程。有效的流程规定如下。

1. 谁可以获取信息;
2. 能获取哪些信息;
3. 使用者为信息保密的义务;
4. 违反信息保密和安全时,有相应处理程序。

参考文件:《病历书写管理制度》

	类　别	全院制度-病历书写	编　号	D-1-06
	名　称	病历书写管理制度	生效日期	20××-××-××
	制定单位	×××　责任人　×××	修订日期	20××-××-××
	定期更新	每一年　总页码　×	版　本	第×版

一、目　的

1. 书写是医务人员通过问诊、查体、辅助检查、诊断、治疗、护理等医疗活动对获得的有关资料进行归纳、分析、整理而形成医疗工作记录的行为,具有法律效力。病历应当按照规定的内容书写,并由相应医务人员签名。
2. 实习医务人员、试用期医务人员书写的病历,应当经过本医疗机构注册的医务人员审阅、修改并签名。
3. 进修医务人员由医疗机构根据其胜任本专业工作实际情况认定后书写病历。

二、范 围

适用范围:全院各临床、医技等相关科室。

三、定 义

无。

四、权 责

1. 责任科室:质控办。
2. 本制度制定、修改、废止均由质控办提出,经医院病案质量管理委员会审核后公告实施。

五、参考文献

1. 法律法规
   1.1 《电子病历基本规范(试行)》,卫医政发〔2010〕24号,2010年4月1日起实施。
   1.2 《病历书写基本规范》,卫医政发〔2010〕11号,2010年3月1日起实施。
   1.3 《医疗机构病历管理规定》,国卫医发〔2013〕31号,2014年1月1日起实施。
   1.4 《中华人民共和国执业医师法》,主席令第5号,1999年5月1日起实施。
   1.5 《护士条例》,国务院令第517号,2008年5月12日起实施。
2. 评鉴条文
   2.1 《JCI医院评审标准》(第5版),MOI.11。
   2.2 《三级综合医院评审标准实施细则》(2011版),第四章"医疗质量安全管理与持续改进"〔二十七、病历(案)管理与持续改进〕4.27.2。
3. 其他参考文献
   浙江省住院病历质量检查评分表(2014版)。

六、政 策

1. 书写病历人员
   1.1 本院的执业注册医生、注册护士、营养师、康复师等专业人员。
   1.2 经授权的进修医生。
   1.3 在上级医生或其他医务人员指导下的实习生。
   1.4 医院批准的其他人员。
2. 标 准
   2.1 住院病历电子版应严格按照《病历书写基本规范》要求及各种规定模板书写,要求病历内容准确、完整,语句通顺、文字简练,必要时绘图描述。不得随意拷贝、伪造、删改、涂抹、撕毁或补贴留空行。打印后应当使用黑色笔签字。

2.2 病历书写应当使用中文和病历医学术语。疾病诊断依照"国际疾病分类(ICD-10)"及手术名称和编码"国际疾病分类(ICD-9)"。采用通用的外文缩写,无正式译名的病名以及药名等可以例外。不得出现标准规范范围以外的缩写和符号(见医疗、医嘱通用缩写暨符号管理制度),并在病历质量检查中得到监控。

2.3 病历书写应当表述准确,语句通畅,标点正确。

    2.3.1 病历内容由相应医务人员书写并签名,病历修改时,画双线并保存原记录清楚可识,应注明修改日期、修改人员签名。

    2.3.2 上级医务人员有审查、修改下级医务人员病历书写的责任;修改时,应注明修改日期、修改人员签名,并保存原记录清楚可辨。

    2.3.3 病案室人员在出院病历上架前进行检查,发现有问题病历,应通知相关科室及人员一周内到病案室修改,延迟的,则按照迟交病历处理。

    2.3.4 病历上架后不可随意修改。

2.4 符合国家规定与上述书写病历人员中规定的工作人员可以书写患者病历。符合卫计委《医疗机构病历管理规定》(2013版)第四章"规定的人员可以借阅与复制病历"的条例。

2.5 病历的建立、保管、借阅与复制、封存与启封按照《医疗机构病历管理规定》(2013版)执行。

    2.5.1 电子病历依据《医院信息系统权限管理制度》通过系统权限控制,确保只有授权的人才可以查阅临床记录。

    2.5.2 上架纸质病历通过使用门禁系统,严格执行病历借阅、复制等管理制度,确保只有授权的人员才可以查阅临床记录。

2.6 电子病历由系统来记录病历书写时间,应在各种规定时限内完成(见病历中相关文件完成时限标准)。电子病历系统应当由被授权设置人员审查与管理。实习医务人员、试用期医务人员记录的病历,应当经过在本医疗机构合法执业的医务人员审阅、修改并予电子签名确认。医务人员修改时,电子病历系统应当进行身份识别、保存历次修改痕迹、标记准确的修改时间和修改人信息。

2.7 病历归档时间规定:住院病历要求在患者出院后三天内完成归档。住院病历经各级医生签署首页并归档后,不得再做修改。

2.8 病历首页的填写按《卫生部关于修订住院病案首页的通知》(卫医政发〔2011〕84号文件)执行。

2.9 转诊记录:转科患者需由主管医生和接收科室医生完成转诊记录,转院患者需由主管医生完成转诊记录,在患者转院后完成并归入其住院病历中。

2.10 病历质量评分:科室质控员在患者出院后72小时内参照浙江省卫生厅制定的《浙江省住院病历检查评分标准》审核病历。

2.11 住院病历归档排序:住院病历在患者住院期间和出院后按照医院规定的顺序排列(详见运行病历排序表和出院病例排序表)。

2.12 根据《医疗机构管理条例实施细则》的要求,门诊病历保存15年,住院病历保存30年。

2.13 有关病历复印及借阅请参照《病历档案管理制度》。复印文件为纸版有效病历,加盖医院病历复印章。

3. 内　容

3.1 患者姓名、性别、出生日期、病历号、职业和地址等一般信息。

3.2 主诉。

3.3 病史和体检。

3.4 临床诊断。

3.5 会诊报告。

3.6 医嘱,包括所有的药物、治疗和饮食医嘱。

3.7 病程记录。

3.8 护理记录和其他的医疗记录。

3.9 所有已做的实验室检查报告。

3.10 所有的放射、核医学和其他的影像检查报告。

3.11 知情同意书。

3.12 麻醉记录。

3.13 手术记录。

3.14 病理报告。

3.15 分娩记录。

3.16 出院记录。

3.17 病历首页。

4. 病历修改和补遗

4.1 所有修改都要由修改人注明日期并签名。

4.1.1 病历的修改尽可能由书写病历的本人来完成。如有特殊原因不能由本人完成时,则应由同组上级医生/护理责任组长完成。否则,必须提交科主任/护士长做相应处理。

4.1.2 病案室工作人员依据相关证据,对病历中不正确的入院/出院日期、病历号、患者姓名加以纠正。

4.2 纸张记录要求如下。

4.2.1 在错误的记录上画双横线,以保持原记录清晰可辨。

4.2.2 将正确的或补充的记录就近写在原错误或遗漏的记录旁。

4.2.3 标明修改或补记的日期并签名。

4.2.4 不得采用涂、擦、刮、粘等方法掩盖或去除原有的字迹。

4.2.5 由于发生不可预料的原因如被溢湿而使记录受损等情况,需重新记录并保留原件。

4.2.6 上级人员修改下级人员的病历记录时,用红笔在错误的记录上画双横线,修改和补充时用红笔,修改人员签名并注明日期。

4.2.7 计算机化的记录,使用相同的原则进行修改和补遗并将原始记录存档。

4.3 患者或患者家属要求更改患者病历上的一般信息,则按如下程序处理。

4.3.1 如患者为住院患者:

a 患者凭身份证申请修改,如家属代办,则须提供患者和代办人的身份证。

b 病区责任护士提供患者一般信息修改申请表(见患者一般项目变更申请表)。

c 申请人按要求填写表格并签名,如为家属代办的,则须签名并注明与患者的关系。

d 病区护士确认,并在表格上签名,加盖科室图章,让患者或患者家属携带身份证去进出院办公室复印。将患者、代办人身份证的复印件粘在申请表的下半部。

e 进出院办工作人员负责修改计算机中的相关信息,并签名。

f 病区责任护士将患者一般信息修改申请表保存在病历首页之后。

4.3.2 如患者为门诊患者:

a 患者凭身份证申请修改,如为家属代办的,则须提供患者和代办人的身份证。

b 急诊分诊台/门诊服务台负责提供患者一般信息修改表。

c 申请人按要求填写表格并签名,如为家属代办的,则须签名并注明与患者的关系。

d 将患者和(或)家属身份证的复印件粘在申请表的下半部。

e 挂号收费处工作人员负责修改计算机中的相关信息,并签名确认,将一般信息修改表上交门诊办。

4.4 所有病历的修改均必须符合国家及有关管理部门的法律或规定。

七、表单附件

1. 附 件

1.1 医疗、医嘱通用缩写暨符号管理制度。

1.2 病历中相关文件完成时限标准。

1.3 运行病历排序表。

1.4 出院病历排序表。

1.5 患者一般项目变更申请表。

八、审 核

部　　门		核准主管	核准日期
主　办	质控办	主　任：	
		院　长：	
协　办	1. 医务科	科　长：	
	2. 信息科	科　长：	

参考文献

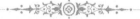

[1]《三级综合医院评审标准实施细则》(2011年版),卫办医管发〔2011〕148号,由原卫生部于2011年11月25日印发。

[2]《JCI医院评审标准》(第4版)中文版,由中国医院协会组织卫生领域专家翻译,由《中国医院》杂志社于2012年10月发行。

[3]《JCI医院评审标准》(第5版)中文版,2014年4月1日起生效。

[4]《JCI医院调查程序指南》(第5版)中文版,2014年4月1日起生效。

[5] 谢秀丽,卢传坚,李慧,等.医院标准体系构建的理论及方法研究[J].标准科学,2013(2):39-42.

[6] 左伟.中国医院JCI评审实施手册——宁波市第四医院JCI认证经验集[M].杭州:浙江大学出版社,2016.

[7] 中华人民共和国卫生和计划生育委员会,三级综合评审标准实施细则[Z].2011年版.2011-11-25.

[8] 美国医疗机构评审国际联合委员会.JCI医院评审标准[Z].中国医院协会组织卫生领域专家,译.4版.北京:《中国医院》杂志社,2012.

[9] 美国医疗机构评审国际联合委员会.JCI医院评审标准[Z].5版.2014.

[10] 美国医疗机构评审国际联合委员会.JCI医院调查程序指南[Z].5版.2014.

图书在版编目（CIP）数据

中国医院JCI评审实施手册：文件制定管理办法及重要文件汇编 / 左伟，章雪莲主编. — 杭州：浙江大学出版社，2017.2（2023.10重印）

ISBN 978-7-308-16458-0

Ⅰ.①中… Ⅱ.①左… ②章… Ⅲ.①医院－标准化管理－评定－中国－手册 Ⅳ.①R197.32-62

中国版本图书馆CIP数据核字（2016）第285400号

中国医院JCI评审实施手册
——文件制定管理办法及重要文件汇编

左　伟　　章雪莲　　主编

策划编辑	张　鸽
责任编辑	张　鸽
责任校对	冯其华　林允照　丁佳雯　王安安
封面设计	黄晓意
出版发行	浙江大学出版社
	（杭州市天目山路148号　邮政编码310007）
	（网址：http://www.zjupress.com）
排　　版	杭州兴邦电子印务有限公司
印　　刷	广东虎彩云印刷有限公司绍兴分公司
开　　本	710mm×1000mm　1/16
印　　张	66
字　　数	1596千
版 印 次	2017年2月第1版　2023年10月第3次印刷
书　　号	ISBN 978-7-308-16458-0
定　　价	200.00元（全两册）